Rellin Verlag

Ein Mann steigt seinem Krebs aufs Dach

Das Mutmach-Tagebuch

Johannes Heine
mit Martina Rellin

Impressum

Rellin Verlag |16562 Hohen Neuendorf
www.rellinverlag.de
info@rellinverlag.de

Gestaltung, Satz und Umschlagfoto: flashlightmedia | Grimma
Autorenporträts: T. Kierok (Rellin), flashlightmedia (Heine)
Druck und Bindung: bod | Norderstedt
Gesetzt aus der Rotis.

Bibliografische Information der Deutschen Nationalbibliothek:
Die Deutsche Nationalbibliothek verzeichnet diese Publikation in der Deutschen Nationalbibliografie; detaillierte bibliografische Daten sind im Internet abrufbar über http://dnb.d-nb.de

ISBN 978-3-9814798-1-2

Für Maria,
unsere Kinder
und all die Menschen, die mich begleitet haben.

„Gib mir noch eine kleine Weile Zeit:
ich will die Dinge so wie keiner lieben."
(Rilke)

Inhaltsverzeichnis.

Ich sage: Danke, mein Krebs

Warum Sie dieses Buch überhaupt in Händen halten.

Krebs – was geht einem durch den Kopf, wenn man diese Diagnose bekommt? Wie lässt sich das Gefühl beschreiben: Es reißt dir den Boden unter den Füßen weg? Erst ist da die nagende Gewissheit: Das betrifft jetzt dich, dich ganz allein und ganz existentiell. Dann packt dich die Hilflosigkeit: Wie gehe ich mit all dem um? Was kommt jetzt? Was kann ich tun? Glauben Sie mir, ich weiß, wovon ich spreche, ich habe das durch: Ich hatte Hodenkrebs – hatte, denn das ist mittlerweile mehr als ein Jahrzehnt her.

Jedes Jahr erkranken in Deutschland rund eine halbe Million Menschen an Krebs. Wenn der Krebs dich erwischt hat, spürst du bald ganz genau: So richtig verstehen können dich in deiner Situation nur Menschen, die selbst betroffen sind oder waren. Da hilft kein noch so gut gemeintes „Kopf hoch" oder „Das wird schon wieder" von außen.

Ich habe mich damals rundum informiert, die Ärzte ausgefragt, im Internet recherchiert, Bücher gelesen. Doch am hilfreichsten und aufbauendsten waren für mich die Gespräche mit anderen Krebspatienten und ich habe diese Gespräche immer wieder gesucht. Ganz wichtig war, zu begreifen: Du musst jetzt mit deinem Krebs klarkommen und alles andere tritt ab sofort in den Hintergrund – die Arbeit, Gesellschaftliches wie Politik oder Faschingsclub, Sport. Selbst gegenüber der Familie bleibt dir manchmal nichts anderes, als einen gewissen Egoismus an den Tag zu legen (und es ist völlig klar, dass das nicht immer alle nachvollziehen können, wie auch).

Mein Krebs ist, wie gesagt, mittlerweile lange überwunden, mehr als zwei Jahre habe ich um meine Heilung gekämpft und mir in dieser Zeit vorgenommen: Die Erfahrungen, die du jetzt machst, die vergisst du nicht. Die darfst du im Alltag, der ja hoffentlich wieder einziehen wird, nicht vergessen und ich habe sie nicht vergessen.

Immer wieder habe ich in den vergangenen Jahren daran gedacht: Eigentlich würde ich mein Tagebuch aus der Zeit meiner Krebs-Erkrankung gerne veröffentlichen – und zwar, um anderen Patienten Mut zu machen! Gerade, weil eben nicht jeder Krebs-Patient – aus den verschiedensten Gründen – Gelegenheit zu solchen Gesprächen mit ebenfalls Betroffenen hat, wie ich sie hatte. Hier tauscht man sich ganz persönlich aus, über Erfahrungen, Ängste, manchmal gibt es auch konkrete, hilfreiche Tipps.

Angehörige und Freunde von Krebspatienten, Ärzte und anderes medizinisches Fachpersonal und Helfer bekommen durch mein Tagebuch vielleicht einen Einblick in die Welt eines Krebspatienten, der ihnen für gewöhnlich vorenthalten bleibt. Es ist für Nichtbetroffene schwer bis unmöglich, nachzuempfinden, was in einem Menschen vorgeht, wenn sein Leben auf Messers Schneide steht. Als Patient wiederum kann man meist gar nicht ausdrücken, was wirklich mit einem los ist – und man will ja auch die Familie nicht zusätzlich belasten.

Ohnehin möchte ich sagen: Als Mann, besonders als Mann, für den sein Körper und seine Gesundheit nie besonders wichtig waren, der *Gefühle* nicht als Spezialgebiet hat, hast du es in dieser Situation ganz besonders schwer. Als es mich erwischte, war ich 50 Jahre alt, verheiratet mit meiner Frau Maria, Vater von fünf Kindern, Dachdeckermeister und Chef einer in Hoch-Zeiten 30-köpfigen Firma. Ich war es gewöhnt, mein Leben strukturiert und sachlich anzugehen. Und nun das! Ich dachte damals wirklich: Krebs – gut, muss ich ins Krankenhaus, Laptop und Handy kommen mit ins Bett, so kann ich zwischendurch die Firma weiter leiten. Chemo und/oder Operation bring ich irgendwie hinter mich – und dann ist alles wieder so wie vorher.

Das ist es aber nicht! Ich bin nicht mehr der, der ich vor meinem Krebs war. Und jetzt kommt etwas, was viele überrascht:

Ich bin meinem Krebs dankbar. Ich hätte natürlich gut auf ihn verzichten können, freiwillig hätte ich ihn mir nicht ausgesucht – aber meine Krankheit hat mein Leben verändert: Jeder einzelne Tag ist mir, bis heute, ein Geschenk. Ich kann mich an Kleinigkeiten erfreuen, die ich früher gar nicht gesehen hätte: ein Lächeln, die berühmte Blume am Wegesrand. Und dafür bin ich dankbar.

Ebenso wie diese Dankbarkeit erfüllt mich also schon lange der Wunsch, etwas zurückzugeben für das, was ich bekommen habe an Hilfe und Unterstützung von so vielen Menschen. Und ich habe mich gefragt: Könnte mein Tagebuch tatsächlich anderen Krebspatienten Mut machen, sie ermuntern, nicht aufzugeben, für sich einen Weg zu finden, notfalls immer wieder neu? Lange habe ich gezögert, dann habe ich den Schritt gewagt und – so wie ich es in meinem Handwerksberuf auch tun würde – eine Expertin per E-Mail um Rat gefragt, eine Expertin auf dem Gebiet des Schreibens über den Alltag von Menschen: Die Reaktion kam schnell: „Machen! Unbedingt."

Ja, wie machen? Ich decke Dächer, aber wie man ein Buch veröffentlicht, weiß ich doch nicht. Und ich hatte so viele Seiten Tagebuch-Material, dazu noch meine ganzen Blog-Einträge im Internet – wie sollte ich diese Material-Mengen bewältigen? Lange Rede kurzer Sinn: Als Martina Rellin gemerkt hatte, dass ich alleine wohl nie aus dem Knick kommen werde, haben wir uns zusammengetan und mein Tagebuch zu diesem nun vorliegenden Buch gemacht.

Was das Tagebuch enthält.

Das Tagebuch enthält alle meine Erfahrungen während der Zeit der Diagnose und Therapie, beides hat mehr als zwei Jahre gedauert, inklusive Rückschlägen (Rezidive). Mit Beginn der ersten Chemotherapie fing ich an, dieses Tagebuch zu schreiben. So etwas hätte ich mir früher nie vorstellen können. Mein Tagebuch wurde mein Freund und Begleiter, natürlich neben all den wichtigen Begleitern im richtigen Leben, allen voran meine Frau Maria, die Kinder, die Freunde.

Tagtäglich habe ich alle Hochs und Tiefs festgehalten. Große Schritte wie Chemotherapie oder Operationen. Aber auch die vielen kleinen Schritte auf dem Weg zur Heilung: mein (neues!) tägliches Laufpensum, Rituale wie das Samstagsfrühstück (damals noch mit Brötchen und Schabefleisch) oder das Familien-Freitagsabendbrot (mit Kakao!). Die Chemos hatten meine Blutwerte in den Keller gebracht und die kleinsten Verrichtungen strengten mich körperlich unendlich an: Wie hab ich mich gefreut, mittags endlich wieder selber kochen zu können (Schinkennudeln, mhmm ...) oder ein Treppengitter zu streichen oder die Sandkiste für den ersten Enkel zu bauen – Selbstverständlichkeiten, die ich früher mit links erledigt und gar nicht weiter beachtet hätte. Die aber plötzlich für dich als Krebspatient ganz wichtig werden, weil sie dich ermutigen: Es geht vorwärts.

Ich habe damals sozusagen mit meinem Tagebuch gesprochen – und jetzt erzählt es, was ich festgehalten habe. Es wurde für dieses Buch nichts beschönigt, nichts weggelassen, nichts dazuerfunden – nur das, was sich wiederholte (und das ist in Tagebüchern ganz normal), haben wir rausgestrichen. Und ich habe mir zu dem Ganzen den einen oder anderen grundlegenden Gedanken aus der Sicht von heute gemacht, diese Kapitel haben wir besonders gekennzeichnet, sie stehen am Ende.

Was das Tagebuch nicht enthält.

Ich weiß ja, wenn es einen erwischt, wünscht man sich nichts sehnlicher als den einen, lebensrettenden Tipp für die richtige Klinik, den richtigen Arzt, die richtige Behandlungsmethode. Immer wieder liest man von „besten Kliniken" oder „besten Ärzten" – aber eine Patentlösung für jede oder jeden? Die gibt es bis heute nicht. Ich kann also auch nicht sagen: „Mach es so und so, dann schaffst du es!" Ich kann nur erzählen, wie ich es gemacht habe – und hoffen, dass andere Kraft daraus schöpfen, Ideen und Anregungen bekommen, Mut fassen, zu kämpfen. Kämpfen – das hat mir geholfen.

Als ich zur ersten Chemotherapie antreten musste, habe ich mir das T-Shirt von einem Faschings-Auftritt angezogen. Es war bedruckt mit dem Schriftzug: *Siegertypen empfinden ihren Auftritt nicht als Bedrohung, sondern als Herausforderung.* Später fand ich das zusammengefasst als Zitat, das Bertolt Brecht zugeschrieben wird: *Wer kämpft, kann verlieren. Wer nicht kämpft, hat schon verloren.* Mir hat das Mut gemacht, ich konnte mich an diesem Ausspruch immer wieder aufrichten. Ich wollte mich nicht in mein Schicksal ergeben, nur mit diesem Willen konnte ich den Kampf durchhalten. Vor der zweiten Chemo habe ich meinen Krebs auf einer Bank im kleinen Park des Krankenhauses ordentlich ins Gebet genommen: „Hör mal zu, Freundchen ..." Bald hatte ich meine Haltung zu meinem Hodenkrebs gefunden: Ich habe dem Krebs den Kampf erklärt. Innerlich und mit Handlungen.

Ich stelle mir vor, ich wäre während meiner Krankheit auf ein Buch wie dieses gestoßen – ich hätte wahrscheinlich angefangen, es von A-Z zu lesen, manchmal hätte ich auch drin rumgeblättert, um das eine oder andere Konkrete zu lesen. Also solche Sachen wie: Wie ist das, wenn man eine Zweitmeinung von einem anderen Doktor einholen will? Nahrungsergänzungsmittel – wer sagt dazu was? Oder: Wie reagiere ich, wenn ich merke, meine Frau macht sich um mich mehr Sorgen als ich? Wie gesagt, nicht jeder hat das Glück, im Umfeld Gesprächspartner mit Krebserfahrung zu haben, mit denen man so etwas bereden kann: „Sag mal, wie war das bei dir mit ...?" Darum haben wir hinten im Buch Stichwörter gesammelt, die helfen sollen, mal schnell etwas zu finden, was einem gerade unter den Nägeln brennt. Was manche – gerade Männer – vielleicht überraschen wird: Ich teile hier auch die kleinen Entdeckungen, die ich selber gemacht habe, die einem manchmal seltsam erscheinen. So habe ich die Langsamkeit für mich entdeckt – zwangsläufig, denn Warten, Abwarten, Geduld, Geduld und nochmals Geduld gehört in den unterschiedlichsten Spielarten zur Krankheit dazu. Auch das Gesprächsangebot einer Psychologin oder eines Mal-Therapeuten waren für mich unerwartet wertvoll. Heute schüttele ich den Kopf, wenn ich daran denke, dass ich Naturheilverfahren oder den Besuch beim Heilpraktiker früher rundheraus abgelehnt habe – ohne meine Tochter und den Heilpraktiker wäre ich wohl nie auf die Idee gekommen, meinen Kampf gegen den Krebs durch Fasten nach Breuß zu unterstützen.

Einfach probieren, sich auf etwas einlassen – das wäre mir früher nicht unbedingt in den Sinn gekommen. Heute weiß ich: Du hast nichts zu verlieren – du kannst nur gewinnen! Trotz des ernsten Themas wünsche ich also allen Leserinnen und Lesern Freude mit dem Buch.

Johannes Heine, heine@rellinverlag.de

Ich danke Maria und unseren Kindern und ...

Krebs ist eine Krankheit, die den ganzen Menschen fordert. Gut, wenn man im Hintergrund eine intakte Familie zur Unterstützung hat. Besonders meine Frau Maria war Initiator und Organisator. Sie war da, wenn ich sie brauchte, sie organisierte die Besuche und in der Firma hielt sie alles am Laufen.

Felix, unser Ältester, war vorrangig für Computerangelegenheiten zuständig. Seine Freundin Manuela verbreitete Optimismus, den ich gut brauchen konnte. Tobias hielt die Verbindung zur Firma. Seine Freundin Peggy stärkte ihm den Rücken. Raphaela konnte ihre Kenntnisse der Ausbildung zum Heilpraktiker einfließen lassen und war eine große Unterstützung – Ernährungsergänzung setzten wir gezielt ein, um wieder zu Kräften zu kommen. Elisabeth mit ihrem Freund war selbst der Weg nach Kassel nicht zu weit, um dem Vater bei den ersten Gehversuchen nach der Operation auf die Beine zu helfen. Unser Jüngster, Michael, hatte es wohl am schwersten, mit der Situation klarzukommen. Mit Pubertät beschäftigt und die Ungewissheit, wie das mit seinem Papa ausgeht.

Nach und nach kamen die Enkel dazu und es war besonders schwer, Abstand zu den Babys zu halten, weil bei mir das Immunsystem durch die Chemos manchmal am Boden war und Infekte, die Babys ja schnell mal haben, zum Problem werden könnten. Aber es war aufbauend für mich, zu sehen, dass neues Leben entsteht, elf Enkel zu haben ist eine große Freude. Ich konnte mich über fehlende Besuche nie beklagen – dafür sage ich danke. Wenn meine Freunde Fred und Uwe mich besuchten, war es besonders lustig. Aufregung erzeugten beim Pflegepersonal die Anrufe aus dem Büro unseres Bürgermeisters. Er kam auch persönlich und brachte meist ein Buch mit (ich hatte Mühe, alle zu lesen). Auch allen Menschen aus dem Blog, die mir Mut machten, Erfahrungen mitteilten, Hilfe anboten, sei gedankt. Der Ärzteschaft, dem Pflegepersonal, den Therapeuten, den Grünen Damen und Herren und den Geistlichen auch herzlichen Dank.

Das Tagebuch lag ewig in der Schublade. Der Gedanke, es zu veröffentlichen, bewegte mich, seitdem die Krankheit keine Macht mehr über mich hatte. Aber wie macht man ein Buch? Realität wurde es erst durch die professionelle Zusammenarbeit mit Martina Rellin. Bei einem ihrer Schreibcoachings hatte ich sie kennengelernt, Vertrauen wuchs, wir packten es zusammen an. Herzlichen Dank, liebe Martina, für Deine Ausdauer, das umfangreiche Material zu dem zu machen, was es nun ist: mein Mutmach-Tagebuch.

Kapitel 1.

Hab ich etwa Rücken? Der Weg zur Diagnose

Meine Rückenschmerzen hält der Hausarzt für Abnutzungserscheinungen – logisch bei einem Dachdecker. Eines Nachts wird der Schmerz unerträglich und wandert in den Oberbauch – und ich ins Krankenhaus. Der Tumorverdacht steht schnell im Raum. Lymphknotenkrebs? Erste OP. Nach Irrungen und Wirrungen ist klar: Hodenkrebs mit Metastasenbildung im Bauch. Ich suche das Gespräch: mit meiner Frau Maria, mit anderen Krebskranken. Und ich fange an, Tagebuch zu schreiben – auch das hilft, mich auf die erste Chemo einzustellen. Endlich habe ich ein Feindbild im Kopf und kann kämpfen ...

Mi., 5. April 2006 – 1. Tag im Tagebuch, Rückblick. Ende Oktober bekam ich starke Rückenschmerzen im Beckenbereich. Da ich versuche, mich trotz meiner Leibesfülle (etwa 125 bis 135 kg) mit Laufen und Fahrradfahren sportlich zu betätigen und im Büro ganz gesundheitsbewusst auf einem *Wackelstuhl* sitze, hatte ich schon lange keine Rückenschmerzen mehr empfunden, jedenfalls keine länger andauernden. Das Besondere an dem Rückenschmerz jetzt war: Er war ständig da und es gab keine Körperhaltung, die zu Entspannung verhalf, wie das bei normalen Rückenschmerzen eigentlich der Fall ist. Die andere Besonderheit war: Ich hatte keinerlei Bewegungseinschränkungen.

So ging ich zu meinem Hausarzt, den ich bis dahin sehr selten gesehen hatte. Nach entsprechender Untersuchung stellte er seine Diagnose: Dachdecker, ordentliche Leibesfülle, S-Form der Wirbelsäule, also Abnutzungserscheinungen. Heilen geht nicht, nur lindern. Ich bekam Rezepte für Schmerzmittel und Physiotherapie.

An einem Sonnabend im November eskalierte es das erste

Mal. Die Schmerzen waren so unerträglich, dass ich einen Bereitschaftsarzt holen musste. Er verpasste mir eine schmerzlindernde *Keule*. Am Sonntag waren die Schmerzen abgeschwächt, aber ich bekam am Nachmittag erhöhte Temperatur. Am Montag untersuchte mich mein Hausarzt nochmals, verschrieb mir ein stärkeres Schmerzmittel, seine Diagnose war weiterhin: Abnutzungserscheinung. Das Fieber erklärte er mit einem Infekt, der zufällig dazugekommen sei.

Die Schmerzen kamen und gingen, waren mehr oder weniger, und wenn es mir wirklich zu viel wurde, warf ich ein Schmerzmittel ein. Bei der Physiotherapie trainierte ich brav meine Bauchmuskulatur. So überstand ich Weihnachten und wir rutschten ins neue Jahr. Eines Tages eskalierte es wieder. Es war am Donnerstag vor dem letzten Faschingswochenende. Unser Faschingsklub hatte Hochkonjunktur. Die Schmerzen konnte ich nicht ertragen, so dass mich meine Tochter in die Notaufnahme fuhr. Dort bekam ich wieder eine Keule gegen die Schmerzen.

Am nächsten Tag stand ich bei meinem Hausarzt auf der Matte und unterrichtete ihn von meinem Besuch in der Notaufnahme. Auf meine Bitte, doch mal eine Computer-Tomographie machen zu lassen, meinte der Arzt, das sei nicht notwendig, da es sich lediglich um Abnutzung handele, die sowieso nicht reparabel sei. „Wir bekommen das schon hin", meinte er. Jetzt gab ich zu bedenken, dass ich wieder erhöhte Temperatur hätte: „Das kann doch auf eine Entzündung hinweisen." Das könnten wir mit einer Blutprobe auch testen, meinte der Arzt. So recht und schlecht kam ich über das Wochenende, am Rosenmontag konnte ich sogar etwas mitfeiern.

Ich fing dann eine neue Reihe Physiotherapie an und habe mein Übungsprogramm wesentlich erweitert. Morgens standen intensive Übungen für den Rücken auf dem Programm. So, wie es mein Allgemeinzustand und meine Zeitfenster zuließen, betrieb ich intensives Lauftraining, Nordic Walking ohne Stöcke.

Mehrmals absolvierte ich 10-km-Runden und ich begann, bewusst abzunehmen, bis Ende März schaffte ich ganze acht Kilo. Ein bisschen stolz war ich schon auf mich! Mein Vorsatz stand fest: Jetzt ziehst du das Ding durch, bis du die 100-kg-Grenze erreicht hast.

Seit sechs Jahren versuchen meine Frau und ich, mit nahrungsergänzenden Mitteln wie Vitaminen und gesunder Ernährung, natürlich auch durch etwas Sport, unser Immunsystem zu stärken und zu stabilisieren. Wir wollten bewusst darauf achten, weil wir beruflich sehr eingespannt sind, wir führen seit 18 Jahren einen Dachdeckerbetrieb und uns war schon klar, dass wir mit unserer Lebensweise auch einen gewissen Raubbau an unserer Gesundheit betreiben. Unsere Tochter, die als Arzthelferin, also med. Fachangestellte, tätig war, unterstützte uns dabei sehr.

Alle Aktivitäten führten zu einem besseren Allgemeinbefinden, aber die Schmerzen plagten mich weiter, mal mehr, mal weniger. Wenn es zu schlimm wurde, halfen Schmerzmittel. Meinen Hausarzt wollte ich bis zum Ende der Physiotherapie nicht besuchen, die Rezepte bestellte ich mir telefonisch. Alles sollte jetzt im Frühling bergauf gehen! Das Wetter, meine Gesundheit und die Firma!

Am Dienstag, dem 4. April, war es dann so weit. Um 2 Uhr nachts wurde ich durch Schmerzen im Rücken wach. Im Nachttisch hatte ich Zäpfchen deponiert und nahm eines, um weiterschlafen zu können. Die Wirkung war gleich null. Also stand ich auf und ging nach oben ins Wohnzimmer, um ein weiteres Mittel zu nehmen und eine die Wirbelsäule entspannende Lage auf dem Fußboden einzunehmen. Mit Fernsehen versuchte ich Ablenkung zu erhalten. Das ging so bis 5.30 Uhr. Zwei Zäpfchen und zwei Tabletten blieben ohne jede Wirkung, vor Schmerz heulend lag ich auf dem Sofa. Maria brachte mir eine Wärmflasche und rief beim Hausarzt an und verlangte, dass er unverzüglich kommt. Das nütze nichts, war die Antwort. Da habe er keine Geräte, kann nicht untersuchen. So lag ich weiterhin auf dem Sofa und wartete. Auf einmal spürte ich, wie der Schmerz aus dem Beckenbereich wanderte und im Oberbauch ankam. Gleichzeitig ein Drang, auf die Toilette zu gehen. Mir war jetzt klar: Mit Rückenschmerzen hat das wirklich nichts mehr zu tun. Weiter warten, unerträgliche Schmerzen und Schweißausbruch.

Um 8 Uhr fuhren wir in die Praxis. Ultraschalluntersuchung – soweit er sehen kann, sind alle Organe in Ordnung, sagt der Arzt. Aber da sei was, was er nicht beurteilen könne! Deshalb, am besten gleich, ins Krankenhaus.

Im Krankenhaus eine weitere Ultraschalluntersuchung. Eine Ärztin machte diese, ein oder zwei Kollegen schauten gelegentlich mit drauf – man war erstaunt. Zur Schwester gewandt sagte die Ärztin: „Schwester, machen Sie bitte einen Schein fertig für die CT-Untersuchung." Die Schwester fragte nach, welche Diagnose sie aufschreiben soll. Die Antwort lautete: „Tumoruntersuchung." Peng. Ich lag auf der Seite und schaute auf eine weiße Fliesenwand. So, dachte ich, so ist es also, wenn ein Arzt zu dir sagt, dass du möglicherweise Krebs hast.

Einweisung auf die Innere, CT-Untersuchung Bauchraum mit Kontrastmittel. Maria kommt und bringt Sachen mit. Wir sprechen über vieles, auch darüber, was ist, wenn sich die Diagnose bestätigen sollte.

Mi., 5. April. Ab diesem Tag schreibe ich Tagebuch. Erstes Ergebnis: Es ist etwas in mir, Durchmesser ca. 12 cm, was da nicht hingehört. Was es ist, kann man anhand des CT nicht sagen. OP ist notwendig und deshalb Verlegung auf die Chirurgie mit Vorbereitung auf die OP am Donnerstag. 2. und 3. CT-Untersuchung, Magenspiegelung – es gibt Schlimmeres! Maria war da, wir haben ernsthafte und tiefere Gespräche geführt.

Do., 6. April. OP-Tag. Bauchrasur, im Flatterhemd geht's ab in den OP. Nette Menschen stellen sich vor und dann Licht aus. Als ich zu mir komme, ist Maria da. Irgendjemand will an mein

Ohr und Blut haben. Finde ich eine Zumutung und diskutiere. Krankenpfleger erklärt, warum. Dem sage ich, er kann gleich den doofen Katheter mitnehmen. Das Ding brennt wie Feuer und brauchen tu ich den sowieso nicht. Dann schlafe ich weiter. In der Nacht habe ich Durst und es gelingt mir, an den Teebecher zu kommen und mit dem Mullstängel immer wieder den Mund zu benetzen.

Fr., 7. April. Nach der durchschwitzten Nacht eine schöne Morgenwäsche vom Pfleger mit eiskaltem Wasser. Erste Ergebnisse werden mir berichtet. Man kann ohne Laborwert noch gar nichts sagen. Es kann sich um einen Tumor handeln, es können aber auch Blutreste sein, die von einem defekten Gefäß abgelagert wurden. Wir müssen warten. Sollte es mit den Gefäßen zu tun haben, werde ich in eine Spezialklinik für Gefäßchirurgie verlegt. Zwei Stadtratkollegen schauen rein. Matthias ruft an.

Sa., 8. April. Der Narkosearzt war in Leipzig zu einer Tagung und traf da den Pathologen, der mein Gewebe untersucht. Der Pathologe ist sich zu über 90 Prozent sicher, dass es sich um Lymphknotenkrebs handelt und das in der aggressiven Form. Was aber gut ist, da dieser Krebs heute sehr erfolgreich therapiert werden kann. Ich brauche nicht mehr zur Verlegung in eine Spezialklinik vorgehalten werden und bitte um Marscherleichterung: Schläuche ab, Katheter raus, Tropf weg, die Flüssigkeit kann ich trinken. Bitte selbst aufs Klo gehen. Ich könnte jetzt auf Station verlegt werden, aber es mangelt an Betten. Noch eine Nacht auf Intensiv. Ich wasche mich selbst, hole mir einen Sessel, schaue fern und lese abwechselnd. Lutz kommt. Er hat Erfahrung mit Krebskranken und möchte, dass ich nicht an die Falschen gerate. Ich bitte ihn, Ines Bescheid zu geben, ich möchte mit ihr sprechen. Maria kommt und wir reden lange über alles. Ich merke, dass ich lange nicht mehr über meine Gefühle gesprochen habe und es mir deshalb nicht leichtfällt. Weinen möchte ich nicht, das tut weh.

So., 9. April. Die Nacht war furchtbar. Es ist auf Intensiv nicht finster und man kann alles im Raum erkennen. Die Computer und Geräte neben mir sind nicht mehr angeschlossen, aber eine Bedrohung. Ich kann nicht schlafen. Wenn ich die Augen schließe, dann kommen Horrorbilder und Fratzen auf mich zu oder irgendwelcher Schrott versucht, mich zu erdrücken. Ich bin total durchgeschwitzt, das Bettzeug und mein Schlafanzug sind nass. Die Schwester legt nur ein Badetuch drüber. Ich friere und sehne den Morgen herbei. Am Vormittag kommt Ines Urban und wir reden lange. Es ist einfach gut, von jemandem, der Krebs überlebt hat, Erfahrungen zu hören. Ich sauge alles auf wie ein Schwamm. Eine weitere Übernachtung auf Intensiv lehne ich ab und werde auf die Chirurgie verlegt in ein Einzelzimmer. Maria kommt, dann noch Lisa, Tobi und Michi. Ich fühle mich wohl in meiner neuen Behausung.

Mo., 10. April. Bei der Visite sitze ich in meinem Sessel. Der Arzt erlaubt mir, ruhig auch mal auf dem Flur zu spazieren. Nach dem Frühstück laufe ich zehn Runden um den Fahrstuhl, geht ganz gut. Nach dem Mittagsschlaf kommt Maria und wir machen eine komplette Runde ums Krankenhaus. Einige Ärzte staunen. Wollte zum Friseur, war zu, habe Termin morgen 12.30 Uhr. Das Laborergebnis ist noch nicht da. Ich rufe im Fitnessstudio bei Micha an. Da sagt er, dass sie einen jungen Mann im Studio haben, der diesen Krebs überlebt hat und dem es gut geht. Wenn ich will, bringt er mich mit ihm zusammen wegen Erfahrungsaustausch.

Di., 11. April. Heute war was los! Nach dem Frühstück gehe ich Zeitung lesen. Bin gerade damit fertig, kommt Simone. Sie bringt mir das kleine Buch *Alles Gute zur Genesung,* in dem gute und tiefgreifende Sprüche stehen. Hatte sie auch bekommen, fand sie gut und ist gut. Simone gibt mir noch den Rat, nicht zur Chemo nach N. zu gehen. Einige Patienten, die Peter fährt, sind nicht zufrieden. Fred und Uwe kommen, wir unterhalten uns ganz locker. Mit den *Freien Wählern* wissen wir nicht so richtig, was wir machen. Sie fänden es ganz in Ordnung, wenn ich alles abgebe, um den Rücken freizubekommen. In diese Unterhaltung kommt Christoph B. Der ist völlig fertig, unruhig wie immer. Da geht die Tür auf und Pfarrer Marschner schaut rein. „Ich komme später", sagt er und macht die Tür wieder zu. Fred fragt, wer das war. Ich sage: „Mein Pfarrer." Darauf Fred: „Kommt der nicht ein bisschen früh?" Wir lachen alle. Uwe will noch Adresse besorgen für 2. Arzt, wenn die Diagnose da ist. In die Verabschiedung hinein platzen Manfred und mein Mittagessen. Friseur.

Als ich wieder auf Station komme, werde ich vom Dr. H. empfangen, der mein weiterbehandelnder Arzt sein wird. Man will jetzt keine Zeit verlieren und mich auf die Chemo vorbereiten. Ich soll sagen, wo. Er würde, auch wegen der Nähe, N. empfehlen und ich sage, dass ich gerade da nicht hin möchte. Na gut, sagt er, dann sagen Sie mir bis morgen früh Bescheid. Ich frage noch, ob denn die Diagnose schon da ist? Er sagt: Kann gar nicht, bei den vielen Tests die notwendig sind. Und außerdem sei doch klar, was ich habe, alles andere sind nur Feinheiten. Das muss man jetzt auch noch nicht wissen.

Jetzt habe ich Zeitdruck. Ich telefoniere mit Simone, dem Fitnessstudio, Peter, Felix. Der Druck gefällt mir nicht. Gerade auf die Chemo wollte ich mich intensiver vorbereiten. Am Abend habe ich mich entschieden: für die Klinik in Leipzig.

Mi., 12. April. Habe fast nicht geschlafen. 4. CT. Bei der Visite sagt der Chefarzt, er habe am Vortag noch mit der Klinik in Leipzig telefoniert, ich könnte ab Mittwoch dort stationär mit der Chemo beginnen. Sie seien auch spezialisiert auf die Behandlung von Lymphknotenkrebs und ich hätte super gute Chancen. Wenn er an meiner Stelle wäre, würde er sich dafür entscheiden, das Krankenhaus arbeite mit der Klinik gut zusammen. Also ist klar: die Klinik in Leipzig.

Bei Dr. M. mache ich eine Ultraschall-Herzuntersuchung. Er

sieht, dass ich mal geraucht habe, sagt aber, dass die Kalkablagerungen sehr gering sind und ich mir keine Sorgen machen muss. Anschließend steht mir noch eine Knochenmarkentnahme bevor. Ich habe Angst und es stellt sich heraus: Die ist nicht unbegründet! Frau Dr. K. gibt sich größte Mühe, aber es ist mit Abstand der unangenehmste Eingriff, den ich bisher erlebt habe. Werden weitere Knochenmarkentnahmen notwendig sein, dann nur unter Narkose. Ich werde in meinem Bett wieder auf mein Zimmer gefahren.

Gründonnerstag. Nach einer superguten Nacht, habe geschlafen, bis die Schwester Fieber messen kam, sieht die Welt doch gleich ganz anders aus. Bei der Visite wurde der Fahrplan noch mal grob skizziert. Freitag oder Sonnabend werde ich nach Hause entlassen. Muss dann zum Verbandwechseln immer ins KH. Bin am Vormittag spazieren gegangen in den Betrieb, habe dort die E-Mail-Post erledigt. Mittag wieder im KH. Mittagsschlaf. Matthias kam mich besuchen, natürlich mit Buch. Er war positiv überrascht über meine guten Heilungschancen. Spaziergang gemacht und im Betrieb mit Maria Kaffee und Kuchen verspeist, den Laptop geholt und mit dem Schreibkram begonnen. Längeres, nettes Telefonat mit Katrin. Hoffe wieder auf eine gute Nacht.

Karfreitag. Heute zum Feiertag ist es auch im KH ruhiger. Bei der Visite kommt Dr. B. und weiß mit mir gar nicht so recht was anzufangen. Ich sage, Fäden ziehen und dann könnte ich doch auf Urlaub nach Hause. Er stimmt zu. Nun noch die restlichen Klammern raus, Verband wechseln und ab nach Hause. Reiner R. kommt mich noch besuchen und wir unterhalten uns gut. Gegen halb eins lasse ich mich abholen. Zu Hause gibt es Kartoffeln, Quark und Leinöl. Ich esse viel zu viel. Mittagschlaf, Spaziergang in Nimbschen. Bis an die Mulde schaffe ich es aber nicht. Auf der Rückfahrt noch in der Mühlenstraße Plausch mit Ines und Edda. Bernhards Freundin rief an, wir haben uns über die Krankheit unterhalten. Ich kann sie bei Bedarf jederzeit anrufen. Am Abend bin ich ganz schön geschafft.

Ostersonnabend. In meinem eigenen Bett habe ich ganz gut geschlafen. Nach dem gemeinsamen Frühstück geht es noch einmal ins KH zum Verbandwechsel und Sachenholen. Schwestern freuen sich über Osterhasen. Meine Papiere sind aber nicht fertig. Dr. H. hat am Montag Dienst und ich hoffe, wir kommen dann zum entscheidenden Gespräch. Nach dem KH fahre ich mit Maria zu Möbel Friedrich, um einen bequemen Sessel mit Motorverstellung zu kaufen. Der wird Dienstag geliefert. Nachmittag sitzen wir in der Sonne auf der Terrasse und trinken Kaffee. Es war schön. Am Nachmittag muss ich Eier färben. Adi kommt mit einem Wurstkorb aus Thüringen und ich muss sagen, der Geruch verlockt mich! Nach dem Abendbrot muss ich mich hinlegen. Osternacht in Leipzig fällt aus für uns. Wir gehen morgen um 10.30 Uhr bei uns in die Kirche.

Ostersonntag, 29. Hochzeitstag. Nach einer recht guten Nacht habe ich Probleme mit meinem linken Wadenbein. Ich habe Schmerzen und kann das Bein kaum belasten. Das Wetter ist regnerisch und kalt. Nach einem ausgiebigen Frühstück geht es in die Kirche. Diese eine Stunde ist aber für mich das Maximum. Nach der Kirche wird natürlich gequatscht und alle sind erstaunt, mich zu sehen. Wieder zu Hause, brauche ich bis zum Mittag Ruhe. Das Mittagessen ist gut, ich lege mich anschließend gleich wieder hin.

Nach dem Kaffee gehe ich mit Maria im Regen an die Mulde. Mein Bein schmerzt immer noch und es wird durch das Laufen auch nicht besser. Bei Bs. muss ich an Uli denken - wie geht es ihm wohl? Nach dem Spaziergang bin ich froh, dass wir was gemacht haben. Simone und Felix mit Freundin kommen, nach dem Abendbrot spielen wir noch. Mit Lisa bilde ich ein Team. Wir sind die Verlierer, aber man kann nicht immer im Leben gewinnen. Um 10 Uhr ist es Zeit fürs Bett.

Ostermontag. Nach einer recht guten Nacht ein ausgiebiges Frühstück mit Maria und Michael. Ich gehe nach dem Frühstück an die Mulde. Auf dem Rückweg höre ich vom Grundstück B. meinen Namen rufen. Quatsche ausgiebig mit Ulf und Ilona am Zaun. Ulf ist seit gestern wieder zu Hause, hat neben der schweren Operation auch alles überstanden. Der Krebsverdacht hat sich bei ihm nicht bestätigt. Jetzt muss er wieder auf die Beine kommen und dann geht das Leben weiter. Gott sei Dank! Wieder zu Hause, rufe ich im KH an, aber bekomme keinen Gesprächstermin beim Arzt, es wird nur eine telefonische Unterhaltung. Am Mittwoch, bevor ich ins Klinikum fahre, soll ich die Unterlagen abholen. Ich bin mit diesem Ergebnis sehr unzufrieden. Das Vertrauen zum Arzt ... Es kommt kurz die Sonne raus und ich kann 20 Minuten Sonnenschein genießen. Zum Mittag kommt Tobi mit Freundin. Nach dem Kaffee fahren Tobi, Lisa und ich nach Leipzig ins Kino. Wir haben viel Spaß.

Di., 18. April, letzter Arbeitstag. Beizeiten aufgestanden, Körnerfrühstück mit Zeitung und dann auf Arbeit gefahren. Sobald man in der Firma ist, ergreifen gleich alle Probleme und Ereignisse von einem Besitz. Ich brauche Freiraum, unbedingt, das habe ich gestern gemerkt. Um 12 Uhr beim Hausarzt gewesen, er selbst ist im Urlaub. Vertretung durch seinen Vater. Ein gütiger alter Mann, aber medizinisch nicht befriedigend. Die Schmerzen in meinem linken Wadenbein führt er auf eine frühere Verletzung des Sprunggelenkes zurück. Thrombose schließt er aus, da beide Beine gleichen Umfang haben. Müsste man röntgen, aber das wolle er jetzt nicht. Krankenschein ist auch falsch ausgeschrieben, muss Maria dann mit dem Junior machen. Zum Arzt hin und zurück bin ich gelaufen. Mittag dann zu Hause. In meinem neuen Sessel habe ich einen kurzen Mittagsschlaf gemacht. Guter Sessel! Nachmittag wieder Büro. Um 16 Uhr gemeinsames Kaffeetrinken mit unseren Mitarbeitern. Ich glaube, dass alle verstanden haben, um was es geht. Ich habe mich verabschiedet, um wiederzukommen. Sie waren alle nett zu mir und haben mir alles Gute gewünscht. Auch sie werde ich nicht enttäuschen.

Kurz vor 18 Uhr sind wir noch in die Stadt, einen Schlafanzug kaufen. Dann hat es mir wirklich gereicht und ich kam geschafft zu Hause an. Nach der *Sachsenklinik* ging es ins Bett.

Mi., 19. April. Nachdem ich um 8.30 Uhr im KH meine Unterlagen bekommen hatte, wurde zu Hause mit Raphi alles gesichtet und so gut es ging erklärt. Ein abschließendes Gespräch im KH fand nicht statt, der Dr. war im OP und nicht erreichbar, obwohl wir zwischen 8-8.30 Uhr ausgemacht hatten. Kundenpflege braucht man nicht und das merkt man deutlich. Schade eigentlich.

Um 11 Uhr sind wir dann in der Klinik angekommen und eine sehr nette Krankenschwester hat das Aufnahmegespräch geführt. Ich habe ein Zweibettzimmer und mein Zimmerkollege scheint pflegeleicht zu sein. Hoffentlich stört ihn mein Schnarchen nicht so! Weitere Untersuchung und Befragung bei einer Assistenzärztin, auch sehr nett und ohne Zeitdruck. Das Klinikum erinnert mich an das alte Cottbuser Thiem-Klinikum. An die hohen Zimmer muss ich mich noch gewöhnen. Dann habe ich im Haus 2 ein EKG machen müssen. Die Wartezeit in dem Wartezimmer und der 1,5 m^2 großen Umkleidekabine waren eine Zumutung. Aber geschafft. Felix kam mit Manu und hat den Internetanschluss installiert. Gleichzeitig haben wir die Seite eingerichtet für den Blog, nun kann jeder, der es möchte, im Internet meine Aufzeichnungen lesen. Was so alles möglich ist, staunt da der Laie!

Gespräch mit der Assistenzärztin. Sie bemängelte die unvollständigen Unterlagen des KH. Keine CD-ROM, kein OP-Bericht und die Aussagen vom Pathologen muss sie unbedingt hinterfragen. Eventuell mit den Daten aus Wiesbaden abgleichen. Nach 14 Uhr konnte sie niemand Kompetenten im KH erreichen. Also kann keine weitere Therapie erfolgen. So heißt es warten. Ich wollte den Ruf des KH nicht akzeptieren, muss mich aber möglicherweise eines Besseren belehren lassen.

Do., 20. April. Die Nachtruhe war so Schulnote 2-3. Als ich schlafen wollte, fing mein Zimmerkollege an zu telefonieren und danach zu erzählen. So war lange an keinen Schlaf zu denken. Frühstück war gut, habe dann in der Sonne gesessen auf dem Balkon und gelesen. Nach der Visite mit Raphi und Noah in den Park. Heute kommt Marco (Noahs Vater) zu uns nach Hause für ein paar Tage. Mittagessen war gut. Der Mittagsschlaf wurde abrupt durch lautes Geklapper und Untersuchungen an meinem Zimmerkollegen unterbrochen.

Eine Psychologin hat sich unsere Geschichten angehört. Na ja, vielleicht braucht man sie ja doch noch mal. Heute Nachmittag mit einem einstündigen Fußmarsch die ganze Klinik umrundet. Noch eine Woche Lauftraining und ich wäre voll fit. Mal sehen, was ich mir leisten kann und was sie mir erlauben während der Chemo. Nachdem meine kleine Assistenzärztin alle Unterlagen zusammengesammelt hat, werde ich morgen wohl mit einer vorbereitenden Therapie auf die anschließende Chemo eingestellt. Zu der Ärztin habe ich Vertrauen und sie bespricht alles genau mit mir. Morgen bei der Visite werde ich mehr erfahren Es mag vielleicht etwas seltsam klingen, aber ich bin gespannt, voller Erwartung und ein bisschen freue ich mich, dass es jetzt los geht. Auf geht's, ich stehe an der Startlinie!

Fr., 21. April. Gut geschlafen. Um 6 Uhr bekam ich Kontrastmittel zu trinken. Habe die Zeit genutzt und Zeitung gelesen. Um 8.45 Uhr CT. Der Chefarzt meinte, ich soll meine Hoden untersuchen lassen. Wieder zurück auf dem Zimmer, hab ich gefrühstückt. Bei der Visite kam wieder nicht viel rüber. Das Ergebnis der Knochenmarkuntersuchung ist noch nicht da. Die Untersuchung der Gewebeprobe ist vom Material her schwierig und man möchte eine zweite Untersuchung abwarten. Den Hinweis auf die Untersuchung der Hoden habe ich weitergegeben. Man sei da schon dran, war die Antwort. Es passiert also erst einmal doch nichts. Vielleicht darf ich Sonnabend/Sonntag tagsüber nach Hause.

Raphi, Marco und Noah zu Besuch, wir sind in den Park gegangen und haben am Teich gesessen, war sehr schön. Viel gelesen. Um 18 Uhr Abendbrot, gegen 18.30 Uhr kamen Felix und Manu. Felix hat versucht, meine E-Mail umzuleiten, hat es aber nicht hinbekommen. In den Park gegangen und gequatscht, 19.30 Uhr war ich wieder auf Station. Wieder bis 10 Uhr gelesen. Mein Zimmerkollege schläft den ganzen Tag. In der Nacht ist er dann munter. Dann ist noch meine Musik ausgefallen, Akku war runter, und der Kollege hat bis sonst wann gelesen. Muss ich eben aushalten!

Sa., 22. April. Die Nacht gut geschlafen. Bei der Visite wurde mir gesagt, dass meine Blutwerte nicht auf Hodenkrebs hinweisen (keine Krebsmarker), aber trotzdem in der nächsten Woche eine Vorstellung beim Urologen erfolgen soll. Dann durfte ich nach Hause, Maria hat mich bei strömendem Regen abgeholt. Zu Hause habe ich Schinkennudeln gekocht. Es hat allen bestens gemundet. Am Nachmittag mit Maria eine Radtour gemacht: Golzern, Hängebrücke und nach Hause. Ca. 15 km, bin sehr stolz auf mich! Lesen und Abendbrot. Dann bin ich selbst mit dem Auto nach Leipzig gefahren. Es steht auf dem Parkplatz und hoffentlich passiert ihm nichts. Um 10 Uhr war ich wieder hier auf meinem Zimmer. Ich fühle mich richtig gut und werde hoffentlich super schlafen.

So., 23. April. Mein Zimmerkollege nervt. Er macht die Nacht zum Tag mit Fernsehen, Telefonieren und Lesen. Ich muss zu meiner Musik jetzt noch eine Augenbinde anschaffen, um ungestört zu schlafen. Hoffentlich habe ich noch so viel Toleranz, wenn ich durch die Chemo nicht mehr so gut drauf bin. Um kurz vor 8 Uhr bin ich nach Hause gefahren und war pünktlich zum Frühstück da. Wir sind in die Kirche gegangen. Nach dem Mittagessen war ich im Betrieb und habe noch einige Post erledigt.

Meine Narbe gefällt mir gar nicht. Im oberen Bereich ist sie entzündet und schmerzt. Raphi meinte, ich soll damit nicht spaßen, und so bin ich um 17 Uhr wieder zurück in die Klinik. Mehrere Ärzte schauten drauf und ein Ultraschall wurde auch angefertigt. Dann kam ein echter Praktiker. Der sagte, es gebe nur eines: Schauen, ob Eiter vorhanden ist, und wenn ja, aufmachen und auswaschen. Macht man seit über 100 Jahren so. Er punktierte und es kam Eiter. Dann ging es sehr schnell. Im OP hat man ca. 3,5 cm aufgeschnitten, gereinigt und jetzt muss nur alles gut verheilen. Solange ich diese Wunde habe, werde ich wohl keine Chemo bekommen. Jetzt muss ich mich erst mal in Geduld üben

Mo., 24. April. In der Nacht gut geschlafen. War vielleicht durch die Narkose bedingt. Bin gleich aufgestanden und habe mich gewaschen. Die Wunde ist gar nicht so schlimm. Es spannt alles ein wenig und es brennt ein bisschen. An der Wunde selbst wird nichts gemacht, nur der Verband gewechselt. Gegen 11.30 Uhr kam Raphi mit Noah. Sie hat mir eine Karte mitgebracht: Es gibt Berge, über die man hinüber muss, sonst geht es nicht weiter. Wie recht sie doch hat! Mittagschlaf gemacht.

Gestern war ich ziemlich sauer, dass jetzt schon ein Rückschlag kommt. Heute sehe ich es gelassener. Ich hatte gesagt, es dauert so lange, wie es dauert. Und es dauert eben! Maria kam gerade zu meinem großen Auftritt – Verbandwechsel. Der Pfleger und die Schwester, auch meine kleine Ärztin wussten nicht so recht damit umzugehen und zupften an dem Tupfer, das tat natürlich sehr weh und quälen wollten sie mich auch nicht. So musste ein Chirurg her. Der kam und ein Ruck – war das Ding draußen. Was dann kam, war nicht schön. Er wischte zweimal die Wunde aus, legte einen mit Jod getränkten Tupfer hinein und dann kam der Verband. Das hat natürlich anhaltend lange gebrannt. So war der Besuch von Maria und Elisabeth nur anstrengend. Leider! Ich habe noch mit meiner kleinen Ärztin gesprochen und meine Befürchtungen bestätigten sich. Der Chirurg ist mit der Wunde und vor allem mit der Flüssigkeit in meinem Beutel nicht zufrieden. Morgen werden deshalb weitere Untersuchungen folgen. Wollen wir hoffen, dass sich alles nicht bestätigt.

Di., 25. April. Es war heute wieder ein Wechselbad der Gefühle. Mein Bettnachbar hat so starke Schmerzen, dass er eine Unmenge an Schmerzmitteln bekommt und natürlich den ganzen Tag schläft. So werde ich wieder eine bewegte Nacht haben. Bei der Visite nichts Neues. Die Chemo muss warten, bis die Wundheilung fortgeschritten ist. So bin ich dann am Vormittag im Park gewesen bei herrlichem Wetter. Als ich zum Mittag auf mein Zimmer kam, lag ein Schein auf meinem Bett: neue Knochenmarkentnahme! Ich dachte, mich tritt ein Pferd! Die erste Probe war nicht zu verwenden. Also der Scheiß noch einmal! Aber nur unter Narkose, war meine Forderung!

Nach dem Mittag ging es los. Von Schlafen habe ich nichts gemerkt, aber die Ärztin hat ihren Job perfekt erledigt. Es war nicht so eine Würgerei wie beim ersten Mal, das Ergebnis super und nach zwei Stunden Bettruhe konnte ich aufstehen ohne Schmerzen. Während der Behandlung kam dann noch der Chirurg und hat meine Bauchwunde versorgt. Meine Drainage ist heute ebenfalls entfernt worden. Maria kam und wir haben auf dem Balkon gesessen und Kaffee und Kuchen gegessen. War wieder schön! Danke! Nach dem Abendbrot kamen Felix und Manu. Felix hat mein Internet installiert, wir haben gequatscht und auf dem Balkon gesessen. Infusion, zweiter Quältermin: Bauchwunde versorgen. Da kamen noch Tobi und Freundin. Wir haben, nachdem meine Fusion durchgelaufen war, ebenfalls auf dem Balkon gesessen. Mein Nachbar ist putzmunter, hat offensichtlich keine Schmerzen, hört Orgelmusik und liest Zeitung! Ich werde trotzdem versuchen zu schlafen!

Mi., 26. April. Nachtruhe war befriedigend bis gut. Durch die

Knochenmarkentnahme war ich doch etwas in meinen Bewegungen gehemmt. Bei der Visite wurde entschieden, dass mit der Kortisonbehandlung begonnen wird, die wiederum die Vorbereitung auf die eigentliche Chemo ist. Das Ergebnis aus Wiesbaden ist noch nicht da. Die Chirurgen sind mit meiner Wundheilung zufrieden. So scheint es jetzt ernst zu werden. Ich habe gleich zwei Tabletten genommen, soll viel am Tag trinken, mindestens zwei Liter. Weiterhin bekomme ich dreimal am Tag Antibiotika. Dann habe ich noch ein Mittel bekommen, um den Mund nach den Mahlzeiten zu spülen.

Raphi, Lisa und Noah waren da. Raphi meinte, ich soll mich so viel wie möglich bewegen. Die wollten mich doch wirklich überreden, mit zum Felix zu kommen. Ich habe aber widerstanden! Nach dem Mittag war M. bei mir und wir haben einige betriebliche Dinge durchgesprochen. Im Park ein reichliches Laufpensum absolviert. Dabei habe ich gemerkt, dass ich leichter als sonst ins Schwitzen komme. Nebenwirkung! Dann hatte ich noch einen unverhofften Termin – Entspannung. Herr G. kam durch die Zimmer, im Auftrag der Krebsliga, und bot eine Entspannungsübung an, ca. 25 Minuten. Ich habe spontan zugesagt und es war supergut. Nach einem kleinen Gespräch ging es zur Sache. Ich habe meinen Körper spüren gelernt, habe ein helles Licht gesehen, welches sich im ganzen Körper ausbreitete, und als es vorbei war, fand ich das schade. Für kommenden Mittwoch haben wir einen neuen Termin vereinbart. *Mal Zeit* nennt der sich, ich bin gespannt!

Da ich mich am Nachmittag rumgetrieben habe, wurde erst um 20.30 Uhr die medizinische Versorgung aufgenommen. Nur Erfolge! Die Bauchwunde macht weiter gute Fortschritte und der Schmerz wird erträglicher. Den Beutel bin ich los und habe eine Kompresse an der Stelle. So werde ich wieder beweglicher. Blutzucker ist gestiegen auf 10,5. Nebenwirkung! Habe vor dem Abendbrot Insulin bekommen. Meine Übungen von der Physiotherapie habe ich zum Teil wieder aufgenommen. Ich bin mit diesem Tag sehr zufrieden!

Do., 27. April. Nachdem mein Bettnachbar gegen 3 Uhr seine Panzerspiele beendet hatte, konnte ich ruhig schlafen bis 5 Uhr. Im Bett habe ich gleich meine Übungen gemacht und ich muss sagen, das tut mir sehr gut. Selbst die Übungen zur Stärkung der Bauchmuskulatur mache ich wieder. Verbandwechsel war auszuhalten. Bis zum Mittag war Rumhängen angesagt, weil große Visite angekündigt war. Dabei habe ich Frau Dr. M. kennengelernt. Sie hat mir erklärt, dass mit der Vorphase begonnen wurde. Morgen soll eine kleine Chemotherapie in Form einer Spritze erfolgen, um den Tumor zum Schmelzen zu bringen. Am Dienstag sollte dann alles zusammen sein, um die Chemotherapie mit mir abzusprechen und zu beginnen. Maria kam nach dem Mittagessen und wir gingen zusammen in den Park. Wir haben darüber gesprochen, dass ich ungeduldig auf die Diagnose warte und vorher über Chemo gar nicht mit mir reden lasse. Dann war noch die Kreishandwerkerschaft bei mir mit Blumen und einer großen Schüssel Erdbeeren. Habe mich gefreut.

Erstes klärendes Gespräch mit meiner kleinen Ärztin, auf das ich seit Ostern mit Sehnsucht gewartet habe. Vorweg sei gesagt, das entscheidende zweite Gutachten aus Wiesbaden ist immer noch nicht da. Bis jetzt steht aber fest: Die Diagnose ist *Non-Hodgkin-Lymphom (NHL), eine bösartige Erkrankung des lymphatischen Systems, mit größter Wahrscheinlichkeit – diffuses großzelliges B-NHL.*

Zusammen haben wir auf die Bilder vom CT geschaut und da bekommt man erst die Ernsthaftigkeit und das Ausmaß der Erkrankung mit. Dieses *Ding* in mir drin ist vergleichbar so groß wie mein Herz. Es sitzt im Bereich der Bauchaorta unterhalb der Nierengefäße und umschließt den Bereich. Dieses große Ding hat da eigentlich gar keinen Platz und deshalb ist es notwendig zu handeln, um einer weiteren Vergrößerung entgegenzuwirken.

Sonst besteht die Gefahr, dass es zu Funktionsstörungen an den Organen kommen kann. Ich bin dankbar dafür, dass es mir ausgesprochen gut geht und ich in diesem Bereich absolut schmerzfrei bin und keinerlei Funktionsstörungen bemerke.

Das Gespräch fand statt in Vorbereitung auf die morgen stattfindende erste Zytostatische Chemotherapie. Seit gestern befinde ich mich bereits in der Kortisonbehandlung. Die Nebenwirkungen sind erhöhter Blutzucker, erhöhter Blutdruck und ich schwitze schneller. Alles gut zu ertragen bzw. entgegenzuwirken.

Jetzt habe ich endlich ein entsprechendes *Feindbild* im Kopf und weiß, gegen was ich kämpfen muss. Da es mir so ausgesprochen gut geht, habe ich mich in den letzten Tagen immer wieder gefragt: Dir fehlt doch nichts!? Jetzt weiß ich sicher, dass es ernst ist und dass wir keine Zeit zu verlieren haben.

Fr., 28. April. Hurra! Ich habe es geschafft! Zum Ende der Woche wollte ich in der Lage sein, 30 Minuten am Stück zu walken. Durch den Rückschlag mit meiner Narbe hatte ich nicht mehr daran geglaubt. Ich bin stolz auf mich! Nach dem Frühstück hatte ich noch einmal Zeit und bin zwei Stunden spazieren gegangen. Als ich zurückkam, wurde ich bereits von meiner kleinen Ärztin erwartet. Sie hat eine neue Nadel gesetzt und mir 2 ml von der Chemo verabreicht. Nach dem Mittagessen Mittagsschlaf. Dann habe ich eigentlich nur gefaulenzt. Maria hat angerufen und sich nach meinem Befinden erkundigt. Sie meinte, ich soll noch rausgehen, und da ich ein folgsamer Mann bin, habe ich mich noch eine Stunde im Park bewegt. Dabei habe ich Haus 24 besucht, wo ich evtl. die ambulante Chemo bekommen werde. Aber vielleicht kann ich auch auf Station. Müssen wir noch diskutieren. Nebenwirkungen habe ich heute weiter keine gespürt. Es scheint so, als hätte ich mehr Appetit. Felix und Manu kamen noch vor dem Abendbrot.

Sa., 29. April. Gestern Abend noch bis 24 Uhr *Zorro* geguckt und dann super geschlafen. Frühgymnastik, Laufpensum. Bei der

Visite wurde mir gesagt, dass keine Entzündungen mehr festgestellt wurden. Ich darf auf Urlaub! Lisa hat mich abgeholt. Nach dem Kaffee ging es zwei Stunden an die frische Luft. Der Opa hat das erste Mal seinen Enkel mit dem Kinderwagen geschoben. Ein sehr schöner Sonnabend, nach 20 Uhr war ich wieder in der Klinik. Mein Zimmerkollege hatte eine Knoblauchparty gefeiert und dementsprechend stank es in der Bude. Nach einem Fernsehfilm habe ich wunderbar geschlafen.

So., 30. April. Mit Gymnastik und Laufpensum den Tag begonnen. Ich bin so dankbar, dass ich das alles kann, und fühle mich von Tag zu Tag besser. Um 8 Uhr bin ich selbst nach Hause gefahren zum Frühstück. Nach dem Kirchgang Küchendienst. Habe Schnitzel gebraten und Soße gemacht. War natürlich super! Nach dem Mittag ist Lisa inlineskaten gegangen und ich habe sie mit meinem Cruiser begleitet. Wir fuhren bis Neichen. Raphi fährt wieder nach Hause, es war gut, dass sie da war. Jetzt muss sie mir noch die Nahrungsergänzung zur Chemo zusammenstellen. In der Zeit, die sie da waren, ist mir auch Noah nähergekommen. Er ist ein lustiger und lieber Kerl. Ich werde meiner Opa-Rolle schon noch gerecht werden. Nach dem Abendbrot fuhr ich dann wieder in die Klinik.

Mo., 1. Mai. Gute Nacht, Gymnastik, Lauftraining. Mal wieder den Verband gewechselt, muss jetzt nur noch alle drei Tage gemacht werden. Frühstück, nach Hause gefahren. Bestimmt bedingt durch die Medikamente habe ich mir beinahe in die Hosen gesch... Ich habe es nur in allerletzter Minute nach Hause aufs Klo geschafft, obwohl ich schon in der Klinik auf Klo war. Da muss ich wohl in Zukunft etwas mehr darauf achten. Bis zum Mittag haben Lisa, Michi und ich das Zimmer gestrichen. Danach war ich geschafft. Mittagschlaf auf der Terrasse. Mit dem Fahrrad zum Italiener Eis essen gefahren. Wir haben in der Langen Straße in der Sonne gesessen und es war einfach schön. Lisa kam dazu, haben noch Simone und Thomas getroffen. Ruckzuck war der

Nachmittag weg. Zu Hause habe ich ein Fußbad genommen und meine Füße in Ordnung gebracht. Das haben die auch schon eine Ewigkeit nicht erlebt! Bernhard rief an, er möchte uns eventuell am Wochenende besuchen kommen. Nach dem Abendbrot hat mich Lisa in die Klinik gefahren. Es waren drei wunderschöne Tage und ich danke allen, die dazu beigetragen haben.

Di., 2. Mai. Gute Nacht. Gymnastik, Lauftraining. Nach dem Frühstück warten auf die Visite, die heute sehr spät kam. Frau Dr. M. hat mir noch einmal erklärt, dass es diese Woche losgeht mit der Chemo, aber Ergebnisse sind noch nicht da, wegen Maifeiertag. Trotzdem, meinte sie, können wir davon ausgehen, dass ich am Wochenende wieder zu Hause bin. Na, wir werden sehen, sprach der Blinde!

Am Vormittag hat R.K. angerufen. Fand ich toll. Dabei kam zum Ausdruck, dass es für ihn immer schwierig ist, so einen Anruf bzw. so eine Begegnung zu tätigen. Man weiß nie, wie der Betroffene reagiert.

Meine Art und Weise ist: auf die Leute zugehen und sie merken lassen, dass ich mit meinem Problem umgehen kann. Das muss ich unbedingt beibehalten. Alle Vorurteile beseitigen und einfach auf die Betroffenen zugehen. Ich glaube, man wird nur in den seltensten Fällen enttäuscht werden. Und wenn ja, dann weiß man, woran man ist. Das ist natürlich leichter gesagt als getan!

In der Klinik ist der Getränkenotstand ausgebrochen. Es gibt nur noch eine Sorte Wasser, die keiner mag. Dadurch habe ich heute etwas weniger getrunken und ich glaube, das hat sich gleich bemerkbar gemacht. Nach dem Essen Spaziergang bei herrlichem Wetter. Aber ich fing gleich an zu schwitzen. Nach einer Stunde hatte ich genug und war froh, dass ich sitzen konnte. Schlussfolgerung: Trinken ist ganz wichtig! Maria kam nach Feierabend. Im Park auf der Bank in der Sonne gesessen.

Mi., 3. Mai. Gute Nacht, Gymnastik. So wie es mir gestern

ging, war ich skeptisch, ob das mit dem Laufen heute was wird. Der Körper baut aber über Nacht so viel von den Medikamenten ab, dass es früh dann wieder geht. Man muss nur wollen! Frühstück. Auf Visite gewartet. Noch keine neuen Erkenntnisse. Weiter warten. Eine Schwester hat uns auf ein Buch hingewiesen: Clemens Kuby, *Unterwegs in die nächste Dimension.* Es geht um Selbstheilung. Felix schaut, ob er den Film zum Buch besorgen kann. In der Innenstadt in der Nikolaikirche gewesen. Zum Mittag war ich wieder in der Klinik. Matthias Berger und zwei Stadträte waren zu Besuch. Matthias natürlich nicht ohne Buch: *Die Schulden des Westens, wie der Osten Deutschlands ausgeplündert wird.*

Untersuchung beim Urologen. Im linken Hoden ist eine *Raumforderung.* Das heißt, es muss operiert werden, denn was es genau ist, kann man so nicht sagen. Eventuell Hodenamputation. Na ja, mit fünf Kindern kann man nicht meckern! Ich habe darauf hingewiesen, dass ich an dem Leistenhoden operiert worden bin. Urologe meint, dass Leistenhoden in späteren Jahren zu Entartungen neigen können. Ob das nun einen weiteren Aufschub der Chemo bedeutet? Wieder Termin mit Herrn G., *Mal Zeit.* Er machte wieder eine Traumreise mit mir, und als das Licht durch meinen Körper strahlte, sollte ich das Bild zu Papier bringen. Ich nahm Wasserfarbe und tat es. Ich finde dieses Angebot sehr wertvoll und werde es weiter nutzen.

Nach dem Abendessen Gespräch mit der Ärztin, die die Knochenmarkentnahme so super gemacht hat. Das Schreiben des Pathologen aus Wiesbaden sagt eindeutig, dass *Non-Hodgkin* keinesfalls diagnostiziert werden kann! Was es ist, weiß man noch nicht, nur, dass es sehr selten vorkommt. Und diese Nachricht muss ich jetzt erst einmal verkraften.

Es war doch alles so klar. Der Weg war vorgegeben, auch wenn er steinig werden würde, ich war bereit, ihn zu gehen und alle Hindernisse zu überwinden. Und am Ende des Weges stand das Ergebnis: Der Tumor ist geschrumpft oder gar verschwunden. Jetzt ist die Richterskala nach oben wieder geöffnet. Was habe ich eigentlich? Was ist die Ursache? Mit welchen Mitteln kann man diese Krankheit bekämpfen? Mein Feindbild ist schwammig geworden. Man motiviert sich leichter, wenn man gesagt bekommt und wenn man es überall nachlesen kann, dass eine 80-prozentige Heilungschance besteht. Ich muss zugeben, mir haben schon ein wenig die Knie geschlackert! Aber ich glaube, das dürfen sie auch. Ich muss meine Motivation ab sofort auf ein neues Fundament stellen. Das Ziel bleibt das gleiche, die Krankheit zu besiegen. Ich bin auch der festen Überzeugung, dass mir die Ärzte dabei die beste Unterstützung geben werden.

Freitag habe ich einen OP-Termin bei den Urologen, wo der Hoden aufgeschnitten wird und je nachdem, wie die mikroskopische Untersuchung ausfällt, erfolgt eine Amputation oder nicht. Egal wie, damit kann ich auf jeden Fall leben. Für Montag ist ein MRT angesetzt, wo besonders die Nebennieren untersucht werden. Weiterhin ist eine Skelettszintigraphie notwendig. Dabei wird auf Knochenmetastasen und primäre Knochentumoren untersucht.

Nach diesen Nachrichten hatte ich das dringende Bedürfnis nach Abwechslung und Unterhaltung. Felix hatte gerade Zeit und so bin ich mit der Straßenbahn zu ihm gefahren und habe gleichzeitig die neue Wohnung besichtigt. Ich finde, Manu und Felix haben sich ein gutes Nest eingerichtet. Manu kam dann auch etwas später und wir haben uns gut unterhalten. Als ich ging, sagte sie: „Ich habe ein gutes Gefühl, es wird gut werden!" Na dann, mögen unsere Gefühle in Erfüllung gehen. Mit Felix waren wir noch in der Videothek und haben nach der DVD von Clemens Kuby *Unterwegs in die nächste Dimension* geschaut. Hatten sie nicht. Schade! Auch das ist bemerkenswert: An so einem Tag bekomme ich von einer Krankenschwester den Hinweis auf Clemens Kuby in puncto Selbstheilung. Fügung oder Zufall?

Do., 4. Mai. Erstaunlich gut geschlafen. Ich glaube, dass mein Tagebuch eine gute Möglichkeit ist, meine Probleme zu bearbeiten und zu verarbeiten. Mit Gymnastik und Lauftraining habe ich auch diesen herrlichen, sonnigen Tag begonnen. Vor einigen Tagen habe ich wieder begonnen, mein Morgengebet zu formulieren. Zum Beten braucht es gewisse Rituale. Bei meinem morgendlichen Lauftraining mache ich auch Dehnungsübungen und dabei spreche ich mein Morgengebet: „Herr, ich danke Dir, dass Du mir diesen Tag geschenkt hast. Es ist der schönste Tag in meinem Leben! Herr, ich bitte Dich für alle Menschen, denen es nicht so gut geht: Hilf ihnen, ihren Weg zu finden, um ihre Situation zu meistern, und führe zu ihnen Menschen, die ihnen dabei helfen. Besonders bitte ich Dich für alle Krebskranken. Herr, halte schützend Deine Hand über unsere Familie, schenke den Verstorbenen die ewige Ruhe und das ewige Licht leuchte ihnen. Herr, lass sie ruhen in Frieden. Amen." Henry Lassen hat einmal gesagt: Warten Sie nicht, bis man Sie in den Arm nimmt oder Ihnen anerkennend auf die Schulter klopft. Tun Sie es selbst! Und das tue ich dann. So kann ich den Tag ausgeglichen beginnen und alles, was mir heute begegnet und auf mich zukommt, wird halb so schlimm sein.

Bei der Visite lediglich der Hinweis, dass jetzt alle Untersuchungsergebnisse abgewartet werden müssen. Um 12 Uhr Termin bei der Nuklearmedizin – Skelettszintigraphie. Da bekam ich eine radioaktive Substanz in die Vene gespritzt. Anschließend bei der Urologie Vorbereitungsgespräch auf die morgige OP. Wenn sich das bestätigt, was man fühlen kann und im Ultraschall sieht, dann kommt das Ei ab. Und so spricht erst mal alles dafür, dass es sich nun um *Hodenkrebs* handelt. Mit welchen Ausmaßen, müssen die Untersuchungsergebnisse zeigen. Der Arzt machte mir aber Hoffnung, dass auch hier die Heilungschancen sehr hoch sind. Es sei jedoch eine schwache Leistung, dass bei der Diagnose bisher keiner auf die Idee gekommen ist, mal an die

Hoden zu fassen, zumal ich immer angegeben habe, dass ich am Leistenhoden operiert worden bin. Beim Mittagessen mal schnell unter www.hodenkrebs.de nachgeschaut und informiert – die Heilungsaussichten für Hodenkrebs haben sich in den letzten Jahren ständig verbessert. Vorhandene Behandlungsmethoden sind in Studien überprüft und verbessert worden, neue Methoden wurden entwickelt. Und jetzt kommt es: Die Erfolgsaussichten von Patienten, die im Rahmen von klinischen Studien behandelt werden, sind in der Regel besser als von Patienten außerhalb von Studien. Man solle seine Ärzte nach diesen Studien fragen – na, das machen wir doch.

Danach zur Anästhesie-Beratung. Durch meine vorherigen Operationen ist auch hier die Formularausfüllung sehr umfangreich geworden. Dann habe ich mich am Teich aufgehalten und bin um 14.45 Uhr wieder bei der Nuklearmedizin zum Fototermin erschienen. Konnte mir leider kein Ergebnis anschauen.

Zum Abendbrot kam Maria und wir haben alles besprochen. Als das Thema Krankheit erschöpfend behandelt war, kamen wir zu betrieblichen Dingen. Der Jahresabschluss ist +/- null geschrieben. Es ist ein Jammer, aber bei den Preisen kein Wunder. Als ich ihr sagte, dass ich mit dem Gedanken schwanger gehe, die Firma zu liquidieren, war sie sehr erregt und wie mir schien auch erbost. Doch was soll ich tun? Wir warten schon so lange auf ein Wunder. Ich habe Angst, dass uns eines Tages ein Schuldenberg erschlägt und wir nicht mehr Herr der Dinge sind. Das Thema war an der Stelle erledigt. Ich habe Maria noch zum Auto begleitet. Zurück auf meiner Bude habe ich mir die Schamhaare abrasiert. Nun bin ich auf morgen vorbereitet. Bernhard rief noch an und wir haben uns gut unterhalten. Es denken so viele an mich!

Fr., 5. Mai. Nach einer guten Nacht Morgengymnastik und Lauftraining, geduscht und mich für die OP vorbereitet. Das Flatterhemd liegt auch schon bereit. Frühstück fällt aus. Zeitungsschau, Internet, lesen und warten auf Abruf. Punkt 9 Uhr stehen zwei Pfleger an meinem Bett und ab geht die Fuhre. Haus 4, OP-Vorbereitung und schlafen. Als ich aufwache und auf die Uhr schaue, ist es kurz vor 11 Uhr. Ich habe ein leichtes Brennen in der Leistengegend, muss auf die Toilette und höre was von „zurück auf Station". 11.30 Uhr bin ich auf Station und muss erst mal Schieber und Ente bedienen. Dann geht es mir besser. Ich rufe Maria an und sage, dass alles überstanden ist. Ich bekomme eine Infusion und schlafe ein wenig. Auf Essen habe ich keinen Appetit. Zwischenzeitlich rief Ulf Weiland an und wir haben geschwatzt.

Um 14.30 Uhr steht die Schwester an meinem Bett und meint, wenn ich mich fühle, dann kann ich mich anziehen und aufstehen. Ich kann es kaum glauben und versuch es gleich. Es klappt. Dabei merke ich, dass mein Hoden Halbwaise geworden ist. Ich mache mir mein Mittagessen warm. Ich bin dankbar, dass ich so schnell wieder auf den Beinen bin. Am Nachmittag ist Faulenzen angesagt. Eine Stunde sitze ich mal auf dem Balkon in der Sonne. Nach dem Abendbrot, das heute sehr reichlich ausgefallen ist, kommt Lisa. Wir unterhalten uns auf dem Balkon. Mit Hannibal lehren wir die Römer das Fürchten. Nachtruhe.

Sa., 6. Mai. Mein Nachbar hat bis 4 Uhr am Computer gespielt. Natürlich schläft man da nicht so toll. Und außerdem ist da meine Drainage. Um 6 Uhr aufgestanden und meine Laufstrecke im Park als Spaziergänger absolviert. Dabei habe ich für meinen Bettnachbarn zum Geburtstag ein paar Blümchen gepflückt.

Visite. Die Knochenmarkanalyse war ohne Auffälligkeiten! Die Ärztin meint, alles deutet darauf hin, dass es sich um einen klassischen Hodentumor handelt mit Metastasen im Unterbauch. MRT vom Gehirn ist noch notwendig und mein Gehör soll überprüft werden. Es gibt nämlich Medikamente, die das Gehör schädigen können. So, meint sie, könnte dann möglicherweise am

Dienstag die Chemo beginnen. Nach dem Mittag bin ich von Lisa abgeholt worden, habe den Nachmittag zu Hause verbracht. Es war schön. Den großen Bahnhof zum Geburtstag meines Bettnachbarn hab ich so nicht mitbekommen. Hab mir noch *Der Untertan* als DVD angesehen. Sehr interessant, der *DEFA*-Film von 1951 war in Westdeutschland sechs Jahre verboten. Bernhard und Maria haben noch angerufen, Maria kommt morgen zum Kaffee.

So., 7. Mai. Eine gute Nacht gehabt, aber ab 5.30 Uhr konnte ich nicht mehr schlafen. Da habe ich mal versucht, meine Gymnastik zu machen. Bis auf wenige Übungen ging alles. Im Park langsam gelaufen, konnte aber meine gesamte Strecke nicht laufen, da der Schlauch von der Drainage gedrückt hat. Wir wollen es ja nicht mit Macht versuchen! Vor dem Frühstück war ich noch im Internet und habe herausgefunden, dass man da den *Tag des Herrn* lesen kann. Schön, da habe ich sonntags auch meine Zeitung. Vormittag hatte ich noch auf einen Urologen gewartet, der mir sagt, was bei der OP gemacht wurde, und der nach meiner Wunde bzw. Drainage sieht. Es kam keiner. Am Montag bei der Visite werde ich deutlich werden müssen. So bitte nicht!

Mittagessen, Mittagsschlaf und Formel 1, bis Maria kommt. Sie hat Kaffee und Kuchen mit. Mit Felix und Manu haben wir einen herrlichen Nachmittag auf dem Balkon. Da die Drainage mich in meiner Bewegung stört, machen wir keinen Ausflug in den Park. Maria bleibt noch bis zum Abendessen und wir unterhalten uns über Familie, Kinder und das, was wir alles bisher geschafft haben. Wir stellen fest, dass wir stolz auf alles sein können und gleichzeitig dankbar, dass wir alles gemeinsam erreicht haben. Wir haben ein erfülltes Leben. Das hilft, wenn man über Sinn von Leben und Tod nachdenkt.

In der kommenden Woche sollen die restlichen Untersuchungen stattfinden und die Chemo beginnen. Ein Zettel liegt schon auf dem Nachttisch: MRT Nebennierenuntersuchung um 11.30

Uhr. Bei der Visite am Sonnabend haben wir aber festgestellt, dass diese Untersuchung nicht mehr notwendig ist, muss ich klären bei der morgigen Visite. Es war ein schöner Sonntag, obwohl ich ihn in der Klink verbringen musste.

Mo., 8. Mai. Mein Bettnachbar wurde wach, als ich schlafen wollte, und hat dann noch ausgiebig gelesen. Um 2 Uhr konnte ich nicht mehr schlafen und habe im Internet nochmals wegen Hodenkrebs nachgelesen. Meine Drainage drückt und behindert mich, so vermeide ich jede überflüssige Bewegung, weil ich auch verhindern will, dass sich etwas entzündet. Aus diesem Grund keine Gymnastik und kein Lauftraining. Schade um jeden Tag! Bei der Visite habe ich mein Missfallen zum Ausdruck gebracht. Na ja, ob was angekommen ist, bezweifle ich stark. Um 11.30 Uhr hatte ich MRT Schädel. Das war so eine Sache. Unheimlich eng, laut und lange. Ich war froh, als es zu Ende war. Als ich die Unterlagen im Schwesternzimmer abholte, sollte ich einen Schein unterschreiben. Ich sagte nein, denn ein Gespräch mit dem Arzt hatte nicht stattgefunden. Die Stationsärztin hat dann auf dem Gang mit mir gesprochen. Es ging um mehr als MRT. Die Lunge und das Herz müssen auch noch untersucht werden, in Vorbereitung auf die Chemo.

Danach Mittag und Urologie. Dort habe ich mit demselben Arzt Kontakt gehabt, der auch die Einweisung in die OP vorgenommen hat. Was sollte der nun zu meiner Kritik sagen? Er nahm es zur Kenntnis und das war's. Die Wunde ist wohl o.k. Dann hat er die Drainage gezogen, das war ziemlich schmerzhaft. Bin ich erst mal in mein Bett und habe Mittagsruhe gehalten. Mein Telefon habe ich runtergeschmissen. Ist jetzt etwas kaputt. Ein kurzer Besuch im Kaufladen, Harzer Käse, Buttermilch und Geflügelsalat fürs Abendbrot gekauft. In der Bibliothek wollte ich wegen Hörbuch gucken, aber die hatten geschlossen. Nachmittag bin ich mit kurzen Hosen in den Park bis zum Abendbrot. Um 20 Uhr kam Tobi mit Freundin und wir haben auf dem Balkon gesessen. Zwischendurch riefen Maria, Bernhard und Katrin an. Dann habe ich mir *Spur der Steine* angesehen. Stefan W. schaute bei mir rein, er hatte eine Rettungsfahrt zum Klinikum. Nun weiß er Bescheid und will bei Gelegenheit wiederkommen, finde ich sehr nett. 0.45 Uhr, jetzt aber schlafen!

Di., 9. Mai. Gut geschlafen, Gymnastik und Lauftraining absolviert, so beginnt der Tag, wie er soll. Das herrliche Wetter noch dazu. Bis zur Visite habe ich mit einem neuen Bericht für den Blog zu tun: *Können Ärzte zuhören?* Zwischenzeitlich zur Überprüfung der Lungenfunktion. Visite. Heute habe ich mich ganz bewusst nicht auf das Bett gelegt, sondern sitze auf dem Bett und arbeite am Computer. So habe ich eine andere Perspektive bei dem Gespräch. Und es hilft was. Außer, dass bei der Stationsärztin dreimal das Telefon klingelt, habe ich mit einer weiteren Ärztin ein gutes Gespräch. Ich zwinge sie einfach, mir zuzuhören und sich mehr Zeit zu nehmen als offensichtlich eingeplant. Kopf ist o.k., bei der Skelettuntersuchung wurden im Beckenkamm und am Brustbein Feststellungen gemacht, die man mit einer Röntgenuntersuchung abklären will. Der schriftliche Befund vom Pathologen liegt noch nicht vor. Wir diskutieren über Port oder Halsvenenzugang. Da bei mir die Venen immer ein Problem sind, bin ich für die Variante Port. Dagegen spricht eine zeitliche Verschiebung, da der Port nicht sofort gesetzt werden kann (Termin bei den Chirurgen). Aber haben wir so lange gebraucht bis hierher, kommt es auf ein paar Tage nicht an. Mal sehen, wie die Entscheidung ausfällt. Man sprach von 3 bis 4 Zyklen Chemo.

Dann kam Christoph B. und wir haben auf dem Balkon gequatscht. Um 11 Uhr Gehörtest, altersgemäß alles in Ordnung. Mittagsruhe. Um 14.30 Uhr frage ich meine kleine Ärztin, ob noch was anliegt? Ich will bei dem schönen Wetter raus. Doch der Narkosearzt kommt vorbei, um mit mir zu besprechen, wie morgen der Port gesetzt wird. Es soll nur eine örtliche Betäubung werden, das lehne ich ab. Ich habe mit meiner kleinen Ärztin noch ein sehr interessantes Gespräch und ich denke, wir werden uns jetzt noch besser verstehen. Maria und Tobias kommen zum Abendbrot. Dann schreibe ich noch eine E-Mail an die Hodenkrebs-Homepage wegen der Teilnahme an einer Studie. Was ich nicht erwarte: Ich bekomme sofort eine Antwort vom Professor aus R. Er bietet mir seine Hilfe an, die ich natürlich gern annehmen werde. Merke: Sich regen bringt Segen.

Mi., 10. Mai. Wunderbar geschlafen. Frühsport-Programm erweitert und in die Laufstrecke wieder Liegestütze und Gymnastik aufgenommen. Gut durchgeschwitzt kam ich wieder auf mein Zimmer. Kein Frühstück, da ich auf die Port-OP warte. Bei der Visite setzt sich Frau Dr. M. neben mir aufs Bett und nimmt sich viel Zeit. Den Port findet sie übertrieben, ich nicht! Dann war die Dominikanerin von der Krankenhausseelsorge bei mir und wir haben auf dem Balkon gesessen und uns nett unterhalten. Ich habe ihr den Hinweis auf meine Homepage gegeben, mal sehen, was sie sagt. Beim Fleischer unten ein paar Würste holen, als ich wieder hochkomme, steht ein drittes Bett in meinem Zimmer. Ich dachte, ich bin verkehrt. Auf dem Gang frage ich die Schwester – keine Ahnung. Im Schwesternzimmer frage ich meine kleine Ärztin – keine Ahnung. Da habe ich im Schwesternzimmer laut gefragt, wer für die Zimmerbelegung verantwortlich ist. Dann habe ich darauf hingewiesen, dass ich Anspruch auf Zweibettzimmer habe und darauf bestehe. Zwanzig Minuten später war das Bett wieder draußen. Na also!

Am Nachmittag kommt Frau M., von der Tumorberatungsstelle des Klinikums zu mir und bespricht mit mir die Zweitmeinung von Prof. B. Wir haben ein sehr nettes Gespräch und ich glaube, alles erreichen zu können, was ich mir vorgenommen hatte. Sie ist voll des Lobes für Frau Dr. M. und versichert mir glaubhaft, in den besten Händen zu sein. Mehr möchte ich auch nicht!

Nach 16 Uhr ging es endlich in den OP. Endlose Vorbereitungen und dann habe ich noch eine dreiviertel Stunde auf dem OP-Tisch gelegen, bis sie loslegten. Als ich im Zimmer war, kamen M. und Harald. Leider war ich noch etwas benommen und so hatten wir nicht viel voneinander. Um 21 Uhr durfte ich wieder was essen. Maria hat dann noch angerufen.

Do., 11. Mai. Es war eine schreckliche Nacht. Ich hatte wieder wahnsinnige Rückenschmerzen, die wir mit normalen Schmerzmitteln nicht in den Griff bekamen. Drei Spritzen machten es erträglicher. Im Liegen waren die Schmerzen noch intensiver, so dass ich dann im Bett gesessen habe. Als um 5 Uhr die Schwester kam, habe ich gefragt, ob es ein Sitzbett gibt. Es war wohl eher Galgenhumor, aber nach einer Weile kam sie mit einem Stuhl, mit dem ich dann wunderbar zurechtkam. So waren die Schmerzen erträglich und ich konnte die Medikamente wieder abbauen im Körper. Zum Kaffee hatte ich wieder Appetit. Zwischendurch war Port, Röntgen (Becken und Brustbein), alles ohne Befund. Jetzt haben wir alles zusammen und ich denke, morgen erfolgt die Einweisung in die Chemotherapie und dann wird es ernst. Die machen hier auch ein wenig Druck, ich glaube, Betten werden gebraucht.

Fr., 12. Mai. Durchgeschlafen. Frühsport gemacht, die Hälfte der Klammern gezogen bekommen, Bauchwunde super i.O.. Visite – Montag soll die Chemo losgehen. So werde ich wohl am Sonnabend/Sonntag in TA (Tagesausgang) gehen können. Ich nenne es offenen Vollzug. Uwe und Fred kamen zu Besuch und wir haben auf dem Balkon gesessen. Nach dem Mittag ein ausführliches Diagnosegespräch mit der Stationsärztin. Ich habe also einen typischen Hodentumor mit Metastasenbildung oder Absiedlungen im Bauch. Alle anderen Untersuchungen wie Schädel, Skelett, Nebennieren, Lunge und Nebenhoden sind ohne Befund. Das Ganze nennt sich für die Fachwelt *pT1 N3 M1 S2* und ist eingestuft Prognose gut. Es wird drei Zyklen Chemotherapie geben und jeweils 22 Tage Pause zwischendurch. Ich hätte am

Wochenende noch nach Hause fahren können, aber da hätte ich auch nicht die richtige Ruhe und müsste immer an den Beginn der Chemo denken. So haben wir uns für den sofortigen Beginn morgen entschieden. Es ist also so weit! Jetzt beginnt der Kampf.

Nachmittag war ich bei Achim (Bettnachbar) zum Kaffee. Wir haben im Garten gesessen und es war eine Abwechslung. Dann kamen Simone und Peter zu Besuch. Auf dem Balkon haben wir geschwatzt. Am Abend kam Maria. Sie ist sehr mitgenommen von der Nachricht, dass es morgen schon losgeht. Wenn sie sagt: „Du schaffst das!", denke ich, es ist in erster Linie ihre Motivation, die sie braucht. Es ist schon nicht leicht für sie. Mit allem steht sie nun allein da und der Ausgang, so gut die Prognosen auch sind, ist offen.

Kapitel 2.

Der Kampf beginnt: 1. Zyklus Chemo

Chemo-Tage sind wie Boxkampf – jede gewonnene Runde zählt. Und ich gewinne. Nach dem ersten Chemo-Zyklus sind die Blutwerte im Keller. Mein Körper hat nichts mehr zuzusetzen und mich packt die Angst vor der Zukunft – woher soll ich die Kraft für den nächsten Zyklus nehmen? Ich merke: Ich bin nicht mehr der Alte. Und die Haare fallen mir auch aus.

Sa., 13. Mai. Heute Nacht habe ich schlecht geschlafen. Der Rücken tat mir weh. Habe zweimal Schmerztropfen genommen, hat nicht wirklich geholfen. Geschwitzt habe ich mächtig. Dauernd musste ich auf Toilette gehen. Dazu kam noch, dass Achim pausenlos Klassik spielte. Gegen 3 Uhr hat er dann die Kiste ausgemacht und ab da habe ich etwas geschlafen. Ich werde ab jetzt zur Nachtruhe Schmerzmittel nehmen. So bin ich wieder in dem

Stadium wie vor der OP. Aber vielleicht ändert sich das ja wieder. Es war so schön ohne Schmerzen.

Den Tag wieder mit Gymnastik und Lauftraining begonnen. Durch die Schmerzmittel konnte ich nur leichtes Gehen ausführen, weil ich sofort geschwitzt habe. Anschließend habe ich meinen Kampfdress angezogen. Es ist das T-Shirt vom Fasching mit der *Aufschrift: Siegertypen empfinden ihren Auftritt nicht als Bedrohung, sondern als Herausforderung.* Dann kam die Schwester, meinen Port anschließen. Bloß gut, dass ich den schon ein paar Tage hatte, denn sie hat kräftig gedrückt, um ihn zu ertasten. Das wäre auf der frischen OP-Narbe nicht so prickelnd gewesen. Zum Frühstück habe ich noch mal kräftig reingehauen. In einem Bericht stand: „Mit vollem Magen kotzt es sich leichter." Außerdem hat Ines mir mit auf den Weg gegeben: Sei lustig und esse und trinke viel während der Chemo. Um 10.30 Uhr geht es los mit einer Flasche gegen die Übelkeit. Darauf folgt eine große Flasche Wasser zum Spülen. Dann bekomme ich: 38 mg Cisplatin in 500 ml NaCl über 1 Stunde, 500 ml NaCl über 30 Minuten, 188 mg Etoposid in 500 ml NaCl über 1 Stunde, 30 mg Bleomycin in 100 ml NaCl und 500 ml NaCl über 30 Minuten. Um 18 Uhr bin ich mit allem fertig, und außer dass ich stark schwitze, geht es mir gut. Ich merke, dass der Körper mit der Verarbeitung der Flüssigkeiten und Substanzen stark beschäftigt ist, aber die ganze Zeit über empfinde ich nicht einmal Übelkeit oder sonst etwas sehr Unangenehmes. Auf den Rachen werde ich achtgeben müssen! Spülen mit Betaisodona und Ampho-Moronal-Suspension. Natürlich habe ich die äußerst wichtigen Hinweise von Ines befolgt: Viel Cola trinken* und viel essen, und: Das Zeug ist kein Gift, sondern es hilft dir! Das habe ich befolgt und ich leide nicht einmal unter Appetitlosigkeit. Ines, habe vielen Dank! Ergebnis: Die erste Runde geht an mich!

---

* zuckerhaltige Cola – finde ich heute fragwürdig, erschien mir damals hilfreich.

Gegen meine Rückenschmerzen bekomme ich Valoron N, von dem ich 4 x 30 Tropfen nehmen muss. Den ganze Tag habe ich meine Rückenschmerzen nicht gespürt. Mit Maria bin ich nach der Chemo, warm angezogen und mit Kopfbedeckung, in den Park gegangen. Das hätte ich mir nicht vorstellen wollen. Merke: Gehe in jede unbekannte und gleichzeitig heikle Situation mit der Erwartung: Ich werde gewinnen!

So., 14. Mai. Sehr gut geschlafen. Außer drei Pullerpausen keine Störungen. Heute Morgen Gymnastik. Als das sehr gut ging, habe ich beschlossen, das Lauftraining nach den gegebenen Möglichkeiten zu absolvieren. Und es ging! Darüber freue ich mich besonders. Somit habe ich mich warm gemacht für Runde 2. Es ging noch vor dem Frühstück los und um 15 Uhr hatte ich es geschafft. Ich bekam dazwischen eine Pullerspritze, so dass ich öfter gehen musste. Aber sonst keine Probleme, auch nicht geschwitzt! Ergebnis: Die 2. Runde geht ebenfalls an mich!

Wohlverdiente Mittagsruhe, bis Maria, Lisa und Michi kamen. Sie haben von Eddas Geburtstag und von Lisa gebackenen Muttertags-Kuchen mitgebracht, so dass ich eine Unmenge Kuchen liegen habe. Im Park am Teich gesessen und Michi hat Enten verscheißert. Leider hat sich das Wetter etwas abgekühlt. Als ich wieder auf meinem Zimmer war, kamen Felix und Manu. Bei Manu habe ich mich bedankt für ihre offenen Worte, die haben mit dazu beigetragen, dass ich mich für den Beginn am Sonnabend entschieden habe. Dann musste ich zum Wiegen, hatte ca. neun Kilo zugenommen. D. h. Pullerspritze und ab jetzt alle 20 Minuten auf Klo.

Mo., 15. Mai. In der Nacht wieder Rückenschmerzen. Tropfen genommen, haben nicht wirklich geholfen, aber ich hab geschwitzt. Bei der Gymnastik nochmals Tropfen genommen – jetzt habe ich auch noch Kopfschmerzen. Im Park langsam spazieren gegangen, es ist mir heute schwergefallen. Visite, weiter Pullerspritzen. Ansonsten den ganzen Vormittag verpennt, ich war nicht in der Lage, eine Doppelseite zu lesen, ohne einzuschlafen. Nach dem Mittag 3. Runde eröffnet. Ich habe mir was gegen die Kopfschmerzen geben lassen. Zwischendurch habe ich immer mal mit Maria telefoniert und sie auf dem Laufenden gehalten. Zum Abendbrot fertig mit der dritten Runde. Keine Übelkeit und es geht mir den Umständen entsprechend gut. Die dritte Runde geht ebenfalls an mich!

Nach dem Abendbrot mit Lisa in den Park gegangen, an den See. Es war schön! Auf Station musste ich mich wieder wiegen und habe natürlich meine dritte Pullerspritze bekommen. Maria rief noch an, ihr geht es nicht besonders gut. Ich habe ihr verboten, mitzuleiden. Wenn sie das nicht kann, darf ich ihr nicht mehr alles sagen. Die Rückenschmerzen sind wieder stärker geworden und die Tropfenwirkung hält nicht lange an. Ich bin voller Hoffnung, aus dem ersten Kampf einen Punktsieg zu erreichen. Die Aussichten sind gut!

Di., 16. Mai. In der Nacht oft wach geworden, starke Kopf- und Rückenschmerzen. Hinzu kommen die Pullerpausen. Heute Morgen wollte ich Gymnastik machen, bin aber wieder eingeschlafen. Nach dem Frühstück merke ich, dass meine Rückenschmerzen weg sind. Das können sie auch bleiben. Gestern habe ich durch drei Pullerspritzen ganze 9,6 Liter gepinkelt. Das ist wahrlich eine Tagesaufgabe. Bei der Visite war nichts Besonderes, außer meine Kopfschmerzen. Da darf ich jetzt bei Bedarf Novaminsulfon-Tropfen nehmen. Zu Beginn der 4. Runde hatte ich schon fast keine Kopfschmerzen mehr. Auch die Chemo heute habe ich, bis auf etwas Schwitzen, gut vertragen. Die 4. Runde geht ebenfalls an mich!

Heute früh war ich mir da noch nicht so sicher. Jetzt kann nach Punkten nur noch ich gewinnen. Ein K.O. werde ich nicht zulassen! Ich bin so dankbar, dass es so ist.

Die Stationsärztin hat mir den weiteren Zeitplan erläutert. Morgen ist die 5. Runde und am Sonnabend bekomme ich dann noch Bleomycin. Am Montag kann ich mit ziemlicher Sicherheit nach Hause. Ich hatte schon auf diesen Donnerstag spekuliert. Aber wat mutt, dat mutt! Zum Abendbrot kam Maria, sie hatte Quark und Leinöl mit, Tomaten und ein gekochtes Ei. So habe ich in Gesellschaft und mit frischem Essen doch einmal mehr gegessen. Wiegen – heute blieb mir die Pullerspritze erspart. Wenn ich jetzt noch eine schmerzfreie Nacht habe, bin ich wunschlos glücklich. Vor der morgigen Runde habe ich keine Bange!

Mi., 17. Mai. So, mein Krebs! Nachdem wir heute im Park schon ein ausführliches Gespräch geführt haben, möchte ich dir noch mal ausdrücklich vor der 5. Runde sagen: Heute bekommst du gehörig auf die Fresse! Ab dieser Runde kannst du nicht mehr nach Punkten gewinnen, das weißt du genau und ein K.O. werde ich zu verhindern wissen. Merke: Ich bin so fit wie vor der ersten Runde.

Bei der Visite waren alle recht fröhlich und zufrieden. Morgen kann ich eventuell auf Tagesausgang. Im Buch von Lance Armstrong, dem Radprofi, gelesen. Hochinteressant, lebhaft geschrieben und sehr motivierend. Aber wie im richtigen Leben: „Mitleid bekommt man geschenkt, Neid muss man sich hart erarbeiten." Als er sein Comeback startete, hatte er auch erst Niederlagen zu verarbeiten, und hätte er nicht die richtigen Freunde gehabt, wer weiß, wie sein weiteres Leben verlaufen wäre? Er hatte schon fast resigniert! Dass er dann so hart trainierte, angetrieben durch sein eigenes Ego, hat außer seinen engsten Freunden niemand mitbekommen. Dann auf der Tour de France mussten und wollten einfach viele glauben, dass es hier nicht mit rechten Dingen zugeht. Menschen, die in der Öffentlichkeit stehen, müssen mit so was umgehen können! Bevor ich das Buch gelesen habe, gehörte er bereits zu den Menschen, die man sich als sogenannte Vorbilder auswählt und jetzt sowieso. Die fünfte Runde der Chemo war ohne besondere Vorkommnisse. Die fünfte Runde geht ebenfalls an mich!

Es wundert mich, wie mein Organismus alles wegsteckt. Aber sind wir froh und lassen die Spekulationen. Es ist gut so! Und dafür bin ich dankbar! Jetzt bin ich schon in Gedanken bei den Vorbereitungen der Zeit zwischendurch. Ich muss sie intensiv nutzen, um mein Immunsystem wieder, soweit möglich, in Ordnung zu bringen. Dazu ist mir die Zusammenstellung der Nahrungsergänzungsmittel von Raphi sehr hilfreich, aber ich werde mich in der Zeit auch intensiv bewegen. Beides kann nur hilfreich sein, denn die Zeit bis zur nächsten Chemo ist verdammt kurz. Vor oder unmittelbar nach Pfingsten geht es weiter!

Vor dem Abendbrot bin ich noch bei schönem Wetter im Park spazieren gegangen. Dann habe ich mit meinem Bettnachbarn gesprochen. Er hatte wegen seinen Rückenschmerzen wieder eine Untersuchung, die ohne Befund endete. Ich vermute, dass diese Schmerzen einen psychischen Hintergrund haben. Er muss wegen einer Stammzellenbehandlung sechs bis acht Wochen nach Dresden zur Chemotherapie. In der Zeit kann ihn seine Frau nur am Wochenende besuchen und ich denke, dass ist sein Problem! Und solange er ein *Wehwehchen* hat, kann er nicht nach Dresden geschickt werden. Ich bin mir nicht sicher, ob man hier im Klinikum alle Möglichkeiten geprüft hat, ob diese Behandlung auch hier durchgeführt werden könnte. Ich habe ihm gesagt, er soll darum kämpfen, und wenn er das nicht alleine hinkriegt, dann vielleicht mit der Krebshilfe. Vielleicht hat das Gespräch etwas gebracht. Ich weiß es nicht.

Gegen 17.30 Uhr kam Felix und wir saßen noch auf dem Balkon. Ich sollte heute noch die Fäden vom Port gezogen bekommen, aber die Schwester weiß nicht, ob sie es schafft. Wir werden sehen!

Do., 18. Mai. Gut geschlafen, musste nur öfter auf die Toilette. Morgens Gymnastik und Lauftraining. Beim Frühstück hat die Stationsärztin meinen Bettnachbarn verabschiedet und mir den Tagesausgang genehmigt. Ab heute Abend bin ich im Einzelzimmer untergebracht. Maria kam mich abholen. Friseur-Besuch – das war nach fünf Wochen Klinikaufenthalt sehr nötig. Auf dem Rückweg konnte ich Ines persönlich für alle guten Ratschläge danken. Zu Hause für Michi und mich Kartoffeln mit Quark und Leinöl machen. Gudrun und Frank kamen zu uns zum Kaffee. Das war sehr schön! Nach dem Abendbrot hat mich Lisa zurück in die Klinik gefahren. Mein neues Einzelzimmer ist sehr schön, aber es hat einen Nachteil: Ab Mittag liegt die Sonne auf den Fenstern und wird den Raum aufheizen. Aber bis Sonnabend ist das zu ertragen. Heute Nacht stört mich keiner beim Einschlafen.

Fr., 19. Mai. Heute Nacht hat niemand stören können, aber durch die Pullertablette bin ich mindestens jede Stunde einmal auf dem Klo gewesen. Immerhin nach dem Fiebermessen bis 6.45 Uhr durchgeschlafen. Also heute keine Gymnastik und kein Laufpensum, war richtig faul, eigentlich den ganzen Tag. Bei der Visite fragte ich nach TA, aber das ist unter der Woche eine absolute Ausnahme und außerdem möchte mich die Ärztin noch mal sehen. Bis zum Abendbrot kam niemand. Im Park spazieren gegangen. Als ich zurück war, dachte ich, so kannst du den Tag nicht vergammeln, und habe angefangen, einen Bericht zu schreiben über den Sinn meiner Krankheit. Bernhard kam zu Besuch und blieb bis ca. 22 Uhr. Fand ich toll, dass er extra hergekommen ist, um mich zu besuchen.

Sa., 20. Mai. Den Morgen mit Gymnastik und Lauftraining begonnen. Meine Leistungskurve ist ganz schön abgesackt. Na ja, kann eben nur so viel leisten, wie halt geht! Um 10 Uhr habe ich Bleomycin in einer Gabe von zehn Minuten bekommen. Bei der Visite sagte mir die Ärztin, dass ich heute zur Beobachtung in der Klinik bleiben muss, aber morgen nach Hause kann. Fand ich nicht so toll, aber wat mutt, dat mutt! Nach dem Mittag habe ich etwas gefroren und bin ins Bett. Da bin ich bis zum Abend nicht mehr rausgekommen. Ich habe Fieber bekommen, Schüttelfrost und mir war hundeelend. Maria kam zu Besuch. Da ging es mir kurzzeitig wieder besser. Ich hatte etwas gegen das Fieber bekommen und unter die Waden ein paar Kühl-Akkus. Aber dann verschlechterte sich mein Zustand nochmals, das Fieber war wieder da. Ich bekam Kortison gespritzt und Tropf für 12 Stunden. Ich habe noch ordentlich geschwitzt.

So., 21. Mai. Heute Morgen geht es mir schon viel besser! Frühsport habe ich ausfallen lassen. Bei der Visite die lang erwarteten Worte, ich kann nach Hause gehen. Der Schwächeanfall war wirklich nur durch die Chemotherapie ausgelöst und damit erledigt. Ich freue mich riesig und rufe Maria an, dass sie mich holen kann. Zu Hause duschen, Kleiderwechsel und ein anderer Geruch. Ich lasse für eine Woche das Klinikum hinter mir. Der Tag zu Hause ist ruhig und schön. Zum Mittag sind Felix und Manu, Tobi mit Freundin und Lisa da. Nach dem Kaffee fahren wir mit den Fahrrädern zu Marias Mutter, Mutter Klink. Ich habe sie ein Jahr nicht mehr gesehen. Vor dieser Frau habe ich Hochachtung, wie sie sich ohne Verbitterung und Klage ihrem Schicksal ergibt und immer noch herzlich lachen kann. Hoffentlich können wir im Alter unser *Säckel* genauso gut tragen. Marie Luise zur Erstkommunion gratuliert. Am Abend auf der Terrasse mit Kaminfeuer gesessen und der erste Tag zu Hause konnte ruhig ausklingen. Nur alleine dafür hat es sich schon gelohnt zu kämpfen!

Mo., 22. Mai. Die Nacht habe ich recht gut geschlafen, bis auf einige Pullerpausen. Früh mit Maria aufgestanden, Gymnastik gemacht und mit Nordic Walking bis zur Grundmühle gelaufen, es ging erstaunlich gut. Raphaelas Nahrungsergänzungsmittel nehme ich natürlich genauestens ein. Nach dem Frühstück Maria in die Firma gefahren und selbst nach Leipzig zum Onkologen. Sehr gute, saubere Praxis, nettes Personal und der Chef freundlich, macht einen sehr kompetenten Eindruck. Ich glaube, da bin ich gut aufgehoben. Das Blutbild ist geringfügig besser geworden, aber die Werte insgesamt ziemlich unten. Im Rachen ist eine Entzündung. So hat er mir drei Rezepte ausgestellt. In der Apotheke am Klinikum waren die Spritzen vorrätig. Dort fragte mich die Dame, ob ich wüsste, was auf mich zukommt. Sie wollte über 1.700 Euro haben! Da habe ich erst mal geblockt und nur die Sachen genommen, die ich unbedingt brauche. Das andere habe ich in Grimma geholt. Passiert mir nicht noch mal. Ich habe jetzt die Telefonnummer von meiner Apotheke und in Zukunft werde ich erst mal da nachfragen, ob die Artikel vorrätig sind. Wenn ich schon so wertvoll bin, dann soll wenigstens meine Kundschaft etwas davon haben. Dann habe ich Mittagessen gekocht. Makkaroni mit *echter* Tomatensauce. Die Töpfe hab ich in die Firma gebracht und wir haben zu Mittag gegessen. Danach war ich ziemlich geschafft, zumal in der Stadt mein Fahrrad kaputtging und ich nach Hause laufen musste. Matthias Berger und ein Stadtratkollege waren bei mir, wir haben auf der Terrasse nett geplaudert.

Di., 23. Mai. Angenehme Nacht, Frühsport. Bis ich nach Leipzig musste, war ich in der Firma. Beim Onkologen gab's einen Hammer. Meine Leukozyten sind bei 1,0. Wenn sie unter 1,5 rutschen muss man Granocyte spritzen (120 Euro/Stück). Jetzt muss ich gut aufpassen, dass ich mir keine Infektion einfange. Das eskaliert dann gleich wieder. So blieb ich den restlichen Tag zu Hause und habe Leukozyten gezüchtet.

Mi., 24. Mai. Heute keinen Frühsport. Wegen der Infektgefahr habe ich alles ausfallen lassen. In der Hoffnung, meine Leukozyten haben sich deutlich vermehrt, fahre ich nach Leipzig. Stand ist unverändert bei 1,0, ich bin etwas deprimiert und verunsichert. Wenn ich mir jetzt was einfange! Ich habe ja am Sonnabend gesehen, dass der Körper keinerlei Abwehrkräfte hat. Ich fahre gleich danach nach Hause und gehe nicht mehr aus dem Haus. Mittagessen nehme ich auf der Terrasse ein mit anschließendem Mittagschlaf. Für Abend mache ich einen Tomaten-Gurken-Salat mit viel Petersilie. Dann passiert nichts mehr.

Do., 25. Mai. Auch heute kein Frühsport. Raphi und Noah sind in der Nacht gekommen. Wir frühstücken gemeinsam. Noah hat eine Rotznase, das ist nicht gut. Im Laufe des Tages bekomme ich richtige Angst vor dem Kind. Das ist eine Erfahrung, die ist unglaublich! Zu meinem Enkel hatte ich bei dem letzten Besuch so eine nette Beziehung aufgebaut und ich habe mich wirklich gefreut, als ich erfuhr, dass sie am Wochenende zu Besuch kommen. Und jetzt dieser erzwungene Abstand. Ich bin natürlich nicht gut drauf und so bekommt auch meine Familie mit, was mit mir los ist. Maria versucht, mich zum Spazierengehen zu bewegen. Am Vormittag gehen wir bei leichtem Nieselregen bis zum Steinbaum. Auf die Bank setzen geht nicht, also drehen wir um. Ich fange an zu schwitzen. Mein Leistungsspektrum ist weiterhin sehr beschränkt. Was wird morgen werden, wenn ich in diesem Zustand wieder Bleomycin bekomme?

Es ist das erste Mal, dass ich Angst habe vor der Zukunft. Bis jetzt hatte ich immer eine Möglichkeit der aktiven Mithilfe im Kampf gegen die Krankheit. Dann die Erfahrung am Sonnabend, wie es ist, wenn der Körper nichts mehr zuzusetzen hat und man ohne fremde Hilfe immer weiter absackt. Ich wollte die Zeit zwischen den Zyklen nutzen, um mein Immunsystem durch nahrungsergänzende Mittel und durch aktive Bewegung wieder zu stärken. Die Hälfte der Zeit ist fast um und ich bin kein Stück weiter. Die Blutwerte sind im Keller und meine Leistungskurve auch. Wo soll ich die Kraft für den zweiten Zyklus hernehmen? Ich werde nicht aufgeben, da bin ich mir sicher, aber ich werde mit Sachen fertig werden müssen, sie vielleicht einfach nur ertragen müssen, von denen ich jetzt noch keine Ahnung habe. Ich wollte nicht spekulieren. Getreu meinem Motto: *Über die Lösung von Problemen werden wir dann nachdenken, wenn die Probleme da sind.* Was ist los? Warum und wovor habe ich jetzt auf einmal Angst? Ist es die Hilflosigkeit, das Ausgeliefertsein? Maria hat heute gesagt: „Gott ist bei uns und er gibt uns nicht mehr auf zu tragen, als was wir tragen können." Das ist auch meine Überzeugung, aber werde ich sie immer vor Augen haben? Vielleicht muss ich noch lernen, Leid einfach zu *ertragen* und mich ganz und gar anderen Menschen anzuvertrauen. Dass die Chemotherapie kein Spaziergang ist, da war ich mir sicher. Dass ich kämpfen muss, da bin ich mir sicher. Dass ich aber vielleicht nur noch ertragen kann, diese Erkenntnis ist neu und nicht einfach zu akzeptieren!

Ich bin kein Schmuckträger, aber gestern habe ich meinen Ehering aufgesetzt, um mich daran zu erinnern, wer mir die Kraft gibt und für wen es zu kämpfen lohnt – für meine Frau und meine Familie. Es war im Unterbewusstsein vielleicht ein Teil der Vorbereitung auf das, was kommt?! Möge der Herr uns alle beschützen!

Fr., 26. Mai. Eigentlich sind wir heute zur weiteren Gabe von Bleomycin in die Klinik gefahren. Die Schwester sagte, dass wir es heute ambulant erledigen. Da dachte ich schon, ich hätte meine Sachen umsonst mitgebracht. Dann Blutabnahme und das Ergebnis: Die Leukozyten liegen bei 0,6. Ich beziehe wieder mein Zimmer 222 und darf es nicht mehr verlassen. Wer in unser Zimmer möchte, der muss Kittel, Mundschutz und Handschuhe anziehen. So werde ich, außer dem Lächeln von meinem Bettnachbarn, einem netten Theologiestudenten, eine Weile kein Lächeln mehr sehen. Mein Bewegungsraum beschränkt sich auf 5 x 5 Meter. So bleibt mir nur noch die Motivation im Kopf. Das muss ich so hinbekommen! Die Ärztin meinte, dass ich zehn Tage nach Beginn der Granocyte-Gabe Rückenschmerzen bekommen kann, weil da die neu gebildeten Leukozyten raus wollen. Wir werden sehen. Am Abend Felix und Manu zu Besuch – meine Besucher tragen jetzt Einheitskleidung und sehen lustig aus. Dann habe ich Fernsehen geguckt (*Dr. Mengele* mit Götz George).

Sa., 27. Mai. In meiner Klausur recht gut geschlafen. Bei der Visite wurde festgelegt, dass ich die Chemo heute bekomme, denn die Blutwerte sind wohl besser. Wie viel besser habe ich vergessen zu fragen. Der Pfleger sagte was von 2 irgendwas. Das wäre einwandfrei, und wenn sich das morgen bei der Visite bestätigt, dann bin ich weg! Die Chemo habe ich super vertragen! Ich habe zur Chemo eine Flasche Cola getrunken und die zweiten Tabletten vier Stunden danach eingenommen, so wie es mir mein Onkologe gesagt hat. Warum ich diese Bleomycin-Gabe so gut vertragen habe, weiß der Himmel. Maria war ab 14.30 Uhr bei mir und wir haben zusammen Kaffee getrunken. Vor dem Abendessen ist sie wieder nach Hause. Sie ist auch sehr froh, dass alles so gut gegangen ist. Dann habe ich ferngesehen. Ich bin dankbar für den guten Verlauf dieser Chemo.

So., 28. Mai. Nach einer guten Nacht warte ich auf die Visite, um meine Leukos-Werte zu erfahren. Ich möchte nach Hause. Doch ich muss mich bis 10 Uhr gedulden. Die Schwester sagt zwar, sie wüsste etwas von über 3, aber sie schaut noch mal nach. Dann unterhalte ich mich mit meinem Theologiestudenten. Auf einmal geht die Tür auf und seine Eltern kommen ins Zimmer. Er weist sie darauf hin, dass im Zimmer Quarantäne ist, aber wir stellen fest, das Schild an der Tür ist ab. Ich bin stinksauer! Haben die doch das Schild entfernt und den Wagen mit den Klamotten weggeräumt und keiner hat es für nötig gehalten, den Kopf in die Tür zu stecken und mal Bescheid zu geben. Ich habe dafür keine Worte. Jetzt gehe ich zur Ärztin und frage die, was los ist. Die Leukos sind über 5, aber das Blut ist nicht so toll. Sie sagt was von Blutkonserve. Da sage ich, das kann ich doch auch ambulant erledigen, wenn es notwendig sein sollte, und bitte um meine Entlassung. Dem stimmt sie zu. Tobi und seine Freundin kommen mich holen. Am Nachmittag gehe ich mit Maria in Grimma im Schwanenteichpark spazieren.

Mo., 29. Mai. Nach einer guten Nacht mache ich meine Gymnastik. Ich bin gut drauf und entscheide mich so für Laufen an der Mulde, bin die gesamte Strecke gelaufen und habe mich super gefühlt. Vormittags messe ich die Halterungen für die Blumenkästen am Haus aus, die ich am Nachmittag in der Firma aus Kupferblech baue und am Abend montiere. So sind unsere Blumenkästen auf der Straßenseite dauerhaft gesichert. Beim Besuch in der onkologischen Ambulanz muss ich feststellen, dass der Brief von der onkologischen Station, entgegen der Versprechen, noch nicht vorliegt. Blutbild zeigt: Meine gesamten Werte sind besser geworden. Ich fühle mich auch gut und bin guter Dinge, dass ich bis Pfingsten viel aufholen kann. Im Baumarkt einen Wasserhahn und zwei Eckventile für Marias Waschbecken gekauft, will ich morgen einbauen. Es ist ein gutes Gefühl, wieder etwas zu schaffen.

Di., 30. Mai. Heute ist der erste Tag seit Langem, wo ich keinerlei Verpflichtungen habe und zu Hause bin. Gymnastik gemacht und nach dem Frühstück eine Fahrradtour in Richtung Nimbschen und Kleinbothen. Es war wunderschön unterwegs, auch wenn das Wetter nicht so toll war. Dann musste ich das Mittagessen vorbereiten. Um 13.30 Uhr hatte ich alles pünktlich fertig. Gebratene Jagdwurst mit Kartoffeln und Blumenkohl mit Holländischer Sauce. Zum Nachtisch frische Erdbeeren und Joghurt. Wir haben so viel gegessen, dass ich eine kleine Pause brauchte. Am Nachmittag dann im Bad Marias Waschbecken repariert, war bis zum Abendbrot erledigt und es funktioniert auch alles. Die restlichen Arbeiten müssen aber warten, bis eine Badsanierung getätigt wird. Notwendig wäre sie! Auf dem Fichtelberg ist heute Schnee gefallen und ich habe am Abend gefroren. Da habe ich den Kamin angemacht und dann hatten wir noch Stromausfall, bestimmt 30 Minuten.

Mi., 31. Mai. Maria hat mich schlafen lassen, so ist Gymnastik und Laufen ausgefallen. Nach dem Frühstück bin ich mit Maria in die Firma gefahren und ich habe am Baustellen-Bericht gearbeitet und mir ein neues Telefon eingerichtet. Ein kontinuierliches und konzentriertes Arbeiten ist nicht möglich. Ich habe ewig lange gebraucht, um die Bilder zu bearbeiten und die entsprechenden Texte zu formulieren. Bei der kleinsten Sache rege ich mich auf. Ich merke, ich bin nicht mehr der Alte.

Dann nach Leipzig in die onkologische Ambulanz. Die Leukos sind wieder runter, muss ich wieder Granocyte spritzen. Habe eine Überweisung für den 6.6. bekommen, dann geht der zweite Zyklus der Chemo los. Zu Hause habe ich einen Obstsalat nach einem *Spitzbart*-Rezept gemacht und wir haben in der Firma gesund gegessen und Kaffee getrunken. Beim Zu-Bett-gehen habe ich gemerkt, dass meine Haare ausgehen. Dass es passiert, habe ich gewusst, aber komisch ist es dann doch und ich habe in der Nacht davon geträumt. Ich bin mit Kopfbedeckung ins Bett, um nicht überall meine Haare zu verteilen.

Do., 1. Juni. Kein Frühsport, dafür aber rasieren. Ich möchte dem Haarausfall zuvorkommen und da ist es besser, man entfernt die Haare selbst, als dass dann solche Nester entstehen und dann sieht das nicht schön aus. Früh bin ich gleich beim Friseur gewesen und habe mir den Kopf kahl schneiden lassen. Iwan der Schreckliche ist jetzt perfekt, nur ist zurzeit keine Rolle zu spielen. Zum Mittag habe ich wieder aus dem *Spitzbart*-Kochbuch Amarant-Pfannkuchen gemacht. Amarant ist ein getreideähnliches Korn aus Südamerika und war das wichtigste Grundnahrungsmittel der Azteken, hoher Eiweißgehalt und reich an Magnesium, Eisen und Kalzium. Dazu Magerquark mit Schnittlauch und einen herzhaften, knackigen Salat. Die Rezepte sind immer für zwei Personen, aber das war nicht zu schaffen. Am Nachmittag eine Stunde in der Sonne gesessen und mit Michi Rasen gemäht.

Fr., 2. Juni. Heute mit Maria in die Firma gefahren, um Bericht und Kostenangebot für F. fertig zu schreiben. Lust hatte ich überhaupt nicht. Aber als die Arbeit fertig war, ist es doch ein gutes Gefühl gewesen. Weiterhin Unterlagen für die Flachdachsanierung N. vorbereitet, so dass die Berechnungen gemacht werden können. Beim Italiener haben wir lecker zu Mittag gegessen. Nach Hause, ausruhen. Am späten Nachmittag bin ich noch mit Maria einkaufen gewesen. Das typische Freitagsabendbrot war dann der krönende Abschluss, denn ich war lange nicht mehr am Freitag zu Hause. Es war ein schöner Tag!

Sa., 3. Juni. Mal wieder ein Sonnabend mit Schabefleisch und so. Am Vormittag bin ich einkaufen gewesen mit dem Fahrrad. Mittagessen war meine Aufgabe, Spinat mit Setzei. Holz geholt, um den Kamin auf der Terrasse zu heizen, aber es war kein Wetter dafür. Zum Abendbrot habe ich Carpaccio gemacht. Es war ein Gedicht!

So., 4. Juni. Sonntagsfrühstück, Kirchgang. Mittag zum Brunch in der Klosterscheune. Tobi mit Freundin, Maria und Michi und Manu waren mit von der Partie. Wir sind mit den Fahrrädern gefahren und es war saukalt. Ich habe mächtig an der Glatze gefroren. Da muss ich mich noch dran gewöhnen! Am Nachmittag Erdbeertorte von Lisa. Mit Michi noch über seinen Beruf geredet und wegen der Lampen in seinem Zimmer beraten.

Mo., 5. Juni. Nach dem Frühstück sind Maria, Lisa und ich zu Uli und Marion nach Kamenz gefahren und haben uns die Kneipe angesehen und natürlich auch gespeist. Also eine sehr schöne Gaststätte, klein, aber fein! Vor allem das Gästezimmer für Familienfeiern fand ich gelungen. Zu essen gab es Entenbrust mit Klößen und es hat vorzüglich geschmeckt. Also ich denke, die machen ihr Ding und es wird funktionieren. Auf dem Weg nach Hause Stau von 15 km Länge, Lisa ist gefahren und ich konnte ausruhen. Morgen geht es zur 2. Chemorunde und es ist wieder so eine ungewisse Sache, wie ich es verkraften werde. Aber ich bin zuversichtlich und lasse alles auf mich zukommen. Vorbereitet bin ich!

Kapitel 3.

Der Kampf geht weiter: 2. Zyklus Chemo

Tag um Tag, Runde um Runde trete ich gegen meinen Feind an – und gewinne. Zu Hause kommen die Probleme: Blutwerte wieder unten, Durchfall, Brechreiz - Mist. Ein normales Leben oder sogar Arbeiten scheint in weiter Ferne. Halt und Hoffnung geben mir neben Gesprächen mit Maria und anderen das Laufen oder ein Motorradausflug. Und auch ein bisschen Arbeitswut hilft, also Sachen wie: das Auto waschen. Gute Nachricht vom CT: Die Metastasen sind um die Hälfte zurückgegangen.

Di., 6. Juni. Nach dem Frühstück hat mich Maria in die Klinik gefahren. Anmeldung, Blutentnahme und Zimmer beziehen. Diesmal 221 mit einem älteren Herren aus Döbeln. Der Herr ist sehr schweigsam. Auf Fragen antwortet er, aber dem Gespräch nützliche Beiträge hat er noch nicht gebracht. Zum EKG musste ich ins Haus 12. Da es regnete, konnte ich nicht mal einen schönen Spaziergang daraus machen. Dann habe ich zur Vorbereitung auf die Chemo Wasser bekommen. Das hat schon mal 7,5 Stunden gedauert. Nach dem Abendbrot kam Maria. Sie hat mich noch mit Cola versorgt und mit Quark und Tomaten. Noch vor 22 Uhr ging mein Zimmerkollege zu Bett. Ich habe dann noch ein wenig gelesen.

Mi., 7. Juni. Schönes Wetter, da macht das Aufstehen gleich mehr Spaß. Ich habe wieder ein Bett, wo russische Kriegsgefangene vermutlich schon drinnen geschlafen haben, und die Matratze ist eine Zumutung. Beim Bettenmachen bekomme ich aber auf Anfrage eine neue. Nach dem Frühstück Lungenuntersuchung. Wieder Haus 12, konnte ich heute mit einem Spaziergang verbinden bei herrlicher Sonne. Da muss doch meine Glatze bald braun werden. Bei der Visite erfuhr ich, dass die Leukos auf über 12 angewachsen sind, die Chemo kann beginnen. Ich sähe gut aus, sagte die Stationsärztin und ich sagte, dass ich hoffe, es bleibt auch so. Um 11.30 Uhr ging es los mit der Chemo. In dem Augenblick rief Maria an. Sie war etwas besorgt wegen meiner Laune. Ich habe versucht, sie zu beruhigen, was mir aber sicher nicht gelungen ist. Zwei Flaschen Cola habe ich während der Chemo getrunken.

Die erste Runde geht an mich! Darüber bin ich wirklich sehr froh. Mein Stimmungsbarometer ist gleich nach oben geschnellt. Wenn ich es recht überlege, geht es mir zurzeit besser als bei der ersten Chemo. Ich bin schmerzfrei!

Am Abend kamen Lisa und Michi. Als ich mein Abendbrot fertig hatte, sind wir in den Park und haben die letzten Sonnenstrahlen genossen. Felix und Manu kamen um 21 Uhr und wir haben noch in der Patientenoase gesessen und uns nett unterhalten. Weil ich wieder mehr als ein Kilo zugenommen hatte, gab es die Pullerspritze und so war unser Gespräch von Pausen unterbrochen. Als ich in mein Zimmer kam, lag mein Kollege schon im Bett.

Do., 8. Juni. Die Nacht war von einigen Klowanderungen unterbrochen, aber sonst habe ich auf meiner neuen Matratze gut geschlafen. Es ist wieder ein schöner Tag. Die Sonne lacht und ich habe im Park mein Laufpensum erledigt. Dabei habe ich wieder meinen Krebs bequatscht und ihm weitere Schwierigkeiten versprochen. Gott sei Dank, dass es mir so gut geht! Um 9 Uhr begann die Chemo. Bei der Visite nicht viel Neues. Die Blutwerte sind so weit in Ordnung. Ich soll mich vor der Sonne in Acht nehmen – die Ärztin war neidisch wegen meiner Bräune im Gesicht. Damit muss sie leben. Die Glatze bekomme ich auch noch braun, mal sehen, was sie dann sagt. Auch diese Chemo habe ich super weggesteckt. Keinerlei Nebenwirkungen und weiter einen guten Appetit. Die 2. Runde geht an mich!

Maria und Raphi kamen am Nachmittag und wir haben schön

auf dem Balkon Kaffee und Kuchen verspeist. Ingolf kam auch noch auf einen Sprung, fand ich toll. Nach dem Abendbrot ausgedehnter Spaziergang im Park

Fr., 9. Juni. Guten Morgen! In der Nacht nur zweimal auf Klo gewesen und wunderbar geschlafen. Mein Lauftraining war so gut, dass ich die Strecke verlängern musste, um auf meine ½ Stunde zu kommen. Dem Krebs habe ich dabei versprochen, dass er heute wieder einen auf die Mütze bekommt. Er hat es ja so gewollt. Hätte sich auch jemand anderen aussuchen können! Bei der Visite berichtet Frau Dr. M. von einer Tagung in den USA, wo sie Lance Armstrong getroffen hat. Kernaussage war, dass Hodenkrebs heute auf jeden Fall geheilt werden kann. Davon bin ich sowieso überzeugt. Die Chemo heute habe ich wieder super weggesteckt. Die dritte Runde geht an mich!

Damit habe ich Bergfest gehabt und befinde mich nun schon in der zweiten Halbzeit der drei Zyklen. Natürlich wurde heute Fußball geguckt. Nach 17 Uhr bin ich dann aber noch eine 3/4 Stunde im Park spazieren gegangen. Nach dem Abendbrot kam Lisa zu Besuch. Sie freut sich schon riesig auf das Motorrad, das sie morgen von Uwe kauft. Ich freue mich auch auf unsere erste gemeinsame Motorradtour. Wir wollen vielleicht in die Alpen. Ich habe wieder an Gewicht zugelegt, deshalb bekomme ich jeden Abend meine Pullerspritze. So habe ich dann noch meine Beschäftigung.

Sa., 10. Juni. Nach ausgiebigem Fußballgucken wunderbar geschlafen. Morgenlauf bei herrlichem Wetter im Park. Die Chemo haben wir ruckzuck abgewickelt. Heute war Begegnungstag im Klinikum, mein Foto war ausgestellt, es hat mich aber niemand erkannt Am Nachmittag mit Maria zu Felix und Manu, in der Stadt beim Italiener im Barfußgässchen sehr lecker gegessen. Die Stadt war voller orangefarbener holländischer Schlachtenbummler, es herrschte ausgelassene Stimmung. Auf dem Rückweg noch ein leckeres Eis gegessen. Das war richtig teuer, aus eigener Herstellung und hat wunderbar geschmeckt. Das war ein rundherum gelungener Abend. Auf Station habe ich natürlich wieder ein Kilo zu viel gewogen und musste wieder die Pullerspritze über mich ergehen lassen. Auf meinem Zimmer bin ich allein. Danke für diesen schönen Tag! Die 4. Runde geht an mich!

So., 11. Juni. Wieder geht die Sonne auf, ein herrlicher Morgen mit Laufen im Park, was kann es Schöneres geben. Also zumindest im Moment! Ich bin für meinen derzeitigen Zustand so dankbar. Der gestrige Abend war so schön, was kann heute schon noch passieren. Mit der Chemo fangen wir beizeiten an und so bin ich pünktlich zum Fußball um 15 Uhr fertig. Natürlich habe ich auch dieses Mal alles gut überstanden. Die 5. Runde geht an mich!

Maria kommt zum Kaffee und Lisa ist mit ihrem neuen Motorrad da. Sie ist so stolz und freut sich über ihre Neuanschaffung. Im Wohngebiet bin ich natürlich ein Stück gefahren und die Maschine fährt einfach gut. Sie ist genau das Richtige für Lisa. Mit Maria bin ich noch im Park gewesen und wir haben uns unterhalten. Wir sind sehr froh, dass alles bis jetzt gut gegangen ist. Zum Abendbrot war ich wieder alleine. Mit Fußball habe ich dann den Tag beendet. So ein bisschen Langeweile hat sich aber auch breitgemacht. Eigentlich möchte ich jetzt nur noch nach Hause!

Mo., 12. Juni. Habe verschlafen, deshalb kein Lauftraining im Park. Dann ging alles sehr schnell. Zum Frühstück bekam ich meinen Brief und meinen Pass und nach 9 Uhr hat mich Maria abgeholt. Zu Hause sein ist wieder eine Umstellung, habe viel geschlafen, ich muss mich erst eingewöhnen. Mit der Einstellung bin ich ja auch nach Hause. Schauen, was geht, und machen, was gefällt ... So richtige Ziele kann ich mir noch nicht setzen. Leben aus der Situation. Das ist nicht unbedingt mein Ding, aber es geht nicht anders.

Di., 13. Juni. Bis 7 Uhr geschlafen. Ich muss langsam wieder in Gang kommen. Nach dem Frühstück Maria auf Arbeit gefahren und selbst dann weiter in die Ambulanz nach Leipzig. Blutabnahme und Gespräch mit Dr. E. Muss wieder Granocyte spritzen, soll viel trinken. Ich soll blutbildende Medikamente bekommen und an einer Studie teilnehmen. Darüber will er aber noch mit mir sprechen. In der Firma gearbeitet bis Mittag. Mittagessen (Kartoffeln mit Quark) zu Hause bereitet und Maria kam zum Essen. Dann wieder in die Firma. Mit dem Projekt Flachdach hab ich mich beschäftigt. Nach Hause. Ich habe Rückenschmerzen und kann nicht lange sitzen. Muss von den Granulozyten kommen. Ein bisschen Fußball, Garten gießen und dann ins Bett.

Mi., 14. Juni. Heute Morgen Startschwierigkeiten gehabt. Durchfall und Brechreiz haben mich beschäftigt. Deshalb ist das Frühstück recht spärlich ausgefallen. Dann bin ich mit dem Taxi nach Leipzig gefahren, um bei Dr. E. die Chemo zu machen. Ich habe es gut vertragen. Wegen dem Durchfall hat er mir gesagt, dass Erdbeeren und Früchte, die man nicht schälen kann, während der Chemotherapie nicht gegessen werden sollen. Damit ist meine Erdbeerzeit in diesem Jahr zu Ende. Bis zum Mittagessen war ich dann noch in der Firma. Maria hat zum Mittag eine Nudelsuppe gekocht, die lecker geschmeckt hat. Am Nachmittag bekam ich immer mehr Schmerzen, bedingt durch die Granocyte.

Do., 15. Juni. Ein Tag voller Probleme. Immer wieder bekam ich derartige Schmerzen, dass ich dreimal Tropfen nehmen und dann bei Dr. E. telefonisch nachfragen musste, was ich machen soll. Er meinte auch, das kommt von den Granulozyten. Ich soll bei Bedarf zwei Paracetamol-Tabletten einnehmen. Das hat geholfen, aber mit den Tropfen vorher war ich dann zugedröhnt. Pudding habe ich noch gekocht zum Mittag und dann wollte ich frisches Obst dazu besorgen, aber daraus wurde nichts. Ich habe nur auf dem Sofa gelegen. Am Nachmittag noch dreimal nach den Paracetamol gegriffen. Mein Geschmack ist verfälscht. Ich habe auf etwas Appetit, und wenn ich es esse, dann kommt der Geschmack nicht zur Geltung.

Fr., 16. Juni. Um 3 Uhr hatte ich wieder Schmerzen – zwei Paracetamol eingeworfen, doch die Wirkung trat nicht richtig ein. Um 6 Uhr habe ich es nicht mehr ausgehalten, bin aufgestanden und habe noch zwei Stück genommen. Um 8 hatte ich einen Termin bei Flachglas. Dieser Termin hatte mich die ganze Nacht beschäftigt. Es hat keinen Sinn, dass ich im Geschäft arbeiten möchte. Ich bringe mich nur in Schwierigkeiten. Es ist wirklich so. Ich habe zu hundert Prozent mit mir tun. Wenn es mir mal gut geht, dann kann man unverbindlich was arbeiten. Aber nur dann! Vor dem Mittag bin ich zu Dr. E. wegen der Schmerzen. Blutprobe – ich bin wieder ziemlich weit unten mit den Leukozyten. Das heißt, wir können nicht einfach aufhören mit Spritzen, sondern müssen weitermachen. Ich soll jetzt immer nur eine halbe Spritze geben und dann hat er mir noch ein Schmerzmittel verschrieben. Zu Hause habe ich Eierkuchen gemacht und Maria kam zum Essen. Als ich mich aufs Sofa gelegt habe, fingen wieder die Schmerzen in den Beinen an. So habe ich dann die erste Tablette genommen, die auch gewirkt hat. Aus der Stadt hab ich mir Melone und Ananas mitgebracht und am Nachmittag gegessen. Das hat wieder so geschmeckt, wie es schmecken soll. Den Rest des Tages ging es auszuhalten. Das traditionelle Freitagsabendbrot hat den Tag beendet, wobei es nicht so geschmeckt hat, wie es sollte. Wir haben dann noch beim Feuer auf der Terrasse gesessen.

Sa., 17. Juni. Typisches Sonnabendfrühstück mit Schabefleisch. Beim Zeitunglesen begannen wieder die Schmerzen in den Beinen, hab ich aber mit Bewegung und nach dem Frühstück mit der Schmerztablette in den Griff bekommen. Bis zum Mittag habe ich mich geschont, um fit für Zschoppelshain zu sein. Ich habe nur alles für den Kartoffelsalat vorbereitet. Dann habe ich ein Holzfeuer gemacht und darauf dann die Bratwürste gebraten.

Man braucht eigentlich gar keine Holzkohle. Um 14 Uhr Abfahrt nach Zschoppelshain, so konnte ich mein Ziel verwirklichen, an der Firmenpräsentation von Lisas Betrieb teilzunehmen. Es hat mir sehr viel Spaß gemacht. Es ist schon sehr bemerkenswert, wenn in heutiger schwerer Zeit ein Handwerksunternehmen so einen Kostenaufwand betreibt. Lisa ist in einer guten Firma untergekommen und ich wünsche ihr, dass die Firma lange und erfolgreich am Markt bleibt. Auf dem Rückweg haben wir in Colditz beim Italiener noch ein Eis gegessen.

So., 18. Juni. Heute Nacht bin ich aufgewacht und musste nach oben gehen und was essen. Ich hatte vom Essen geträumt und richtigen Heißhunger. Dann bin ich aber vor dem Fernseher eingeschlafen. Gefrühstückt haben wir auf der Terrasse. Kirche ist heute ausgefallen. Ich wollte nicht nach Seelingstädt zum Gemeindefest. Am späten Mittag gegessen, als Lisa aus Zschoppelshain kam.

Nach dem Essen war Ruhe angesagt. Maria ist dann zu ihrer Mutter. Wir wollten noch eine Fahrradtour machen, kamen aber nicht bis zum Radweg. Auf gerader Straße, ohne Autoverkehr, ist Maria gestürzt. Jetzt hat sie Angst und ist dadurch unsicher. Ich mache mir große Sorgen, ob ich sie nicht ständig überfordere. Wir können uns jetzt solche Aussetzer nicht leisten. Ein Unfall oder sonst ein Vorkommnis würde uns den Boden unter den Füßen gänzlich wegziehen. Wir sind wie ein verletztes Tier, noch etwas verkraften wir nicht. Was kann ich nur tun, um ihr Sicherheit zu geben? Michael ist in der Schule nicht mehr so zielstrebig. Bis auf kleine Schwächen geht es mir eigentlich ganz gut. Ich hoffe, in der kommenden Woche kann ich ein bisschen an meiner Kondition arbeiten. Die Schmerzmittel habe ich abgesetzt.

Mo., 19. Juni. Heute Morgen mit einem Lauf an der Mulde den Tag begonnen. Bin noch ein bisschen schwach auf der Brust, habe aber meine alte Distanz geschafft. Im Büro bis um 16 Uhr an der Fotodokumentation Flachglas gearbeitet. Ich glaube nicht, dass es vom Leistungsumfang dem Zeitaufwand entspricht, aber immerhin habe ich die Sache zum Ende gebracht. Jetzt muss ich noch in dieser Woche das Angebot erstellen. Sollte doch mit dem Teufel zugehen, wenn wir diesen Auftrag nicht bekommen. Fast 6.000 m^2 Dachfläche überkleben. Das wär's! Zum Mittagessen hatte ich uns einen Obstsalat gezaubert. Am Nachmittag wollten Lisa und ich eine Fahrradtour machen, aber es hat wie aus Kannen geschüttet. So ist es ein fauler Abend geworden. Es war aber ein schöner Tag, ich habe wieder etwas geleistet. Morgen wollen Lisa und ich mit den Motorrädern cruisen. Darauf freue ich mich besonders.

Di., 20. Juni. Heute wie geplant Motorradtour nach Leipzig mit Lisa. Habe zu tun gehabt, meine Maschine in Gang zu bekommen. Die Batterie war runter und das Laden über Nacht hat gar nichts gebracht. Lisa musste anschieben, in Leipzig wieder. Sind wir gleich zu BMW-Müller gefahren. Da keine Batterie vorrätig war, mussten wir mein Motorrad dalassen und sind dann mit Lisas Motorrad weiter zu Gericke und haben eine Regenkombi und ein Scheibenbremsenschloss gekauft. Anschließend bei Felix zum Mittag. Dann ging es wieder nach Hause. So war die Tour eigentlich nicht geplant, aber wir müssen aus der Situation leben. Und trotzdem war es ein schöner Tag.

In der Ambulanz haben sie festgestellt, dass meine Leukos wieder weit unten sind (1,7). Das heißt, ich muss wieder Granocyte spritzen und nach ca. drei Stunden meldeten sich meine Rückenschmerzen. Ich werde versuchen, sie so lange wie möglich zu ertragen, und keine Schmerzmittel einnehmen. Die Apothekerin hat mich darauf hingewiesen, dass die Schmerzmittel wiederum die Leukos vernichten. Raphi gab mir den Hinweis, es mit Akupunktur zu versuchen. Ich werde meinen Arzt ansprechen. Deutschland ist Gruppensieger geworden. Na also, man muss nur wollen!

Mi., 21. Juni. Heute war wieder Chemo. Tag 15 Bleomycin.

Maria hat mich gefahren und nach einer Stunde war alles erledigt. Dann ging es ins Einkaufscenter zum Naturkostladen, Nahrungsergänzungsmittel einkaufen. Die hatten aber nicht alles. Motorrad war auch noch nicht fertig. Den Rest des Tages habe ich zu Hause vergammelt. Es war nicht mehr drin. Ich hatte Kopfschmerzen und war überhaupt lustlos. Ob das die Chemo war oder was sonst, ich weiß es nicht. Manchmal weiß ich überhaupt nicht, was mit mir los ist. Da hilft nur eines, Ruhe bewahren. Ich bin gespannt, wie lange es dauern wird, bis ich nach der Chemo wieder meine Leistungsfähigkeit zurückhabe, und was es für ein Kraftakt werden wird, in das normale Leben zurückzufinden. Aber es ist, glaube ich, nicht der richtige Zeitpunkt, sich darüber Gedanken zu machen. Wir werden die Probleme lösen, wenn sie anstehen, und uns nicht Spekulationen hingeben!

Do., 22. Juni. Heute hatte ich Arbeitswut. Am Vormittag Marias Auto gewaschen und auch innen gesaugt usw. Es war für mich ungewohnte Arbeit und ich musste mich am Nachmittag erst einmal ausruhen. Dann habe ich noch den Innenhof gekehrt, danach war ich wirklich geschafft, aber froh über das Geleistete.

Fr., 23. Juni. Heute wieder zur Blutentnahme. Da haben wir das Notwendige mit dem Angenehmen verbunden. Maria hat mich zu BMW gefahren, mit meinem Motorrad bin ich weiter zur Ambulanz. Meine Leukos sind wieder über 20. Gut, dass die Spritzen Wirkung zeigen und dass ich eigentlich keine Schmerzen habe. Nach dem Arztbesuch mit dem Motorrad in Leipzig rumgefahren, hat mir viel Freude gemacht. Am Nachmittag habe ich dann noch das Unkraut weggebrannt und war mit Maria einkaufen. Am Abend mit Andreas und Carsten bei uns auf der Terrasse Skat gespielt. Das hat mal wieder Spaß gemacht.

Sa., 24. Juni. Frühstück, nach Cottbus gefahren zu Bärbels Geburtstag. Zuerst Mutter besucht. Sie machte einen sehr guten Eindruck. Frisch frisiert und gut drauf, habe ich scherzhaft gesagt, fit für die nächsten 20 Jahre. Stadtrundfahrt durch

Cottbus. Bärbels Geburtstag wurde bei Daniela gefeiert. Unterm Dach juchhe war es sehr warm und wir haben mächtig geschwitzt. Aber ich habe alles gut durchgehalten. Bei der Geburtstagsfeier durften wir auch Fußball gucken und waren somit Augenzeugen der Qualifikation von Deutschland fürs Viertelfinale!

So., 25. Juni. Heute war Kirchgang angesagt. Der im Ruhestand befindliche Pfarrer hatte die Messe. Er hat sicher auch Fußball geguckt – die Predigt war ohne Vorbereitung und flach. Habe Mittagessen gekocht nach einem Rezept, das Maria entdeckt hatte: Blumenkohl mediterran. Ist gut gelungen und hat geschmeckt. Wollte eigentlich noch einmal Motorrad fahren, aber es sind draußen über 30° C. Die Hitze macht mir das erste Mal zu schaffen, aber ich denke, das ist normal.

Mo., 26. Juni. Heute Büro, da das Angebot für Flachglas fertig werden muss. Um 11 Uhr wegen der Notentwässerung bei Flachglas und N. Gegen Mittag war ich dann wieder im Büro. Zu Hause ein wenig ausruhen, drei Stunden Motorrad fahren. Es war sehr schön, aber anstrengend. Um 20.30 Uhr habe ich Fred und Uwe getroffen, wegen Tag der Sachsen. Wir werden es machen! So habe ich Beschäftigung im KH.

Di., 27. Juni. Um 8.55 Uhr Arzt-Termin. Da es schon so zeitig war und das Wetter gut, bin ich mit Motorrad gefahren. Es ist so weit alle i.O. Anschließend gleich mal über Land gefahren mit Mittagspause in Torgau an der Elbe. Heute war es schon nicht mehr so anstrengend wie gestern. Um 13.30 Uhr in der Firma, das Flachglas-Angebot abgeschickt. Bin gespannt, ob es was wird. Michi und Tobi haben den Sperrmüll auf die Straße gestellt. Meine Stimmung sinkt wieder etwas, morgen geht es ins KH zur 3. Runde.

Mi., 28. Juni. Elisabeth hat Geburtstag. Sie kam zum Frühstück nach Hause mit frischen Brötchen. Dann ging es ab in die Klinik. Ich habe wieder ein Einzelzimmer auf der Grillseite. Hoffentlich wird es nicht so heiß. Mein guter Geist hat die Aufnahme gemacht. EKG und Röntgen. Morgen CT. Sie wollen die Untersuchungsergebnisse abwarten, bevor wir die nächste Chemo beginnen. Ich verstehe das nicht, es kostet wieder Zeit. Aber die muss man hier einfach haben. Gegen 19 Uhr kamen Maria, Lisa, Michi und Felix mit Abendbrot und wir haben im Park gesessen. Tobi kam später und es war eine lustige Runde. Um 21.30 Uhr war ich dann wieder auf meinem Zimmer. Heute habe ich viel geschlafen. Warum ich so müde bin?

Do., 29. Juni. Recht gut geschlafen, Frühstück und Mittag fielen wegen CT aus, dafür musste ich Kontrastmittel saufen. Um 13 Uhr Termin, danach Mittagessen. Von der aus Russland stammenden Schwester habe ich die DVD bekommen, *Unterwegs in die nächste Dimension* von Clemens Kuby. Die habe ich mir auch gleich angesehen. Es ist sicher richtig, dass man mit seiner Einstellung, Ernährung und Lebensweise viel zur Selbstheilung, bzw. nicht stattfindenden Erkrankung, beitragen kann. Was ich aber mit Skepsis betrachte: Wenn einer mit bloßen Fingern operiert. Schamane und Scharlatan bewegen sich auf einem dünnen Seil. Wer daran glaubt und wem es hilft, da ist es ja gut.

Die Psychologin kam und wir haben uns nett unterhalten. Zum Anfang habe ich sie ein wenig belächelt, aber jetzt denke ich, dass es schon gut ist, wenn jemand zuhört und einem Mut macht, weiter so seinen Weg zu gehen. Nicht alle werden selbstständig eine Lösung für ihre Situation parat haben. Ja, und wie so oft, wenn man merkt, es ist schon wichtig, hört es auch schon wieder auf. Sie hat sich heute verabschiedet. Der Vertrag läuft aus. Hoffentlich führt man das Angebot weiter.

Gute Nachricht vom CT: Die Metastasen sind um mindestens die Hälfte zurückgegangen! Morgen beginnt der 3. Zyklus der Chemotherapie. Die nächste Untersuchung kommt frühestens nach vier Wochen. Wie man mit verbleibenden Resten der Metastasen umgehen wird, muss dann überlegt werden. Nach dem Abendbrot kam Maria. Sie war über die tolle Nachricht sehr froh.

Kapitel 4.

Weiter kämpfen: 3. Zyklus Chemo

Keim-Alarm im Zimmer – Quarantäne. Eine quälende, schmerzhafte Thrombose stellt sich ein. Blutkonserven. Das ewige Rumsitzen – ich komme mir allmählich vor wie ein Frührentner. Irgendwann ist klar: Chemo eigentlich gut überstanden. Ich begreife: Manche schaffen es nicht bis hierher. Dann wird entschieden: Operation.

Fr., 30. Juni. Zuerst erhielt ich die Nachricht: umziehen in Zimmer 221. Da war es vorbei mit Einzelzimmer. Aber gut so, denn es soll jetzt wieder sehr warm werden und da bin ich weg von der Sonnenbank. Chemo ging erst um 14.30 Uhr los und dauerte dann entsprechend lange bis 20.30 Uhr. So war ich während des Fußballspiels Deutschland : Argentinien an der Nadel. Aber wie erwartet, habe ich diese Chemo auch gut überstanden. Die erste Runde geht an mich!

Elisabeth kam nach dem Abendbrot zu Besuch und wir haben zusammen noch Verlängerung und Elfmeterschießen geguckt und uns natürlich nett unterhalten. Unsere Pläne, mit dem Motorrad in die Alpen zu fahren, nehmen jetzt langsam Gestalt an. Wir wollen Anfang August fahren, wobei am 5. August Noahs Einsegnung ist. Wir werden das sicher schon irgendwie zusammenbringen.

Sa., 1. Juli. Zeitiges Kommen sichert gute Plätze: Nach dem Frühstück ging es gleich los mit Chemo. So waren wir beizeiten fertig. Die 2. Runde geht an mich!

Maria und Jochen kamen mit Kaffee und Kuchen, wir haben auf dem Balkon gesessen. Ich hatte Lust, in die Stadt zu fahren zum Italiener. Das haben wir dann auch gemacht, nachdem ich mich umgezogen und in den *Park* abgemeldet hatte. Felix und

Manu kamen auch und es war wieder schön und anschließend haben wir unser hausgemachtes Eis gegessen. Ein wunderbarer Abend, den wir mit Fußball beenden.

So., 2. Juli. Wollte eigentlich nach langer Zeit mit Laufen im Park beginnen, aber habe wieder bis kurz vor 7 Uhr geschlafen. Frühstück, Chemo. So weit, so gut. Nach dem Mittag großer Budenzauber! Bei meinem Bettnachbarn sind möglicherweise Keime festgestellt worden: *Staphylokokkus aureus (MRSA = mehrfach- und gegen Methicillin resistenter Staphylokokkus aureus);* verursacht eitrige Entzündungen, Blutvergiftung. Für uns heißt das: Quarantäne. Bis morgen, wenn sich der Verdacht nicht bestätigt. Wenn doch, dann weiter! So haben wir hier immer was Neues und keine Langeweile. Jeder Besuch muss sich wieder vermummen. Schöne Scheiße, bei über 30°C Außentemperatur. Die Entlassung bei mir ist aber nicht gefährdet, solange mein Gesundheitszustand stabil ist, sagt der Pfleger. Die Chemo habe ich wieder gut weggesteckt. Die 3. Runde geht an mich!

Mo., 3. Juli. In der Nacht wurde meinem Bettnachbarn gesagt, dass der Verdacht auf diesen Keim bestätigt wurde. Das habe ich mitgehört und da habe ich mir dann doch einige Sorgen gemacht, inwieweit mir die Sache gefährlich werden kann. So konnte ich erst mal nicht schlafen. Aber so geht das ja nicht! Ich habe dann versucht, mich aufzubauen und mir zu sagen, dass ich stark genug bin und dieser Keim mir nichts anhaben kann. Aber so richtig überzeugend war das nicht. So habe ich dann mit ein paar Gebeten meinem Herrgott die Arbeit überlassen. Und darüber muss ich wohl eingeschlafen sein.

Am Morgen hat mein Bettnachbar abhusten können und das sollte er in eine Schale geben. Ich sah, der Auswurf war blutig. Beunruhigend! Da habe ich Gudrun angerufen und ihren amtsärztlichen Rat eingeholt. Sie sagte, ich soll auf jeden Fall diesen Zyklus zu Ende bringen, es sei sehr unwahrscheinlich, dass ich mich anstecke. Bei der Visite war die Aussage der Ärztin fast deckungsgleich. So bin ich dann doch etwas beruhigter und werde die Chemo durchziehen. Auch dieses Mal habe ich alles gut verkraftet. Die 4. Runde geht an mich!

Durch die Pullerpillen sollte es auch mit Quarantäne auf unseren 25 qm nicht langweilig werden. Der Pfleger brachte die Nachricht, dass die Abstriche bei beiden Patienten ein negatives Ergebnis gebracht haben, was wir positiv aufgenommen haben. Ich bekam Appetit auf Pizza und habe Felix angerufen. Er war so freundlich und brachte für den Bettnachbarn auch etwas mit. So hatten wir ein gutes Abendbrot in unserer tristen Behausung. Dem Pflegepersonal haben wir gesagt, wir befinden uns im Hungerstreik, bis wir wieder raus dürfen. Maria kam zu Besuch und brachte die letzte Colaflasche.

Di., 4. Juli. Nach einer guten Nacht bin ich um 6.50 Uhr aufgewacht. Da heißt es schnell aufstehen und waschen. Aber es war schon zu spät. Als ich noch auf Toilette war, kam schon die Putztante. Wir bringen mit unserer Quarantäne eben alles durcheinander. Dann startete die letzte Chemo, die ich wieder ohne Probleme vertragen habe. Die 5. Runde geht an mich!

Draußen ist es unerträglich heiß und langsam kommt die Wärme zu uns ins Zimmer. Bloß gut, dass ich morgen nach Hause kann. Bei der Visite haben wir festgelegt, dass die weitere Betreuung und die Nachuntersuchungen in der Ambulanz gemacht werden und nicht stationär. Das Krankenhausessen habe ich heute abgelehnt und Lisa brachte mir dann kühle Quarkspeise und Kirschen. Um 21 Uhr haben wir Fußball geguckt. Es war ein schönes Spiel, aber der Ausgang – schade! Man kann nicht immer Sieger sein, zumal, wenn die anderen besser sind. Was diese WM in Deutschland bezüglich des Nationalbewusstseins bewirkt hat, grenzt sowieso an ein Wunder!

Mi., 5. Juli. Nach einer guten Nacht aufstehen und auf die Entlassungspapiere warten. Noch vor dem Frühstück bin ich aus der Klinik. Maria und ich haben zu Hause gefrühstückt.

Um 11.20 Uhr Arzttermin in der onkologischen Ambulanz, bin mit dem Motorrad hin. Danach war ich geschafft und musste mich ausruhen. Am Nachmittag bin ich noch ein Stück mit dem Fahrrad an der Mulde gefahren. War auch anstrengend, aber schön. Abendbrot, den Garten gewässert und ab ins Bett.

Do., 6. Juli. Nach dem Frühstück sind wir ganz gemütlich über Land nach Burg gefahren. In Burg bei Bockwurst, Schmalzstulle und Gurkenkaltschale gemütlich am Fließ gesessen. Bernhard hat uns seine neue Freundin vorgestellt. Sie ist auch Ärztin. Mutter und Reinhard waren bereits da, als wir kamen. Sebastian und Frau freuen sich auf ihr erstes Kind. Uli kam allein, seine Frau muss die Kneipe führen. Norbert und Uschi kamen beim Abendbrot. Sie hatten vom Urlaub viel zu erzählen. Es war ein sehr anstrengender Tag, aber auch sehr schön. Wir haben beim Bernhard in der Gästewohnung übernachtet.

Fr., 7. Juli. Beizeiten aufstehen, denn um 10.30 Uhr musste ich in der onkol. Ambulanz sein. Am Nachmittag bekam ich leichtes Fieber. Aber wir mussten nicht in die Klinik. Es ist wieder dasselbe: Nach der Chemo ist der Organismus am Boden. Das ist halt so und ich muss es akzeptieren. Mein Port schmerzt, und da gilt es abzuwarten, wie sich das entwickelt. In der Nacht bin ich bestimmt 20-mal auf Toilette gewesen. Wie das wieder zusammenhängt?

Sa., 8. Juli. Beim Frühstück keinen rechten Appetit gehabt. Die Schmerzen in Portnähe sind stärker geworden. Ich möchte bei dem Wetter nicht wieder ins Krankenhaus. So hänge ich den ganzen Tag nur rum, schaue fern und mache nichts.

So., 9. Juli. In der Nacht konnte ich nicht mehr liegen. Habe versucht, im Sessel in der Stube zu schlafen. Nach dem Frühstück hat mich Lisa in die Notaufnahme gefahren. Sieben Stunden warten und Untersuchungen. Am späten Nachmittag wurde ich mit Verdacht auf Thrombose auf Station 1.1. (Innere) eingewiesen. Untersuchungen: Blut, Gefäßröntgen, Lungeröntgen.

Mo., 10. Juli. Die Nacht war schlimm. Schmerzen, verursacht durch Blutstau. Und das Einzige, was gemacht wurde, war: Arm kühlen. Dann Gefäßchirurgie: Ultraschalluntersuchung. Es bestätigte sich: In der Nähe des Schultergelenks, unmittelbar bevor die Portleitung in die Vene geht, sitzt die Thrombose. Der Arm wurde gewickelt, dreimal täglich bekomme ich Schmerzmittel. Maria bringt mir, auf Empfehlung von Raphi, Ringelblumensalbe mit und ich schmiere damit Arm und Schulter ein. In der Nacht sind die Schmerzen kaum zum Aushalten. Als ich Schmerzmittel verlangen möchte, kommt die Nachtschwester mit der Dosis für den nächsten Tag. So komme ich gut über die Nacht.

Di., 11. Juli. Bei der Visite ist man zufrieden mit mir. Sie wollen heute alle Blutwerte auswerten, und wenn da nicht noch Keime festgestellt werden, kann ich morgen nach Hause. Diese Station ist wirklich das Letzte und erinnert mich an DDR-Zeiten. Es kümmert sich keiner so recht um die Patienten. Als ich auf meinem Bett sitze und mit der linken Hand versuche, meinen rechten Arm zu wickeln, kommt die Schwester rein und findet nichts an dieser Situation. Selbst als sie sieht, dass es mir Mühe macht. Aber als Felix und Manu gegen 19.30 Uhr kommen, werden sie dreimal angeschissen, bevor sie mein Zimmer erreicht haben, und dann noch mal in meiner Gegenwart. Als die Schwester meinte, ich hätte sie noch nicht wütend erlebt, sagte ich ihr, sie mich aber auch nicht. Bloß raus hier und wieder nach Hause!

Mi., 12. Juli. Nach der Visite ist klar: Heute kann ich nach Hause. Die weitere Behandlung erfolgt bei Dr. E. Als ich meinen Entlassungsbrief habe, rufe ich Maria an. Die Sachen lasse ich im Schwesternzimmer und gehe zur onkologischen Ambulanz. Dort stellen die Schwestern fest, dass ich um 14.30 Uhr einen Termin habe und eher wird es nicht werden. Ich darf mich in eines der Betten legen. Maria rufe ich an, dass sie wieder umdrehen kann. Dr. E. ist sichtlich betroffen, dass es mich erwischt hat mit der Thrombose, trotz Vorsorge! Er meint aber auch, bis hierher sei alles richtig gemacht worden. Ich soll nur die Clexane-Spritze verdoppeln. Als sie meine Blutwerte abgleichen, stellen sie fest, dass ich gar nicht hätte entlassen werden dürfen. Ich sage, jetzt sollen sie keinen Mist machen, auf diese Station gehe ich nicht zurück! Daraufhin werden mir für morgen zwei Blutkonserven verordnet. Ich will nur noch nach Hause und meine Ruhe haben, Maria kommt mich holen. Physisch bin ich wieder mal ganz unten. Vielleicht kommt das auch von der andauernden Hitze. Um 20 Uhr ins Bett.

Do., 13. Juli. Um 1 Uhr war ich wach und konnte wegen der Schmerzen nicht mehr liegen. Im Sessel im Wohnzimmer auch kein Erfolg. Um 4 Uhr habe ich ein Schmerzmittel genommen und bin wieder ins Bett. Dann konnte ich bis 8 Uhr schlafen. Simone hat mich in die onkologische Ambulanz gefahren, dort habe ich zwei Blutkonserven bekommen. Ich hatte eigentlich gehofft, dass ich die nicht brauchen werde, denn es war mir immer unangenehm, wenn ich bei anderen Patienten diese Blutkonserven gesehen habe. Aber wat mutt, dat mutt! Ich habe es gut überstanden.

So weit unten war ich noch nie. Die kleinste Anstrengung treibt mir den Schweiß auf die Stirn und Atemnot begleitet das Ganze. Die anstehende Hitze tut ihr Übriges. Ich bin überzeugt, dass die Chemotherapie bis aufs Letzte ausgereizt ist. Manche Menschen schaffen es gar nicht bis hierher. Dass ich alles eigentlich gut vertragen habe, dafür bin ich sehr dankbar.

Fr., 14. Juli. Die Nacht war wie die gestrige. Nach dem Frühstück bin ich wieder mit Simone nach Leipzig gefahren. Dort habe ich die letzte Gabe Bleomycin bekommen. Damit sind die drei Zyklen der Chemotherapie beendet. Jetzt muss ich sehen, dass ich wieder fit werde. Auf die anstehenden Untersuchungen und Ergebnisse bin ich gespannt. Wenn es auch ein schwerer Kampf war, so bin ich doch voller Hoffnung und sehr dankbar dafür, dass mir viel erspart geblieben ist.

Sa., 15. Juli. Die Nacht ist mit Thrombose schlichtweg gesagt Sch... Ich kann nur auf dem Rücken liegen und nach ca. drei bis vier Stunden ist es dann ganz vorbei, auch im Sessel. Irgendwann gehe ich wieder ins Bett, um noch ein wenig Schlaf zu bekommen. Hoffentlich wird das bald besser! Mit Maria sind wir beim Fleischer, Bäcker und Gemüse gewesen und haben alles fürs Frühstück eingekauft. Maria und Michi wollten nach Leipzig, Schuhe kaufen. Da habe ich vorgeschlagen, dass ich die Fahrt übernehme und in der Zeit des Einkaufens im Park spazieren gehe. Bin dann im Clara-Zetkin-Park gewesen und habe einen ordentlichen Spaziergang gemacht. Darüber habe ich mich sehr gefreut. Am Nachmittag haben wir uns bei Lisa zum Eisessen getroffen. Zum Abendbrot kamen Tobi und Freundin. Schön, dass es mir schon wieder besser geht!

So., 16. Juli. Nach dem Frühstück Kirche. Der *Pole* ist jetzt geweiht und wir haben im Anschluss an den Gottesdienst den Primizsegen bekommen. Also, wenn das nicht hilft, gesund zu werden! Horst und Edda kamen mit frisch gebackenem Kuchen zu Besuch.

Mo., 17. Juli. Die Nachtruhe ist weiterhin mit Unterbrechungen versehen. Heute ging es mit ins Büro. Um 11 Uhr musste ich in Leipzig zur Blutentnahme sein. Werte sind ein wenig besser geworden. Besorgungen gemacht. Maria hat am Sonnabend Geburtstag. Ich möchte einen Spruch-Bildband machen. Musste dann aber meinen Platz am Computer räumen, da Tobi E-Mails verschicken musste. Zu Hause den Garten gegossen, Felix und Manu kamen. Felix hat das Internet eingerichtet. Jetzt haben wir zu Hause Internetanschluss vom Feinsten, schneller als im Büro! Zu Manfreds Geburtstag in Seelingstädt.

Di., 18. Juli. Heute geht es ins Büro. Soll mich um die Notentwässerung kümmern für das Bauvorhaben N. Es ist für mich schwierig, Arbeiten zu verrichten, bei denen ich mich stark konzentrieren muss. So habe ich heute versucht, einige Spruchkarten zu entwerfen und herzustellen. Diese Idee hatte ich schon länger. Das macht mir Spaß und da kann ich Ausdauer trainieren. Aber im Nacken habe ich den Zeitdruck mit der Notentwässerung. Das ist wieder eine Situation, mit der ich erst umgehen lernen muss. Alle warten auf mich, dass es wieder losgeht und ich ins Räderwerk eingreifen kann. Aber ich bin noch nicht so weit! Morgen werde ich es noch einmal versuchen.

Um 15 Uhr hatten Fred und ich einen Termin beim Bürgermeister. Thema war die Bewerbung um den *Tag der Sachsen* in zwei Jahren. Wir haben unsere Gedanken dargelegt, nach der *Liederflut* geht es weiter. Am Nachmittag Gartenarbeit: Grasränder beschnitten und alles gewässert. Das war anstrengend, hat mir aber gutgetan.

Mi., 19. Juli. Heute wieder Büro, unterbrochen durch den Arztbesuch bei Dr. E. Die Blutwerte sind leicht besser geworden. Jetzt müssen wir die Nachuntersuchungen vorbereiten. Das Wichtigste sind die CT-Untersuchung in Brust- und Bauchraum und die Hodenuntersuchung mit Ultraschall. Weiterhin muss ich die Thrombose untersuchen lassen. Jetzt brauch ich nur noch einmal wöchentlich zur Blutuntersuchung. Als ich dem Arzt sage, dass ich ein wenig unzufrieden bin mit meinem derzeitigen Leistungsspektrum, meint er, ich soll nicht so ungeduldig sein, bei den Blutwerten kann man nicht mehr erwarten. Dazu die Hitze. So will ich geduldig sein! Ich habe mir aber fest vorgenommen: Ab nächste Woche wird früh wieder gelaufen! Den Rest des Tages im Büro an meinen Spruchkarten gearbeitet. Mit mäßigem Erfolg. Ich sehe es aber als Training an. Es ist eine Arbeit, die mir Spaß macht und bei der ich mich auch konzentrieren muss, und ich habe keinen Termin- oder Erfolgsdruck. Es nützt aber alles nichts, die Notentwässerung wartet auf ihre Bearbeitung. Am Abend den Garten gewässert.

Do., 20. Juli. Bürotag. Notentwässerung, einige Telefonate. Dann hab ich wieder an den Spruchkarten gearbeitet. Für Maria habe ich einige Bilder gemacht zum Geburtstag. Es ist immer noch schwierig für mich, kontinuierlich zu arbeiten. Eigentlich unmöglich. Morgen werde ich mal körperlich zu Hause was tun. Vielleicht geht das besser. Das Wetter ist ätzend!

Fr., 21. Juli. Mit Ingolf Besichtigung Bauvorhaben vor Ort. Die Verlegung der Anlage ist, so wie geplant, gar nicht machbar, muss noch mal überarbeitet werden. Ingolf will sich kümmern. Einkaufen, Mittag, zu Hause gewerkelt. Auf der Terrasse eine Schilfmatte an dem Lattengerüst befestigt und so ein Provisorium geschaffen, bis ich die Ziegel montieren kann. Auch die Kerzen, die ich zum Geburtstag bekommen hatte, habe ich aufgehängt. Alles sieht sehr gut aus! Am Abend Raphi, Noah und Marco zu Besuch. Noah ist groß geworden und kann schon mit Anhalten laufen. Auch beim Essen ist er weitestgehend selbstständig und schweinert gar nicht so viel rum. Ein feiner und lieber Kerl! Hatte noch einige Pflanzen gekauft, aber die zu pflanzen, habe ich nicht mehr geschafft. Auch das Gartenwässern muss bis morgen warten. Ich bin körperlich geschafft, aber glücklich. Vielleicht muss ich mit körperlicher Arbeit versuchen, wieder in Tritt zu kommen.

Sa., 22. Juli. Heute hat Maria Geburtstag und ich habe früh beizeiten den Geburtstagstisch gestaltet. Nach dem Frühstück habe ich die Pflanzen gesetzt, den Garten gewässert. Zum Mittag gab es Eierkuchen, die ich gemacht habe. Hat mir alles viel Spaß gemacht. Mittagsschläfchen. Am Nachmittag hat Schwester Raphaela mein Bein untersucht und einen Druckverband angelegt. Am Abend Grillen mit Edda, Horst, Simone und Peter sowie Tobi und Peggy. Es war eine lustige Runde. Als es dunkel wurde, haben die vielen Kerzen romantische Stimmung verbreitet. Als Raphi meinen Verband abgenommen hat, meinte sie, da sei ebenfalls eine Thrombose und damit sei nicht zu spaßen! Mein Blut klumpt und muss neu eingestellt werden. Wahrscheinlich im Krankenhaus, ich sei dort auch besser aufgehoben. Das sehe ich nicht so! Ich habe am Montag in Leipzig um 8 Uhr einen Termin und bis dahin sollte es noch gehen. Ich glaube nicht, dass der liebe Gott mich jetzt hängen lässt. Raphi hat sicher recht, dass sie zur Vorsicht mahnt. Das letzte KH-Erlebnis war aber alles andere als einladend und Sicherheit habe ich dort nicht verspüren können. Mal sehen, was wir morgen entscheiden.

So., 23. Juli. Etwas unruhig geschlafen, Raphis Worte haben mich beschäftigt. Ich bin aber immer noch der Meinung, nicht ins KH zu gehen. Das wurde dann auch akzeptiert. Mal schauen, was am Montag die Ärztin sagt, was das an meinem Bein ist. Sonst verlief der Tag ruhig und wir haben die Party für den Familienkreis am Abend vorbereitet. Es sind alle gekommen und es war eine schöne Feier.

Mo., 24. Juli. Arzttermin wegen meiner Thrombose, ich sollte um 8 Uhr da sein und viel Zeit mitbringen. Aber es ging schneller als gedacht. Ich hatte gerade einen Fragebogen ausgefüllt und ein paar Seiten gelesen, da wurde ich auch schon aufgerufen. Die Thrombose in der Schulter ist schon besser geworden. Das Blut sucht sich seinen Weg. Wird wohl noch ein Vierteljahr dauern. Wenn in dieser Zeit Operationen oder Chemos stattfinden sollen, dann muss man neu darüber nachdenken. Also, besser ist, nicht! Ein neues Medikament werde ich auch bekommen. Ob es eine genetische Veranlagung gibt, soll untersucht werden. Am Bein handelt es sich wohl um eine oberflächliche Venenentzündung. Ich muss das Bein wickeln und am 2. August wird es gleich früh untersucht, um zu bestätigen, dass die Venenentzündung oberflächlich ist. Ich hatte gedacht, dass die eventuell notwendige OP im September stattfinden kann, aber so wird es dann wohl erst im Oktober. So kommt immer wieder etwas dazwischen oder dazu. Es dauert eben so lange, wie es dauert! Ich darf mich nicht aus der Ruhe bringen lassen.

Am Nachmittag bin ich Fahrrad gefahren. Als ich an der Eule vorbeifuhr, sah ich, dass das Getreidefeld in Flammen stand. Ich habe die Feuerwehr gerufen und dann bin ich weiter. Jeden Tag eine gute Tat!

Di., 25. Juli. Erfolgsmenschen stehen um 6 Uhr auf (Zitat Henry Lassen). So auch ich heute, weil ich laufen wollte. Ich habe meine alte Laufstrecke absolviert, bis unter die großen Bäume am Reitplatz. Ist mir aber sehr schwergefallen. Durch meine schlechten Blutwerte wird nicht genug Sauerstoff transportiert und ich habe bei der kleinsten Steigung Luftnot. Das ist eben so und ich muss mich darauf einstellen. Der Rest des Tages ist eigentlich zu vergessen. Der Internetanschluss hat den Geist aufgegeben, statt Umtausch des Sticks Reparatur innerhalb von drei Wochen und ansonsten hat mich die Fliege an der Wand gestört.

Ich bin dann mit dem Fahrrad weg und habe dem Bagger in der Mulde zugesehen. Dabei hatte ich wieder negative Gedanken. Ich sitze auf der Parkbank wie ein Frührentner und um mich herum pulsiert das Leben. Ich könnte mich ja um meinen Betrieb kümmern, da ich zu Hause bin. Dazu habe ich aber keine Lust! Und wenn ich es täte, dann würde ich nur in das laufende Geschehen eingreifen, alles durcheinanderbringen, die graue Eminenz spielen und mich zu jeder passenden und vor allem unpassenden Gelegenheit maßlos aufregen. Das kann niemand wollen! Meine Untätigkeit wird noch eine ganze Weile dauern und ich muss mich in Geduld üben. Ich werde diese Zeit nutzen, für mich selbst. Nach unserem Motorradausflug werde ich im Fitnessstudio vorsprechen und ein gezieltes, überwachtes Training beginnen. Vielleicht habe ich da kleine Erfolgserlebnisse und finde etwas innere Ruhe!? Meine schlechte Laune kotzt mich selber an und vor allem: Sie hilft niemandem!

Mi., 26. Juli. Heute war im Klinikum die CT-Nachuntersuchung. Bin auf das Ergebnis gespannt. In der Ambulanz Blutentnahme. Schlechte Ergebnisse, da ist meine gestrige Laune eigentlich nichts Besonderes. Alles hat sich wieder verschlechtert. Habe wieder eine Blutspritze bekommen. Im Büro habe ich die Fotos von Marias Geburtstag ausgedruckt. Am Nachmittag kamen Jäckels, auf der Durchreise, bei uns vorbei. Wir haben gequatscht und Kaffee getrunken. Garten wässern. Abends habe ich mit Maria auf der Terrasse gesessen und wir haben uns unterhalten. Meine Laune ist wieder besser!

Do., 27. Juli. Habe verschlafen und konnte nicht laufen. Ein Tag Pause ist aber gut, da meine Muskeln erst wieder aufgebaut werden müssen. Am Vormittag Termin beim Kunden S. in Leipzig. Ich konnte die drohende Zusatzarbeit an der Dachrinne vom Gartenschuppen abwenden. Wir werden ein wenig ausbessern, d. h. die Löcher zukleben, eine neue Rinnenecke setzen und fertig. Am Nachmittag Termin beim Schlossherren, da geht es um das Hotel. Es soll nur eine Seite neu gedeckt werden, das Angebot muss ich entsprechend umarbeiten. Heute ging es mir recht gut. Am Abend wieder den Garten gewässert.

Fr., 28. Juli. Wieder gelaufen, ging heute schon etwas besser. Ich glaube, so nach und nach baut sich der Organismus wieder auf. Ich merke zum Beispiel, dass die Muskulatur der Arme mächtigen Nachholbedarf hat. Ich muss mir halt wie immer viel Zeit nehmen. Um 11 Uhr hatte ich Blutentnahme. Die Thrombozyten sind schlechter geworden, Leukozyten besser und Erythrozyten gleich geblieben. Um 13 Uhr Ultraschalluntersuchung des Hodens. Dabei wurde festgestellt, dass am Nebenhoden eine Zyste ist. Im Internet habe ich gelesen, dass die durch eine Operation entfernt werden muss. Abwarten, was Dr. E. sagt.

Sa., 29. Juli. Heute Morgen mit dem Fahrrad eine Runde gedreht. Es fehlte die Luft und den Armen die Kraft. Gemeinsames Frühstücken, die Stimmung war wieder etwas gedrückt. Beim Treppensteigen merke ich auch, dass es an Luft fehlt. Wahrscheinlich sind meine Werte wieder im Keller. Vielleicht muss ich mich auch mehr motivieren. Muss ich noch austesten! Momentan ist es sehr anstrengend zu Hause. Durch den Besuch von Noah und Raphi ist immer Betrieb. Da werden Türen nicht zugemacht, wird Licht brennen gelassen und immer liegt irgendetwas rum. Es ist schön, dass sie da sind, und warum mich das alles so stört, weiß ich nicht. War das früher auch schon so bei mir? Ich will ja nicht alles auf die Krankheit schieben.

Am Abend haben wir noch auf der Terrasse gesessen, bei Kerzenschein. Maria meinte, was sie wohl noch alles aushalten muss? Das hat mich ein wenig erstaunt. Wahrscheinlich wird es ihr auch langsam etwas viel. Es dauert ja schon fast vier Monate. Die Motorradtour wird Abwechslung bringen und ich freue mich schon riesig darauf!

So., 30. Juli. Frühstück, Kirchgang. Wir sind mit den Fahrrädern gefahren, da anschließend Muldental-Triathlon war. Natürlich haben wir viele Bekannte getroffen, das Interesse, wie es mir geht, ist groß. Zu Hause wartete Raphi mit Mittagessen. Nichts mehr gemacht außer Garten wässern. Ich bin mal wieder nicht so gut drauf.

Mo., 31. Juli. Laufen bis zur Eule!!! Das hat mich besonders stolz gemacht. Ich bin nicht schnell gelaufen, aber ich war anderthalb Stunden unterwegs. Ausdauer ist das Wichtigste. Schnelligkeit und Muskelbildung passieren dann von selbst. Frühstück. Habe mich um mein Motorrad gekümmert. Mit dem Fahrrad zu Autoteile Unger. Die Berge habe ich nicht geschoben, bin alles gefahren. Habe mächtig geschwitzt. Zum Mittag gab es Kartoffelpuffer. Lisa kam mit Raphi und Noah erst nach 16 Uhr aus Leipzig zurück. So konnten wir uns dann noch um die Maschinen kümmern und haben eine kleine Tour gemacht. Es ist alles so weit in Ordnung und es müsste alle klappen. Am Donnerstag geht es los und ich freue mich riesig darauf!

Di., 1. August. Heute bin ich nicht gelaufen. Ersehnter Termin beim Doktor. Es steht jetzt fest: Eine OP ist notwendig. Dr. E. hat den Vorschlag gemacht, nach Kassel zu gehen. Das ist vielleicht eine Überraschung. Der Vorschlag deckt sich mit dem von Prof. B. Ich habe Dr. E. gesagt, die Adresse von der Uniklinik K. schicke ich ihm auch. Wir werden sehen, wo es klappt. Ich suche nicht mehr weiter. Von der Idee Motorradfahrt ist Dr. E. nicht begeistert. Hinkrachen und doll verletzen darf ich mich nicht, das weiß ich selber! Aber ich fahre ja nicht das erste Mal Motorrad. Nach dem Arztbesuch noch im Büro am Angebot Notentwässerung gearbeitet.

Mi., 2. August. Termin bei Frau Dr. W. Die oberflächliche Venenentzündung im Bein ist fast weg. Ich soll vorbeugend einen Strumpf tragen. Vor allen Dingen bei der OP. Bei den Erbanlagen ist keine Anlage zu Thrombose gefunden worden. Die Ursache ist bei mir die Chemotherapie. Die Dosis Clexane wird von 40 auf 60 mg erhöht. Wieder im Büro gearbeitet. Einige Besorgungen und dann packen für den Urlaub. Erst mal letzter Eintrag in meinem Tagebuch, wenn ich wieder da bin, trage ich nach. Also dann, viel Spaß im Urlaub!

Kapitel 5.

Aufs Motorrad und – los!

Die Ärzte waren nicht begeistert – aber ich: Mit Lisa auf den Motorrädern quer durchs Land zu Noahs Einsegnung. Zurück über Amsterdam. Zu Hause Liederflut in Grimma. Hier ein Baustellenbesuch, da ein Angebot geschrieben – Firma strengt eigentlich zu sehr an. PET-Untersuchung sagt: keine Krebszellen! Operation noch notwendig?

Do., 3. August. Heute ging es los. Lisa hatte schon an der Garage Pech. Das Motorrad kippte um und Blinkleuchte und Bremshebel gingen zu Bruch. So fuhren wir zur Reparatur über Rochlitz. Über Thüringen, Bayern und die Rhön ging es bis nach Fulda (ca. 400 km). Quartier bezogen im Hotel, Abendbrot beim Italiener.

Fr., 4. August. Über den Vogelsberg, den Rhein Taunus und durch das Wispertal fuhren wir nach Lorch am Rhein. Am Rhein entlang über Koblenz bis nach Bonn, durch den Naturpark Hohes Venn-Eifel bis nach Aachen. Landschaftlich eine ganz herrliche Strecke (ca. 450 km). Stadtbesichtigung Aachen und Abendbrot im Haxenhaus.

Sa., 5. August. Vormittags Aachen noch mal bei Tage angesehen, den Dom besichtigt. Aufgefallen sind uns die vielen Bettler. Dann ging die Fahrt zum Münsterland bis nach Ibbenbüren, wo wir schon zur Feier anlässlich der Einsegnung von Noah erwartet wurden (ca. 350 km). Nach einer erfrischenden Dusche wurde es ein schöner Grillabend.

So., 6. August. Heute war die Einsegnung von Noah Heine in der evangelisch-methodistischen Kirchgemeinde in Osnabrück mit allem, was so dazugehört. Gottes Segen auf seinen Weg!

Mo., 7. August. Da wir von Amsterdam so viel wie möglich sehen wollten, sind wir auf dem kürzesten Weg (Autobahn) gefahren (ca. 280 km). Hotelsuche gestaltete sich schwierig, aber wir haben noch eine Unterkunft gefunden. Die Innenstadt wurde ausgiebig zu Fuß und per Schiff besichtigt. Natürlich am Tag und in der Nacht.

Di., 8. August. Aus Amsterdam herauszufinden war nicht einfach. Über den Abschlussdeich zwischen Den Oever (Nordholland) und Kornwerderzand (Friesland) an der Nordseeküste entlang. Kurz nachdem wir wieder in Deutschland waren, hatte Lisa einen platten Hinterradreifen. Ich hatte Flickzeug dabei, aber mit einem geflickten Motorradreifen fährt man nur bis in die nächste Werkstatt, wir sind dann in einem kleinen Landgasthof in Friedeburg geblieben (ca. 400 km). Fischabendbrot.

Mi., 9. August. Es kam so, wie vermutet: Wir haben in Friedeburg einen Reifenfritzen gefunden, aber der Reifen musste bestellt werden. So sind wir zusammen auf meinem Motorrad nach Cuxhaven gefahren. Eine sehr schöne Stadt mit schönem Hafen.

Besonders interessant war die Elbmündung. Bei Ebbe fuhren große Schiffe ein und aus, obwohl neben der Fahrrinne kein Wasser zu sehen war. Bei Regen zurück ins Hotel, gut, dass wir unsere Regenkombis dabeihatten (ca. 280 km).

Do., 10. August. Gegen 14 Uhr meinte die Reifenhändlerin, sie hoffe, bis Feierabend, also 17 Uhr, das Rad montiert zu haben. Da bin ich so ein bisschen aus dem Anzug gesprungen. Wir sind dann hingefahren und haben den Druck verstärkt. So konnten wir dann noch bis Ibbenbüren fahren und bei Raphi, die nicht zu Hause war, übernachten (ca. 400 km). Zum Abendbrot gab es Schinkennudeln.

Fr., 11. August. Heimreise über die Autobahn, da wir pünktlich zur Eröffnung der Liederflut in Grimma sein wollten. Um 16 Uhr waren wir zu Hause. Es gab das typische Freitagsabendbrot. Ich habe dann Druck gemacht, weil es schon 18.30 Uhr war und um 19 Uhr die Eröffnung begann. Lisa wollte gar nicht gehen und Maria wollte später nachkommen. Da war ich sauer, denn alleine wollte ich auch nicht. So ist dann aus der Liederflut gar nichts geworden! Lisa war geschafft von der Tour und Maria sicher vom Job und der Woche. Muss ich auch akzeptieren. Ich kann ja gut reden. Mache nichts anderes, als mich zu pflegen! Ich denke, das ist auch richtig und wichtig, aber ich muss die anderen eben auch verstehen. Ist trotzdem nicht ganz einfach.

Sa., 12. August. Auf der Tour hatte ich immer mit meinem Arm zu tun. Frühmorgens war er dick, am Tage ging es. Die letzten Tage hatte ich auch mit meinem Bein zu tun. So ist das nun mal! Es war aber während der Tour kein Platz für Krankheiten! Deshalb auch kein Wort über irgendwelche Beschwerden. Es waren ja auch wirklich keine. Wenn es nach den Ärzten gegangen wäre, hätte ich sowieso nicht fahren dürfen. Mit Blutverdünner und *den* Blutwerten auf dem Motorrad! Ich bin aber immer noch der alte Dickschädel. Im Nachhinein sage ich: Gott sei Dank, dass ich es getan habe. Von diesem Erlebnis kann ich wieder eine ganze Weile zehren. Am Nachmittag sind wir dann auf die Liederflut gegangen. Simone und Lisa haben wir getroffen. Wir haben uns querbeet alles angeschaut. Enttäuscht war ich von Manne Krug. Der hat gar nicht gesungen, sondern aus seinem Buch vorgelesen. Davon haben wir gar nichts verstanden und sind dann abgehauen. Höhepunkt war das Feuerwerk auf der alten Muldebrücke. Adi Becker hat sich da wirklich was einfallen lassen. Man müsste sich nur was ausdenken, damit die Lichter auf dem Fluss besser zur Geltung kommen. Vielleicht habe ich da im kommenden Jahr eine Idee. So etwas wie unser Käseraclette fehlt auf dem Markt als Ergänzung zum Speiseangebot. Sollten wir vielleicht überlegen, ob wir das anbieten wollen.

So., 13. August. In der Frauenkirche am Gottesdienst teilgenommen, der von 120 Chorsängern aus Großbritannien gestaltet wurde. Es war ein Genuss zuzuhören. Eigenartigerweise musste ich während des Gottesdienstes daran denken, was ich in der Vergangenheit alles aushalten musste und was für ein Glück es ist, dass ich noch da bin. Hans Winkler hat mir so ehrlich und von Herzen sein Mitgefühl zum Ausdruck gebracht, was mich sehr berührt hat. Auch haben sich vor der Kirche Leute erkundigt, wie es mir geht, und mir gesagt, dass sie im Gebet an mich gedacht haben. Eine Frau kam auf mich zu, gab mir die Hand und sagte, sie müsse mich mal drücken, und umarmte mich. Danach gingen wir durch die Stadt, haben uns etwas zum Essen gesucht, besuchten einige Veranstaltungen, trafen Mitzschkes bei der Besichtigung der Etuifabrik und wurden von ihnen zum Kaffee eingeladen. Dann ging es wieder auf die Liederflut.

Es hat mich sehr beeindruckt, dass viele Menschen auf mich zugegangen sind und sich erkundigt haben, wie es mir geht. Besonders beeindruckt war ich von der Ehrlichkeit. Es waren nicht nur Floskeln. Viele sagten, dass sie meine Aufzeichnungen im Internet gelesen haben und auf dem Laufenden sind. Es war eine gelungene 3. Liederflut und für mich sehr schöne Tage.

Mo., 14. August. Heute musste ich zum Dr. E. Er hatte zwischenzeitlich mit Prof. Dr. H. aus K. gesprochen. Der ist der Meinung, dass man vor der OP-Entscheidung eine PET-Untersuchung durchführen sollte. Dabei kann man feststellen, ob in den verbliebenen Metastasen des Lymphknotenbereiches noch Leben in den Zellen ist, oder besser, ob Zellteilung stattfindet. Dann kann man entscheiden, ob die *Klunkern* drinnen bleiben oder ob sie operativ entfernt werden müssen. Es ist zu überdenken, ob ich damit leben kann. Es muss dann immer wieder untersucht werden und es kann eine plötzliche OP notwendig sein. Aber ich muss auch so ständig unter Kontrolle sein, was die Krebs-Nachsorgeuntersuchungen angeht. Mit einer *Eventualität* muss ich Zeit meines Lebens umgehen. Dr. E. sagt, dass ich sicher zu 98 Prozent geheilt bin, was den Hodenkrebs angeht. Aber durch die Chemotherapie habe ich eventuell andere Risiken bekommen. Nach ca. fünf Jahren Unauffälligkeit kann man mit großer Sicherheit sagen, dass der Hodenkrebs besiegt ist. Beobachtet werden müssen aber weiterhin die Blutwerte. Es können genetische Veränderungen stattgefunden haben, die nach einem langen Zeitraum Blutkrebs hervorrufen können. Genauso, wie der gesunde Mensch nicht in ständiger Erwartung lebt, welche Krankheiten er bekommen könnte, muss ich lernen, mit meinen *Eventualitäten* zu leben. Ich muss lernen, dass ich sie nicht erwarte! Wenn die Medizin nicht so weit fortgeschritten wäre, hätte ich diese Krankheit nicht überlebt. Ohne Chemotherapie hätte ich ebenfalls keine Chance gehabt. Also ist alles, was ich jetzt noch leben darf, sozusagen eine Zugabe!

Im Büro hab ich noch kleine Sachen erledigt, für die Bewerbung um den Sachsentag einen Text entworfen. Dann bin ich in Grimma unterwegs gewesen und habe Fotos geschossen, die bei der Bewerbung zum Tag der Sachsen im Hintergrund ablaufen könnten. Ich bin zu Fahrrad und zu Fuß doch recht gut drauf. Das ist schön so! Ich werde mich jetzt auch um einen Termin im

Fitnessclub kümmern und gezielt an mir arbeiten.

Di., 15. August. Am Vormittag habe ich das Tagebuch und die Blog-Eintragungen vervollständigt. Ins Büro gefahren und die Fotos überspielt. Mit Katrin bei ihr zu Hause, ein längeres Gespräch mit den Themen Krankheit, Arbeit und Freie Wähler. Mit Fred den Text zur Bewerbung Tag der Sachsen abgestimmt. Jetzt nur noch den Segen vom Bürgermeister holen und dann in der nächsten Woche üben. Habe mich beim Fitnessclub in Nimbschen angemeldet, geht morgen los. Dann habe ich noch ein bisschen fotografiert.

Mi., 16. August. Morgenlauf. Fotos geschossen, kurz in die Firma und um 15 Uhr erster Termin im Fitnessclub. Ich bin vollkommen durchgecheckt worden. Herz/Kreislauf war überraschend gut. An Muskulatur und Dehnungen muss gearbeitet werden. Ab Freitag. Über meinen Zustand war ich positiv überrascht. Auch nach Nimbschen war ich mit dem Fahrrad unterwegs. Der Text und die Fotos für den Tag der Sachsen sind fertig. Der Bürgermeister ist im Urlaub, so möchte ich mit Frau Kutscher den Entwurf absprechen. Auch am Freitag.

Do., 17. August. Wieder früh gelaufen. Mit dem Fahrrad unterwegs gewesen. Um 15 Uhr Termin zur Blutkontrolle. Meine Leukos sind nicht so toll und deshalb muss ich am Montag wieder zur Kontrolle.

Fr., 18. August. Früh nicht gelaufen wegen Termin im Fitnesscenter. Um 11 Uhr auf dem Markt die Ankunft der Oldtimer fotografiert, um 13 Uhr Termin mit Frau Kutscher, sie ist mit dem Entwurf zur Bewerbung zum Tag der Sachsen einverstanden, so können wir in der nächsten Woche mit den Proben beginnen. Um 15 Uhr war ich im Fitnesscenter und Thomas hat mit mir trainiert. Wir müssen Muskeln aufbauen und Dehnübungen machen. Es war anstrengend, aber auch schön, denn jetzt kann ich wieder persönlich mitarbeiten und den alten Zausel wieder aufbauen. Spät am Abend kamen Felix und Manu auf der Probefahrt im Smart Roadster vorbei. Ich durfte auch. War schon geil! Ist halt ein richtiges Spaßauto.

Sa., 19. August. Frühstück, Bauernmarkt. Eigentlich gab es nur einen Bauern und einen Kleingärtner. Das andere war Trödel und was man eigentlich nicht braucht, oder besser: Was wir nicht brauchen. Aber das Obst- und Gemüseangebot des einen Händlers war gut. Einiges im Garten gemacht und mein Fahrrad genau eingestellt. Nach dem Kaffeetrinken sind Maria und ich Fahrrad gefahren, über Trebsen eine Runde an der Mulde. Es war sehr schön und hat Spaß gemacht. Zum Abend gab es Carpaccio.

So., 20. August. Den Tag mit Laufen begonnen. Thomas hat mir ein Messgerät mitgegeben, womit man das Lauftraining auswerten kann. Das Ding hat aber meiner Meinung nach nicht funktioniert. Frühstück. Michi zum Bus nach Naunhof gebracht, er fährt eine Woche an die Ostsee. Kirche. Danach bin ich nach Nimbschen gefahren, um mit Thomas einen neuen Termin zu vereinbaren. Er war nicht da, haben alles telefonisch geklärt. Am Nachmittag sind Maria und ich nochmals mit dem Fahrrad unterwegs gewesen, aber wegen eines Gewitters mussten wir vorzeitig zurück. Dafür haben wir aber einen wunderschönen Regenbogen gesehen. An einer Seite war er sogar doppelt.

Mo., 21. August. Laufen. Habe noch mal Thomas' Technik probiert, aber ich glaube nicht, dass es funktioniert hat. Na, werden wir morgen sehen. Gemeinsames Frühstück in der Firma aus Anlass von Marias Geburtstag. Fotos bearbeitet. Mit der Abrechnung Bauvorhaben S. gibt es Unstimmigkeiten. Die Gerüststandzeiten sollen nicht bezahlt werden. In dieses Telefonat habe ich mich eingemischt. Nach einem längeren Gespräch haben wir uns geeinigt, dass 50% der Kosten bezahlt werden. Jeder Vergleich würde so ausgehen und verursacht noch zusätzlich Kosten. Es ist traurig, wie die Zahlungsmoral der Kunden aussieht. Keiner ist mehr bereit, für gute Arbeit auch gutes Geld zu zahlen. Aber aus der Sicht des Kunden ist es wohl anders.

Blutkontrolle in Leipzig. Als ich zurückkam, rief mich S. nochmals an, er hatte mit der Firma telefoniert, wo man ihm sagte, es gebe die Information, nichts mehr zu machen, bis die Unstimmigkeiten geklärt sind. Darüber war ich sauer. Es sind Restarbeiten, die wir unserem Kunden schulden, und die kann man nicht so einfach verwehren. Was soll das? Ich habe mich die ganze Zeit meiner Krankheit nicht in betriebliche Belange eingemischt und das war gut so! Jetzt hatte ich gegen mein Prinzip verstoßen und es ist natürlich in die Hose gegangen. Das soll mir eine Lehre sein! Darüber war ich so erbost, dass ich nach Hause gelaufen bin. Dabei konnte ich mich abreagieren. Ich bin noch nicht so weit, dass ich wieder in das Firmengeschehen eingreifen kann. So werde ich mich entsprechend raushalten in Zukunft. Es besteht sonst die Gefahr, dass der Kunde uns gegeneinander auszuspielen versucht. Das darf nicht sein! Es wird schwer genug werden, wenn ich wieder einsteige, aber dann mit 100 Prozent und nicht anders. Die Umstellung dann muss von allen bewältigt werden. Morgen werde ich in der Firma das Bauvorhaben N. absprechen. Aber nur das!

Als wir beim Abendbrot saßen, kam Frank Möbius zu Besuch. Ich hatte aus Anlass des 30-jährigen Jubiläums der Himbeerband einen Gruß in Briefform über die Homepage verschickt. Das fand er so toll, dass er mich besuchen musste und zwei Freikarten fürs Fest mitbrachte. Bin gespannt, ob wir gehen können.

Di., 22. August. Heute Morgen habe ich Lisa nach Borna zur OP geschafft. Das war mit Aufregung verbunden. Ich merke, wenn Situationen sind, wo andere sich auf mich verlassen müssen, habe ich ein Problem. Ich verfalle sofort in Stress und rege mich auf. Diese Situation zeigt mir, ich bin noch nicht einsatzfähig! Was soll ich nur tun? Ist es so, dass die Krankheit mich behindert und ich mir und meinen Nächsten keinen Gefallen tue, wenn ich versuche, etwas zu erzwingen? Schade ich mir damit? Oder ist es einfach so, dass das nach der langen Zeit eine ganz normale Umstellung ist, durch die man durch muss? Als Arbeitnehmer hat man es relativ einfach. Man ist krankgeschrieben und dementsprechend nicht im Arbeitsprozess. Als Unternehmer bin ich immer in einer gewissen Verantwortung! Die kann ich nie zu 100 Prozent abgeben. Darin liegt das Problem. Ich habe während meiner Krankheit noch nicht vor solch großen Problemen gestanden wie jetzt! Wie werden wir sie nur lösen?

Mit Maria hatte ich noch ein Gespräch wegen gestern. Ich sagte ihr, dass ich gar nicht mehr in die Firma kommen möchte. Sie führen das Unternehmen und alles, was ich tue, ist, mit meinem Denken und mit meiner Erfahrung einzugreifen. Das kann eigentlich nicht gut gehen. Auch habe ich meine Bedenken wegen der personellen Besetzung des Bauvorhabens N. Maria meinte, es sei gemein von mir, sie jetzt mit den Entscheidungen allein zu lassen. Was soll ich nur tun? Ich weiß es im Moment nicht. Um 13 Uhr hatte ich wieder einen Termin im Fitness. Es ist anstrengend, aber es macht auch Spaß. Thomas gibt sich Mühe und da muss ich schon mitziehen.

Mi., 23. August. Heute ging es früh los. Einweisung beim Bauvorhaben N. mit den Kollegen. Montag soll es losgehen. Den Rest des Tages im Büro zugebracht.

Do., 24. August. Heute morgen gelaufen, um 10 Uhr hatte ich Termin im Fitness. Wir waren ganz allein im Studio. Um 12 Uhr gab es Schinkennudeln bei Lisa. Um 15 Uhr hatte ich Blutkontrolle. Rote Blutkörperchen sind stabil, die anderen mit leichter Steigerung. Ich bin recht zufrieden damit. Wir haben dann noch mal alle wichtigen Termine der nächsten Woche besprochen.

Fr., 25. August. Heute bin ich um 7 Uhr nach Kitzingen gefahren, weil eine Reklamation vorlag. Die Hinfahrt lief optimal, kurz nach 10 Uhr war ich am Ziel. Die Reklamation hat sich nicht bestätigt und ich habe Fotos gemacht und mit dem Pächter gesprochen. Auf der Rückfahrt kam es dicke! Altenburg gesperrt. Glauchau gesperrt. Über Umleitung und natürlich mit Zeitverlust nach Hause. Im Büro habe ich noch den Bericht und das Angebot erledigt und abgeschickt. Am Abend haben wir uns bei Fred getroffen und den Auftritt zum Tag der Sachsen besprochen. Anschließend war Elfer-Rat wegen der Vorbereitung von Polterabend Beule.

Sa., 26. August. Mit Lisa haben wir das Lesezimmer von Maria angefangen zu renovieren. Die Decke ist gestrichen. Es hat mir Mühe bereitet. Malerarbeiten sind nicht mein Ding und ich bin nicht voll belastbar. Am Abend nach Nimbschen zur 30-Jahr-Feier der Himbeerband. Es war sehr schön, wir haben viele Bekannte getroffen. Hin und zurück sind wir mit Fahrrad gefahren. Es war ein schöner Tag!

So., 27. August. Gegen 8 Uhr aufgestanden, hab mich gewundert, wer oben im Haus hin und her geht – Tobi und Peggy, die den Frühstückstisch deckten. Dann gab es eine Neuigkeit. Im April werden wir zum zweiten Mal Großeltern. War nicht geplant, aber sie freuen sich. Die Nachricht war in einem kleinen Schächtelchen verpackt: Söckchen, ein Nuckel und Creme. Na, dann alles Gute den dreien!

Mo., 28. August. Heute musste ich nüchtern zur PET-Untersuchung in die Uniklinik. Mit Vorbereitung dauerte es von 9 bis 13 Uhr. Der Oberarzt sagte, er habe auf den ersten Blick nichts erkennen können und so sei ich im Moment gesund. Das ist eine sehr gute Nachricht. Mal sehen, was im Bericht steht und was Dr. E. dazu sagt. Entscheidend ist dann der Besuch beim Professor in Kassel. Anschließend habe ich mich mit Felix und Manu zum Mittagessen getroffen. Zu Hause habe ich die Gartentür gestrichen. Das war wieder eine abgeschlossene Aufgabe, die mir Spaß gemacht hat

Di., 29. August. Wieder gelaufen. Am Vormittag die Hauseingangstür gestrichen. Es war richtiges Scheißwetter und ich musste mir eine Lampe aufstellen, dass ich was sehen konnte. Um 13 Uhr Fitnessstudio. Dann habe ich mich um die Kostüme gekümmert und konnte sie um 17 Uhr abholen. Am Abend die Probe in der Scheune. Matthias Berger kam mit seiner Frau und Herrn D. Man war mit unserer Darbietung einverstanden. Toi, toi, toi für Sonnabend.

Mi., 30. August. Vormittag in der Firma, bin aber nicht zum Arbeiten gekommen. Auf der Baustelle wurden Sturmklammern gebraucht. Die habe ich geholt und gebracht. Termin bei Dr. E., wir haben noch mal den Besuch bei Prof. A. durchgesprochen. Er ist der Meinung, dass nicht operiert werden muss. Der Befund vom Montag bestätigt, dass keine Krebszellen erkennbar sind. Eine wunderbare Nachricht! Am Abend, als wir nach Hause kamen, waren Raphi und Noah da.

Kapitel 6.

Über den Wolken ...

Der Professor in Kassel gibt Entwarnung: keine OP. Ich rauche mal wieder eine Zigarre, verordne mir Arbeitstherapie – und Maria bricht sich den Arm! Wir kämpfen weiter um meine Blutwerte und ich genieße den ersten Segelflug meines Lebens. Aber meine Stimmung schwankt. Geduld, Geduld, Geduld!

Do., 31. August. Heute bin ich nach Kassel gefahren. Auch Prof. A. ist der Meinung, dass nicht operiert werden muss. Es sollte Ende September eine CT-Untersuchung durchgeführt werden. Er ist der Auffassung, dass der Tumor dann kleiner geworden sein sollte. Solange keine positiven Tumormarker erkennbar sind und der Tumor nicht größer wird, sollten wir nicht operieren. Die Wahrscheinlichkeit, dass doch noch operiert werden muss, liegt unter 5 Prozent, sagt er. Na, das ist doch mal was! Zu Hause habe ich noch die Holzkonstruktion der Eingangsüberdachung an der Gartentür gestrichen. Dann Pizza-Abendbrot und ich habe zur Feier des Tages eine krumme Zigarre geraucht. Schmeckt sogar noch!

Fr., 1. September. Um 10 Uhr Termin bei Dr. E. Wir haben uns nochmals ausführlich wegen der eventuell notwendigen Operation unterhalten. Da der Professor aus Kassel auch der Meinung ist, Operation erst, wenn unbedingt notwendig, haben wir uns entsprechend positioniert. Die Blutkontrolle zeigte, dass die Werte wieder leicht ansteigen. Raphaela und Noah waren mit in Leipzig, zusammen mit Manu haben wir für 4 Euro pro Person gefrühstückt ohne Ende. Super, war sehr schön. Im Bahnhof Nahrungsergänzungsmittel für mich gekauft, nach Hause. Ich habe den Bus von Uwe geholt, den Koffer mit den Kostümen kontrolliert und bin dann ins Bett und habe noch etwas meine Rolle gelernt.

Sa., 2. September. Um 6 Uhr ging es nach Marienberg. Anlage aufgebaut, pünktlich um 9.30 Uhr standen wir bereit hinter der Bühne. Es dauerte noch eine Stunde, bis unser Auftritt beginnen konnte. Es wurde endlos gelabert und auch Matthias Berger hat mit seinem Vortrag überzogen. Dann konnten wir endlich loslegen und da passierte es. Ich hatte meinen Text vergessen, und weil ich mir sicher war, keinen Spickzettel dabei. Im Saal wurde gelacht und meine Schwäche mit Humor aufgenommen. Es war trotzdem große Sch... Aber wir haben den Zuschlag bekommen. Wir sind dann auch gleich wieder nach Hause gefahren. Am Nachmittag habe ich mich gesonnt und ein bisschen Gartenarbeit erledigt.

So., 3. September. Heute sind Lisa und ich Motorrad gefahren. Es war sehr windig. Als wir zurückkamen, fing es an zu regnen. Michi empfing uns mit den Worten: Mutti hat sich den Arm gebrochen. Raphi war mit ihr beim Arzt. Erst als Maria versorgt war, ist sie nach Hause gefahren. Nun muss ich Maria unterstützen und kann ihr gleichzeitig eine winzige Kleinigkeit zurückgeben für das, was sie mir Gutes getan hat.

Mo., 4. September. Den Tag mit Laufen begonnen. Ich muss jetzt Chauffeur machen. Werde die Eingangstür im Betrieb streichen. Es ist gut, wenn ich mir solche Aufgaben vornehme, sie abarbeite und am Abend sehe, was ich geschafft habe. Ich muss erst wieder Geduld und Ausdauer trainieren. Dann habe ich noch die Kostüme weggeschafft. Mit Matthias habe ich auch gesprochen, er ist voller Ideen zum Tag der Sachsen in Grimma. Am Abend war Elfer-Rat zur Vorbereitung von Beules Polterabend am 14. September.

Di., 5. September. Laufen, in der Firma die zweite Hälfte der Tür gestrichen. Um 13 Uhr Fitness. Es macht schon Spaß! Besonders, wenn man kleine Erfolge sieht. Ich bin auch 30 Minuten hintereinander auf dem Rad gefahren. Das werde ich langsam steigern, so kommt da auch eine ordentliche Leistung zusammen. Noch das Toilettenfenster im Betrieb gestrichen und es ist mir besser gelungen als das erste Fenster von Marias Büro. Bei Ralf habe ich mich für Sonnabend zum Segelflug angemeldet – den haben mir meine Kollegen zum 50. Geburtstag geschenkt.

Mi., 6. September. Heute bin ich nicht gelaufen. Nach dem umfangreichen Training von gestern ist es auch gut, wenn man zwischendurch eine Ruhephase einlegt. Bei Dr. B. gewesen zur Blutkontrolle. Eigentlich wollte ich wieder in der Firma meiner *Arbeitstherapie* nachgehen, aber eine Tankstelle in Schwarze Pumpe musste besichtigt, ein Angebot gemacht werden. Das habe ich übernommen und so bin ich los. In Schwarze Pumpe fiel mir ein, Peter G. in Hoyerswerda zu besuchen. Das Pfarrhaus ist noch Baustelle und alles wird schön gemacht. Er hat für die nächsten Jahre eine lohnende Aufgabe. Angebot gemacht, mit der entsprechenden Bilddokumentation per E-Mail zum Kunden geschickt.

Do., 7. September. Morgenlauf. Im Betrieb die Decke an der Eingangsüberdachung demontiert. Die Bretter muss ich schleifen und neu streichen, sonst sieht das nicht gut aus. Im Fitnesscenter die Veluxfenster gewartet und ein Fenster repariert. Um 13 Uhr Training. Die Übung auf der Halbkugel war überraschend gut. Auch merke ich Fortschritte bei der Bauchmuskulatur. Alles kommt langsam wieder in die Gänge. Um 16 Uhr war Mitarbeiterversammlung. Ich muss sagen, wir haben eine gute Truppe. Klein, aber fein. Maria und die Kollegen machen einen guten Job. Gut, gibt auch Schwachstellen. So ist mein Auto eine Hure geworden. Als ich letztens mitgefahren bin, habe ich feststellen müssen, dass es innen total verdreckt ist. Am Abend war ich richtig fertig. Die Füße taten mir weh. Eigentlich wollte ich zu *Lions* gehen, aber dann hatte ich überhaupt keine Lust, zumal die Bootsfahrt ausgefallen ist mangels Beteiligung. So haben wir unseren Pizzaabend gemacht und bei einem Zigarrchen den Tag ausklingen lassen.

Fr., 8. September. Das Abschleifen der Bretter war eine Drecksarbeit, habe sie das erste Mal gestrichen. Um 16 Uhr haben wir Jochen von der Bahn abgeholt. Nach einer Stadtrundfahrt, um alle Erledigungen zu tätigen, gab es Abendbrot und der Tag war gelaufen.

Sa., 9. September. Um 9.30 Uhr kam Ralf zu mir und wir sind mit den Motorrädern in die Nähe von Bad Düben gefahren. Auf dem kleinen Flugplatz dort sollte der Segelflug stattfinden. Als wir in Grimma losfuhren, war der Himmel offen und die Sonne schien. Ideales Flugwetter. Auf dem Flugplatz angekommen, hing der Himmel voller Wolken, keine Sonne. Unser Pilot meinte, wir sollten um 15 Uhr wiederkommen, dann wäre das Wetter vielleicht besser. Um 15 Uhr war das Wetter besser und so konnte der Flug stattfinden. Zuerst gab es den Windenstart. Das ist heftig, wenn es in wenigen Sekunden von 0 auf 100 geht und im 45° Winkel steil nach oben. Da hat es schon ein wenig gekribbelt im Bauch. Weil keine Thermik war, gab es nur eine Platzrunde und wir sind wieder gelandet. Besser war dann der Start mit einem Schlepper. Es geht viel sanfter nach oben. Auf 1.100 m haben wir ausgeklinkt und konnten so viel länger in der Luft bleiben. Es war sehr schön und ich könnte mir vorstellen, öfter mal zu fliegen. Dann ging es wieder nach Hause und ich habe gleich die Fotos bearbeitet, ein Dankeschön für die Mitarbeiter angefertigt und die Bilder auf CD gebrannt. Schön, dass ich so etwas schon wieder unternehmen kann.

So., 10. September. Maria fuhr mit Lisa zur Messe nach Leipzig. Ich hatte keine Lust, allein in die Kirche zu gehen. Darum habe ich die Bretter im Betrieb geschliffen und noch einmal gestrichen. Dann hab ich Mittagessen gekocht, Kartoffeln mit Quark. Am Nachmittag mit Lisa das Lese- und Ankleidezimmer gestrichen. Es ist gut geworden und es hat mit Lisa auch wieder viel Spaß gegeben.

Mo., 11. September. Heute mussten wir um 8 Uhr mit Michi auf dem Arbeitsamt sein. Die Lehrstellensuche hat begonnen. Bin gespannt, wo wir landen werden. Natürlich wurde erst einmal zum Geburtstag gratuliert.

Ich wollte heute in der Firma die Eingangsüberdachung fertig bekommen. Jochen sollte eine Steckdose anbauen, damit der Weihnachtsstern angeschlossen werden kann und über den Dämmerungsschalter mit gesteuert wird. Da hat er erst einmal einen Kurzschluss verursacht. Aber dann haben wir es doch geschafft. Die Decke habe ich auch eingebaut. Als Dachdecker hätte ich wissen müssen, dass man einteilen muss. Ich habe die Bretter so angebaut, dass zum Schluss ein 1,5 cm breiter Spalt offen blieb! Im Ergebnis durfte ich die Decke zweimal montieren. Aber ich habe es geschafft und der Eingang ist nun fertig. Grillen im Garten. Felix, Manu und Tobi kamen auch. Es war eine nette Runde! Um 20 Uhr war Probe für Beules Polterabend. Ich war sehr müde und hatte überhaupt keine Lust. Aber Beule hat während meiner Krankheit immer so nett in mein Tagebuch geschrieben, so dass ich es ihm schuldig bin! Am Donnerstag ist Polterabend, da muss ich mich tagsüber etwas schonen. Die Arbeit strengt mich eben sehr an und dann habe ich am Abend keine Lust mehr, noch etwas zu unternehmen. Ich merke wieder, ich muss Geduld haben! Weiter macht mir meine Haut Probleme, ich bekomme Pickel und es juckt. Auch habe ich die Vermutung, dass ich Hämorrhoiden habe. Das muss ich alles mal mit meinem Arzt besprechen.

Di., 12. September. Am Vormittag wieder ein Fenster gestrichen. Bis Mittag musste ich fertig sein, da um 13 Uhr Fitness im Plan stand. Thomas hat sich wieder viel Mühe gegeben. Dann bin ich für Grimma Fahrrad gefahren, natürlich haben wir dadurch gegen Wurzen und Borna gewonnen! Mit Michi war ich dann noch im Wald, wir haben überlegt, wie wir eine Brücke über den Bach bauen können. Eine Rüstbohle müsste genügen. Kundentermin wegen der Montage einer Kaminhaube.

Mi., 13. September. Heute wieder gelaufen! Ich muss mit dem Laufen eine gewisse Regelmäßigkeit aufbauen. Am Dienstag und Donnerstag habe ich Fitness. Da werde ich nicht laufen. Aber an den anderen Tagen sollte ich es tun. Ich bin abends immer ziemlich fertig auf den Beinen. Das muss sich ändern. Heute habe ich ein Fenster gestrichen. Dann im Baumarkt einige Besorgungen gemacht. Am Nachmittag Rasen geschnitten. Jochen ist wieder nach Hause gefahren. Am Abend Probe für Beules Polterabend. Auf diesen Termin habe ich mich derart konzentriert, dass ich die Freien Wähler vergessen habe. Ist mir richtig peinlich! Die Probe war gut, aber anstrengend. So richtig bin ich noch nicht bei der Sache. Fasching könnte ich jetzt noch keinen machen.

Do., 14. September. Blutentnahme bei Dr. B., Besorgungen in der Stadt. Um 13 Uhr Fitnesstraining mit Thomas. Er fordert mich ganz schön, aber ich gehe gerne hin, fühle mich gut dabei und vor allem merke ich kleine Fortschritte. Am Nachmittag ausgeruht. Um 19 Uhr Treff im Elferratszimmer und wir sind zusammen zum Polterabend gegangen. Die Vorstellung hat allen gefallen. Mir selbst hat es auch Spaß gemacht. Nur, wäre jetzt

Fasching, dann würde ich nicht mitmachen wollen. Ich kann nicht sagen, es strengt mich zu sehr an, oder ich habe keine Freude an der Sache. Ich kann es nicht genau beschreiben, was mich behindert. Es sind aber gerade Leute aus dem Faschingsverein gewesen, die mir Mut gemacht haben und die mich auch in gewisser Weise in meiner Krankheit begleitet haben und das in vielfältiger Form. Ich möchte gerne ein wenig zurückgeben. Ich möchte auch gerne weitermachen. Da bin ich mir ziemlich sicher. Bei den Freien Wählern, im Lions Club oder im Stadtrat, da bin ich noch lange nicht so weit, es ist völlig offen, ob ich wieder einsteige. Erst einmal muss ich wieder in der Firma meinen Platz finden. Ich bin gespannt, wie sich alles entwickeln wird!

Fr., 15. September. Zwei Fenster gestrichen. Ich hätte nicht gedacht, dass ein Pinsel für Lasuren so entscheidend für die Qualität des Anstriches ist. Wieder etwas dazugelernt! Wochenendeinkauf. Mit Michi habe ich eine Brücke im Stadtwald gebaut. Dort findet Sonntag ein Rennen statt. Es ging alles recht gut. Für die Brücke verwendeten wir einen Gerüstboden.

Sa., 16. September. Mit Rückenschmerzen aufgestanden. Bei der Rückfahrt aus dem Wald hatte Michi sein Fenster offen, da hab ich mich verzuckt. Obwohl ich das gleich gemerkt habe und Michi das Fenster geschlossen hat, reichte es bereits. Auch mein linkes Bein schmerzte, und ich konnte nicht sagen, warum. Das hörte aber am Nachmittag auf. Das Motorradtreffen bei der Kartoffelkäferbande wurde wieder mit der Ausfahrt von ca. 400 Motorrädern gekrönt. Doch zwei Motorräder sind verunglückt und so wurde der Konvoi getrennt. Das war schade! Um 14 Uhr bin ich dann mit dem Kran zum Mönchteich zum Kistenklettern. Ich hatte den Eindruck, die Panne bei der Ausfahrt überschattete das ganze Fest. Als ich wieder zu Hause war, wollte ich nur noch meine Ruhe.

So., 17. September. Frühstück, der fast einen Meter lange *Kalte Hund* musste zur Rennstrecke gebracht werden. So sind wir zum Floßplatz gefahren. Der Gang über die Hängebrücke war abenteuerlich, da die Rennfahrer jeden Augenblick kommen konnten. Ich war noch rechtzeitig von der Brücke. Man hat sich über den Kuchen sehr gefreut. Nach Seelingstädt zur Kirche. Mit dem alten Pfarrer ist es keine Kirche, die motivierend wirken kann. Am späten Nachmittag kamen Felix und Manu. Felix hat an Michis Computer gebastelt, aber für meinen hatte er keine Zeit und keine Lust. Überhaupt kam es mir vor, als ob er auf der Flucht war. Alles im Sauseschritt. Es war am Abend eine gespannte Stimmung bei uns zu Hause. Ich weiß nicht so recht, was los ist. Ist es nur so eine Stimmung oder haben wir langsam ein echtes Problem, mit allen Schwierigkeiten fertig zu werden? Mein Stimmungsbarometer ist auch nicht gerade auf einem Höhepunkt. Aber ich denke, das liegt an mir selber. Ich muss wieder zu festen Gewohnheiten kommen. Das fängt an mit dem pünktlichen Aufstehen und regelmäßigem Morgenlauf und Übernahme von Pflichten. Ich lasse mich noch zu sehr von Stimmungen leiten.

Mo., 18. September. Fenster streichen, bin gut vorangekommen. Es hat auch wieder Spaß gemacht und zum Feierabend ist man dann richtig froh über das Geschaffene. Aber ich bin dann auch körperlich erledigt. Eigentlich wollten wir noch die Brücke im Wald abbauen, aber dazu hatte ich dann doch keine Lust mehr.

Di., 19. September. Das Wetter ist heute regnerisch und nicht zum Streichen geeignet. So habe ich nur die restlichen Klebestreifen bei den Fenstern entfernt. War beim Friseur und habe wieder ein Stück mehr Normalität erreicht. Nochmals meine Spruchkarten überarbeitet. Ich möchte sie zu Weihnachten mit einem kleinen Begleitbrief an alle die verschenken, die uns in der Zeit der Krankheit in irgendeiner Weise geholfen haben. Dazu war ich bei Jenne im Copy-Center und wir haben uns abgestimmt, wie ich die Entwürfe dann an ihn weitergebe und wie sie gedruckt werden. Wir haben einen Probedruck gemacht und ich war über die Qualität überrascht. Wir werden mindestens 50 Stück benötigen, wenn nicht noch mehr. Ich muss mal eine Liste machen. So kann ich mit etwas Eigenem ein wenig von dem zurückgeben, was wir und vor allem ich empfangen haben. Um 13 Uhr war ich im Fitness zum Training. Am Donnerstag muss Thomas mit mir alle Übungen durchgehen, da ich dann drei Wochen allein turnen muss. Er ist mit seinem Jungen zur Kur. Am Nachmittag habe ich wieder an meinen Karten gearbeitet und darüber den Feierabend vergessen. Abendbrot, im Wald die Brücke abgebaut. Maria war zur Elternversammlung und kam ziemlich enttäuscht zurück. Michael hat scheinbar noch nicht kapiert, worum es eigentlich geht. Da werden wir noch so manche harte Nuss zu knacken haben. Aber wie bringen wir ihm bei, dass nur Fleiß und Ausdauer zum Erfolg führen?

Mi., 20. September. Die Fenster gestrichen. Dafür musste ich über dem Kellereingang ein Gerüst bauen. Nun bin ich fertig mit den Fenstern im Erdgeschoss. Da der Kellereingang gerade mit dem Gerüst versehen ist, bietet es sich an, das Geländer zu streichen. Am Nachmittag dafür Farbe gekauft. Um 13 Uhr war ich zur Besprechung bei Fred. Manu hatte darum gebeten – die Tanzgruppe ist unzufrieden mit dem Programmverlauf, das Publikum müsste mehr animiert werden. So z.B. mit einer Bühnenerweiterung, die in den Raum hineinragt und die Länge der Scheune etwas retuschiert. Ich glaube aber, die Tanzgruppe hat mit sich ebenfalls Probleme. Sie haben keine Aufführungen das Jahr über, nur unseren Fasching. Wollen wir hoffen, dass die Tanzgruppe uns erhalten bleibt, denn sonst hätten wir ein echtes Problem. Wir werden am 2.10. darüber reden.

Do., 21. September. Um 4.30 Uhr konnte ich nicht mehr schlafen. Es gab heute einige Termine auf die Reihe zu bringen und das hat mich ziemlich beschäftigt. Da bin ich also aufgestanden, laufen. Um 6.30 Uhr musste ich schon in der Firma sein und wir haben die Mauerabdeckung in Naunhof erledigt. Danach bin ich zur Blutentnahme zum Hausarzt. Streicharbeiten am Geländer der Kellertreppe vorbereitet und festgestellt, dass die Farbe teilweise sehr locker ist und entfernt werden muss. Um 13 Uhr Training. Thomas ist mit mir die Übungen durchgegangen, die ich nun 3 Wochen allein machen muss. Danach angefangen, das Geländer von loser Farbe zu befreien. Ich hab mit der Drahtbürste gearbeitet. Als Volker vorbeikam, zeigte er mir, dass die Farbe völlig runter muss, da sonst die neue Farbe auch abblättert. Die Farbe löst sich ab, weil wir beim ersten Anstrich die verzinkte Oberfläche nicht mit Salmiak angeraut haben. Also habe ich jetzt begonnen, das Geländer vollständig von der alten Farbe zu befreien. Dabei komme ich mir vor wie ein Restaurator. Ich ziehe das Ding aber durch, so kann ich meine Geduld am besten trainieren.

Fr., 22. September. Gleich früh sind wir einkaufen gegangen, danach habe ich alles verstaut. Im Keller alle Autoreinigungsmittel überprüft, in die Firma gefahren und Marias Wagen gewaschen, gewachst und innen gereinigt. Mit geputzten Fenstern sieht er aus wie neu. Dann noch einige kleine Reparaturen und dann war Feierabend. Das typische Freitagsabendbrot bei schönem Wetter auf der Terrasse. Bei einem Glas Rotwein und einer guten Havanna haben wir den Tag ausklingen lassen. In der Nacht kamen Raphi, Marco und Noah. Sie wollen morgen weiter.

Sa., 23. September. Gemeinsames Frühstück, mit Maria Kartoffelsalat zubereitet und dann sind wir zu Tobi und Peggy nach Leipzig. Sie haben eine sehr schöne Wohnung. Nachdem alle beköstigt waren, fuhren wir nach Cottbus, über Land, eine sehr schöne Fahrt. Klassentreffen! Also, ich hätte niemanden mehr von denen erkannt auf der Straße. Aber als ich hereinkam, hörte ich gleich: Das ist Johannes Heine. Dann im Gespräch mit den Einzelnen kamen auch die Erinnerungen wieder. Vor allem die Mimik kam mir bei einigen sehr vertraut vor. Leider war so laute

Musik, dass eine Unterhaltung immer nur zu zweit, höchstens zu dritt ging. So haben wir gesessen und gequatscht bis gegen 2 Uhr. Es war sehr schön und es soll in fünf Jahren wieder sein. Der Christel und der Margit ein ganz großes Dankeschön für die viele Arbeit.

Sa., 24. September. Bärbel hat uns ein prima Frühstück bereitet. Mutter zur Kirche abgeholt. Sie ist die Strecke gelaufen und machte nach anfänglichen Klagen aber einen nicht so klapprigen Eindruck. Natürlich haben wir in der Kirche viele bekannte Gesichter gesehen und auch mit einigen sprechen können. Ich war sehr dankbar dafür, dass ich wieder in Cottbus, sozusagen bei meinen Wurzeln, sein konnte. Ist ja nicht selbstverständlich nach den vergangenen Monaten. Bernhard kam mit seiner Freundin dazu und wir sind an den Schlosskirchplatz zum Essen gefahren. Wir haben uns dabei gut unterhalten. Dabei haben wir festgestellt, dass Bernhard noch ein Geschenk vom 50. Geburtstag offen hat. Wir wollten eine Motorradtour mit Uli machen, aber Bernhard möchte nicht mehr Motorrad fahren. Dann müssen wir eben mit dem Auto fahren, aber wir müssen es halt tun! Mutter wieder zu Hause abgeliefert, zu Jochen zum Kaffee, danach wieder über die Landstraße nach Hause. Es waren zwei wunderschöne Tage. Mir ist auch aufgefallen, dass ich zu Maria wieder ein besseres Verhältnis habe. Das heißt, wir unterhalten uns mehr. Schön, dass es so ist!

Mo., 25. September. Heute habe ich mit Laufen angefangen. Ich hatte mir gestern eine Lampe an die Mütze montiert, so dass ich heute mit Licht marschieren konnte. Es ging so gut, dass ich bis zur Eule gelaufen bin. In der Firma bis zum Mittag Büroarbeit, für Tobi und Peggy ein Namensschild entworfen. Tobias hat sich sehr darüber gefreut. Dann habe ich wieder Farbe an meinem Geländer abgekratzt. An diesem Teil kann ich wirklich Geduld und Ausdauer trainieren. Obwohl ich nicht so viel gemacht habe, bin ich am Abend doch geschafft und schlafe vor dem Fernseher ein. Immer wieder merke ich, dass ich noch nicht richtig fit bin, obwohl ich doch viel dafür tue. Manchmal bin ich im Zweifel, ob es das Richtige ist, was ich mache, oder muss ich wirklich mehr Geduld haben? Morgen bin ich beim Dr. E. Mal sehen, was der sagt. Seit dem Wochenende habe ich auch das Gefühl, dass mein Arm und die Hand dicker geworden sind. Am Sonnabend wollte ich die Ringe aufstecken, das ging an beiden Händen nicht. Dabei haben mir die Ringe gepasst, als ich zehn Kilo mehr auf die Waage brachte. Sind es Wassereinlagerungen oder hängt es mit der Thrombose zusammen? Aber warum dann auch der linke Arm?

Di. 26. September. Bis Mittag in der Firma einige Büroarbeiten erledigt und einen Teil des Geländers von Farbe befreit. Bei Dr. E. in Leipzig: Meine Blutwerte sind doch nicht besser geworden. Die drei Blutentnahmen beim Hausarzt zeigen einen anderen Wert an, d.h. es wurde eine andere Maßeinheit gewählt. Das verfälschte das Ergebnis. So muss ich weiterhin wöchentlich zur Blutkontrolle. Als ich meine Enttäuschung zum Ausdruck brachte, meinte Dr. E., ich solle meinem Körper so viel Zeit geben, wie er braucht, denn schließlich hätten sie mir nicht nur Hustensaft verabreicht. Das ist natürlich ein Argument und so werde ich mich weiter in Geduld üben. Für den Arztbesuch in der nächsten Woche muss ich mich wirklich besser vorbereiten. Es ist wichtig, sich Stichpunkte zu machen. Im Gespräch vergisst man sonst doch, alles Wichtige anzusprechen. So habe ich z. B. vergessen, den Port spülen zu lassen. Auf dem Bahnhof im Reformladen nahrungsergänzende Produkte eingekauft. In der Firma Kaffee getrunken und noch einige kleine Sachen erledigt. Zu Hause war ich dann wieder ziemlich geschafft. Aber, Geduld, Geduld, Geduld ...

Kapitel 7.

Zurück ins normale Leben?

Berlin-Ausflug, Motorradtour und viel in die Firma. Es strengt alles sehr an, ich bekomme Albträume. Lymphknoten werden nicht kleiner – aber der Arzt sagt: Der Krebs ist besiegt! Ich kaufe eine Konzertina und vier Zigarren kommen mich richtig teuer.

Mi., 27. September. Mit einem Lauf den Tag begonnen, mit meiner Hutlampe ist das kein Problem. In der Firma bis Mittag an den Spruchkarten gearbeitet. Bin ganz gut vorangekommen. Gegen 14 Uhr fuhren wir nach Berlin. Wir haben uns den Hauptbahnhof angesehen, der eine gigantische Größe besitzt und schon sehr beeindruckend in der Gegend steht. Der Alex ist eine große Baustelle und daher nicht attraktiv. So fuhren wir dann zum Zirkus. Die Preise sind gepfeffert, für den Eintritt wie für alles, was zum Kauf angeboten wird. Das Programm war aber so was von super! Es war nichts, aber auch gar nichts dem Zufall überlassen. Eine perfekte Show mit Künstlern und Artisten, die ihr Handwerk perfekt beherrschen. Selbst als man einen aus dem Publikum auf die Bühne holte, war es so perfekt gemacht, dass man glauben musste, er sei zufällig ausgewählt worden. Natürlich ist der Spaß noch größer, da auch die Schadenfreude eine Rolle spielt, denn jeder denkt bei dem Quatsch, es hätte auch ihn treffen können. Als die Show zu Ende war, fuhren wir mit der S-Bahn zum Parkplatz und dann mit dem Auto nach Hause. Unterwegs gab es Nebelbänke, als ich müde wurde, ist Maria gefahren, mit dem Gipsarm ist das nicht einfach. Sie war dann froh, als wir zu Hause ankamen. Es ist schon gut so, dass ich sie immer fahren kann. Es war ein schöner Tag, ein wunderbarer Abend und wir hatten viel Spaß. Maria habe ich lange nicht mehr so viel lachen gesehen. Das war das Geld wert!

Do., 28. September. Nachdem wir so spät ins Bett kamen, wurde heute bis 7.30 Uhr geschlafen. Frühstück, Maria in die Firma gebracht. Und dann bin ich wieder nach Hause, um meine Kontrastmittel zu trinken. Auf der Fahrt nach Leipzig war Stau. Dadurch kam ich nicht rechtzeitig, musste so nochmals Kontrastmittel trinken. Die Untersuchung war dann wie immer. Danach fuhr ich in die Firma, um eine Rechnung zu schreiben. Das ist nichts Besonderes, aber ich hatte eine Stinklaune. Warum, weiß ich nicht so recht. Bis auf die Tatsache, dass ich durch das Kontrastmittel öfter aufs Klo musste, war eigentlich alles normal verlaufen. Zu Hause gab es Pizza und dann war der Tag um.

Fr., 29. September. Heute Nacht habe ich nicht gut geschlafen. Ich hatte alle möglichen Träume und konnte zeitweise nicht schlafen. Ich musste immer wieder an den Termin bei N. denken und an die noch zu erstellenden Schlussrechnungen. Das sind doch Aufgaben, die ich durchaus schon mal machen könnte! Warum beschäftigen mich diese Sachen so sehr, dass ich immer wieder in Stress verfalle? In dieser Woche habe ich kein Training absolviert und das beschäftigt mich ebenfalls. Ich bin dadurch unzufrieden mit mir. In der nächsten Woche muss ich das terminlich auf die Reihe bekommen!

Um 10 Uhr war der Termin bei N. Kurzes Gespräch und dann bin ich über die Dächer. Das Lagerdach sieht ganz solide aus. Auch die Anschlüsse mit Bökopur sehen ganz gut aus. Zurück in der Firma, habe ich dann gleich den Bericht geschrieben und das Kostenangebot für die Reparatur gemacht und in die Post gegeben. Es war wieder eine Arbeit, die mir Spaß gemacht hat und wo alles zügig über die Bühne ging. Warum nur so viel Stress im Vorfeld? Am Firmensmart fiel mir auf, dass die Durchsicht überfällig ist. Warum? Hoffentlich gelingt es mir, in der nächsten Woche mal etwas Lob austeilen zu können. Ich kann ja nicht nur rummeckern. Es ist aber sicher auch normal, dass man Federn lassen muss, wenn man sich nicht selbst um seine Firma kümmert. Mit Dr. E. telefoniert. Ergebnis der CT-Untersuchung: Die Lymphknoten sind nicht kleiner geworden. Aber ich denke, das ist normal. Wichtig ist nur, dass sie nicht größer werden. Am Mittwoch habe ich bei Dr. E. Termin. Auch die Fitnesstermine für die nächste Woche sind fest eingeplant: Montag, Mittwoch und Freitag. So hole ich in zwei Wochen die versäumte Woche wieder raus. Mit Maria den Wochenendeinkauf erledigt. Dann gab es noch das typische Freitagsabendbrot.

Sa., 30. September. Am letzten Tag der Saison habe ich heute eine Motorradtour gemacht. Als Ziel hatte ich mir das Wirkungsgebiet meiner Armeezeit rausgesucht. Vor genau 30 Jahren habe ich am Bunker Harnekopp meine Zeit vergeudet. Auf dem Kasernengelände kann man ein Angebot nutzen, wo man wie zu NVA-Zeiten leben, wohnen und schlafen kann. Es muss wohl tatsächlich Leute geben, die das wollen. Wenn es ihnen hilft! Dann war ich noch in Bad Freienwalde. Eigentlich wollte ich auf einem schönen Freisitz ein lecker Eis essen, aber das gab es nicht. So blieb es dann nur beim Durchfahren des Ortes. Es kommen schon einige Erinnerungen hoch, wenn man am Ort des Geschehens ist. Es war eine sehr schöne Tour, die Sonne schien, herrliche Wälder bin ich durchfahren. Gegen 17 Uhr bin ich den Heimweg angetreten. Kurz vor acht war ich zu Hause mit etwas über 600 Kilometern auf dem Tacho. Ich konnte in diesem Jahr, trotz meiner Krankheit, schöne Touren machen. Im vorigen Jahr war ich wohl nicht so viel unterwegs. Jetzt ist die Saison beendet und ich werde in den nächsten Wochen die Ausrüstung winterfest machen. Danke, dass ich diese schöne Zeit hatte. Mit *Wetten dass* haben wir den Tag beendet.

So., 1. Oktober. Kirchgang zum Erntedank, Marion hat die Kirche ganz nett geschmückt, bis hin zu kleinen Sträußen auf den Weihwasserbecken. Am Nachmittag mit Maria in Höfgen spazieren gegangen und die neuen Gasträume in der Schiffmühle angesehen. Familie Sörnitz hat immer wieder neue Ideen und setzt sie gekonnt um. Es waren, natürlich auch wegen des schönen Wetters, viele Leute zu Gast. Zum Juttapark hochgelaufen und bei dem Typ, dieser Skulptur, auf der Bank gesessen und den Blick auf die Mulde und die langsam einsetzende Laubfärbung der Wälder genossen. Es war einfach wunderschön und man konnte die Zeit vergessen. In was für einer schönen Landschaft wir leben! Nach dem Kaffee noch bei Mutter Klink zu Besuch. Sie hat es sehr schwer mit Reden. Als sie mich sah, hat sie sich sehr gefreut und mich gefragt, wie es mir geht. Ihr geht es gut, sagt sie. Maria hat ihr beim Essen geholfen. Bei der Verabschiedung hatte Mutter Klink noch einen Scherz auf Lager, sie sagt, ich soll der Hummel schön folgen. Und dabei hat sie gelacht. Es ist für mich immer wieder unglaublich, wie sie ihr Schicksal trägt. Für mich ist das die Alternative zur aktiven Sterbehilfe!

Am Abend den ersten Teil des Films *Neger, Neger, Schornsteinfeger* gesehen. Es ist ein großartiger Film und zeigt in nicht überspitzter Form die Realität von Deutschland in der Nazidiktatur. Es ist die Zeit, als auch meine Mutter Kind war und ich kann viele Begebenheiten wiedererkennen, die ich natürlich nur vom Erzählen kenne.

Am kommenden Wochenende ist Stadtfest in Grimma und wir müssen noch einiges vorbereiten, um die Handwerkerstraße abzusichern. Auf geht's, packen wir's an!

Mo., 2. Oktober. Laufen, Maria in die Firma gebracht, ca. 1,5 Stunden am Schreibtisch gearbeitet. Programm im Fitnessstudio absolviert. Thomas hat den Plan hinterlegt und ich kam ganz gut zurecht. Nach Hause, duschen. Gegen 14 Uhr war ich wieder in der Firma. Ich wollte eigentlich das Stadtfest vorbereiten, habe aber leider den Faden nicht. Mit Michi nach Leipzig gefahren. Nachdem wir alle drei Szeneläden durchstöbert hatten, wurden passende Hosen und Jacke gefunden und gekauft. Zum Abendbrot bei Tobi und Peggy, es gab *Sonne im Schnee* – Toast mit Butter, Bierschinken, Ananas, Käse und eben Eischnee und Eigelb, überbacken – eigentlich Familientradition zu Weihnachten. Wir haben die Wohnung besichtigt, sehr schön mit zwei Balkonen. Wir wünschen ihnen alles Glück der Welt und hoffen, dass alles gut geht.

Di., 3. Oktober. Total verregneter Tag. Maria, Lisa und Michi sind auf die Bastelmesse gefahren. Ich habe zu Hause für das Mittagessen gesorgt: Kartoffelpuffer. Zwischendurch habe ich den Kamin auf der Terrasse und die Sauna gereinigt. Am Nachmittag wurde die Saunasaison von mir eröffnet. Ich war gespannt, ob ich die Sauna vertrage, aber es ging recht gut. Am Abend auf der Terrasse gesessen, bei einem Glas Rotwein und einer guten Zigarre.

Mi., 4. Oktober. Eigentlich wollte ich laufen, aber es hat so geregnet. Tante Ursel wollen wir zum Geburtstag einen Gutschein schenken zum Besuch der Leipziger Buchmesse im März, den habe ich zu Hause entworfen. Termin bei Dr. E.: Ergebnis der CT-Untersuchung: Die Lymphknoten sind in der Größe geblieben wie nach der Chemotherapie. PET-Untersuchung: keine aktiven Krebszellen, Krebsmarker sind im Blut nicht vorhanden. Dr. E. sagt, den Krebs haben wir besiegt! Eine Operation ist nicht notwendig, ich muss jetzt nur noch vierteljährlich zur Nachuntersuchung. Meine Blutwerte lassen noch zu wünschen übrig. Na, das kenne ich ja schon.

Nach Nimbschen zum Fitnesstraining. Es ging heut ganz gut. Im Betrieb das Stadtfest durchgesprochen. Am Abend mit Katrin die Standflächen in der Handwerkerstraße gekennzeichnet und anschließend zur Vorstandssitzung des Gewerbevereins gegangen. Themen waren natürlich Stadtfest und der Weihnachtsmarkt. In unserer Handwerkerstraße ist so weit alles o.k. Wenn man davon absieht, dass nur 17 Firmen sich präsentieren. Kann man nur sagen, wer es nicht nötig hat!

Am Abend war ich gar nicht so kaputt wie sonst. Es geht also aufwärts!

Do., 5. Oktober. Heute früh wieder gelaufen. Ich hatte heute viel vor. Für das Stadtfest mussten alle Plakate gehängt und sonstigen Vorbereitungen getroffen werden. Für das Vogelhaus-Preisrätsel haben wir eine Frage gefunden: Wer die Menge Schiefernägel in einer Schachtel am besten schätzt, bekommt das Vogelhaus. So haben wir eine Aktion am Stand und sammeln Adressen. Mit einem Geburtstagsbrief knüpfen wir dann das Jahr über eine Verbindung, eben Kundenpflege. An den Tischen bieten wir noch ein Geduldsspiel an. Infowände, Bierwagen und natürlich die Arbeiten am Vogelhaus sind die Hingucker. Mit diesen Vorbereitungen hatte ich straff zu tun, was mich gar nicht so sehr angestrengt hat, hat sogar Spaß gemacht und ich war am Abend zufrieden mit meiner Leistung. Nach dem Abendbrot bin ich noch mal in die Firma, weil ich nicht alles geschafft hatte. Danach war ich dann doch k.o., aber glücklich.

Fr., 6. Oktober. Kein Morgenlauf, weil Fitness und das Einräumen des Containers genug Bewegung bringen sollten. Frühstück. Fitness: Eine 3/4 Stunde Hometrainer gefahren und dann meine Übungen gemacht. Als ich in den Betrieb kam, hatten meine Mitarbeiter den Container schon beladen, darüber habe ich mich natürlich gefreut. Am Abend sind wir auf den Markt gegangen, waren am Weinstand und haben viele Leute getroffen. Im Café am Markt zum Abschluss noch ein Eis gegessen und dabei trafen wir die Drehorgelmusikanten aus Weingarten. Wir sehen uns am Stand, so haben wir uns verabschiedet.

Sa., 7. Oktober. Standaufbau ging flott. Kaum waren wir fertig, waren die Drehorgelmusikanten da. Wir haben uns unterhalten, auf einmal packt einer eine kleine Ziehharmonika aus und will mir ein Lied spielen. Das kleine Ding machte eine tolle Musik und wir haben gleich angefangen zu singen. Nicht nur das, mit Maria habe ich sogar dazu getanzt. Beim näheren Hinsehen fiel mir auf, dass an der Ziehharmonika so ein kleines Display zu sehen war. Da habe ich gemerkt, dass der Spieler gar nicht richtig gespielt hat. Es ist ein richtiges Instrument mit zwanzig Zungen, es hat einen Blasebalg. Man muss den schon bedienen und kann dadurch laut und leise spielen, man kann auch sein Spiel unterbrechen und dann weiterspielen, aber die Ventile werden elektronisch geöffnet. Auf dem Speicher sind mindestens 200 Lieder. Ich bekam das Instrument in die Hand gedrückt und habe gleich darauf spielen können und gesungen. Ein Fotograf von der LVZ hat ein paar Bilder geschossen – das war natürlich ein guter Auftakt. Ich war so was von begeistert und habe mir vorgenommen, auch so ein Gerät zu kaufen. Damit kann man richtig Stimmung machen.

Habe das Stehen gut überstanden und den Tag also gut ausgehalten. Uli T. hat eine Seite von unserem Vogelhaus fertigbekommen. Viele Besucher haben versucht, die Menge der Nägel in der Büchse zu schätzen, muss aber die Leute ansprechen, von allein geht es nicht. Leider gab es am Nachmittag einige Schauer und so kamen nicht allzu viel Besucher. Am Abend sind wir zu Orgel und Rotwein in die Frauenkirche gegangen, da waren Figuren ausgestellt, aus Styropor und Pappmaschee, die sehen einfach toll aus. Dann nach Hause, langsam habe ich doch meine Füße gemerkt. Ich muss ja auch noch den Sonntag durchhalten.

So., 8. Oktober. Mit Maria zu Hause in aller Ruhe gefrühstückt, Lisa und Michi wollten ausschlafen. Stand aufbauen, am Vormittag kamen die Musikanten zum Frühschoppen und nach dem Mittag kam dann auch Publikum. So hatten wir viele Interessenten an unserem Stand. Um 16 Uhr haben wir den Gewinner für das Vogelhaus bekannt gegeben, das Dach wurde auch noch rechtzeitig fertig. Es war ein schönes Stadtfest und wir hatten viel Spaß. Schön war auch, dass ich körperlich alles gut überstanden habe.

Mo., 9. Oktober. In der Nacht habe ich nur von Arbeit geträumt und das nur Quatsch. Es beschäftigt mich wieder, was ich alles für Aufgaben habe, die in der kommenden Woche erledigt werden müssen. Morgenlauf ist ausgefallen, heute war Fitness. Dort habe ich es zum ersten Mal geschafft, auf dem Hometrainer 60 Minuten zu trainieren, und dadurch über 600 Kalorien verbrannt. Diese Leistung habe ich nach meiner Krankheit das erste Mal geschafft. Ich kann mich nicht erinnern, in gesunder Zeit mehr geleistet zu haben. Weiter so.

In der Firma bis zum Feierabend den Container vom Stadtfest ausgeladen. Eigentlich wollte ich noch das Vogelhaus zum Gewinner bringen, aber das hat dann nicht mehr geklappt. Die Spruchkarten habe ich nach Marias Zensur noch überarbeitet und druckfertig gemacht. Bin gespannt, wie der Probedruck wird und was das Ganze kosten soll.

Di., 10. Oktober. Das gestrige Training habe ich in den Knochen gespürt und so ist der Morgenlauf ausgefallen. Bei Dr. E. zur Blutkontrolle: Die Werte sind wieder schlechter, so dass ich am Freitag erneut zur Kontrolle muss. Ich muss Geduld haben, aber ich möchte gern, dass es besser wird! In der Firma gewesen, 13.30 Uhr Rechtanwaltstermin wegen B. Am Abend den Lachs gegessen, den Matthias aus Finnland mitgebracht hat. So einen schmackhaften Fisch habe ich noch nicht gegessen. Wir haben ihn lediglich abgewaschen und roh verspeist. Einfach köstlich! Im Internet suchte ich dann noch ein Rezept für die Zubereitung vom Elchfleisch heraus. Wir werden es am Sonntag essen mit Kartoffelmus und Beerenobst. Echt finnische Küche. Bernhard rief noch an wegen des Termins beim Uli.

Mi., 11. Oktober. Am Vormittag in der Firma die Preisanfrage für das Kostenangebot N. vorbereitet. Zum Fitness mit dem Fahrrad. Auf dem Hometrainer wieder volle 60 Minuten gekurbelt und weit über 600 Kalorien geschafft. Freut mich riesig. Am Nachmittag im Copy-Center meine Spruchkarten zum Probedruck abgegeben. Bei Bernd habe ich mir eine Stirnlampe gekauft, damit ich früh beim Laufen besser sehe. Als ich zu Hause die Lampe zusammenbaue, muss ich feststellen, dass die LED-

Leuchten nicht gehen, muss ich morgen noch mal zu Bernd. Gesellschafterversammlung beim Muldental TV. Uli und ich werden unsere Geschäftsanteile abgeben. Gestern habe ich das Angebot für die Konzertina bekommen. Kostet 2000 Euro plus je 200 Euro für Sender und Empfänger. Mal sehen, ob ich da noch etwas machen kann. Am Abend war dann noch Friseur. Frau S. war sehr überrascht, dass ich den Krebs hinter mir habe. Damit ist sie nicht allein. Jeder, der davon erfährt, freut sich mit mir und ist aber gleichzeitig überrascht, dass es so schnell ging.

Do., 12. Oktober. Heute beim Laufen die Stirnlampe ausprobiert. So nicht schlecht, aber ich konnte nur den Xenonscheinwerfer nutzen und da waren die Batterien nach reichlich einer Stunde fast runter. Nach dem Frühstück in der Firma fuhr ich nach Magdeburg zur Tankstelle. Als ich zurück war, habe ich gleich die Fotos und das Kostenangebot ausgearbeitet und alles per E-Mail zum Kunden schickt. Im Copy-Center die Probedrucke abgeholt, es gibt noch Schwierigkeiten mit einer Schrift. Die Lampe bei Bernd umgetauscht. Am Abend war ich bei den Freien Wählern. Nur Uwe Müller konnte aus dem Stadtrat berichten, alle anderen waren nicht da. Ich habe deutlich gemacht, dass ich erst wieder meinen Vorsitz ausüben werde, wenn ich in meiner Firma wieder voll eingestiegen bin, aber dieser Zeitpunkt ist offen. Trotzdem soll die Wahl im November stattfinden. Mit Fred und Katrin sprachen wir über das Faschingsthema. Hört sich gut an und kann interessant werden. Es sind einige Veränderungen in der Show und im Saal geplant. Ein Anbau kommt noch an die Bühne und wir müssen das Dach machen.

Fr., 13. Oktober. Morgenlauf, Lampe funktioniert gut. Es geht auch insgesamt immer besser und ich werde bald eine große Runde laufen (10 km). Das habe ich im März des Jahres das letzte Mal gemacht. Blutkontrolle: Es ist leicht besser geworden. Zum Fitness mit dem Fahrrad gefahren. Eine Stunde Hometrainer und anschließend alle Übungen. Ist mir heute schwergefallen. Ich brauche ein paar Tage Ruhe, um mich zu erholen. Am Nachmittag noch ein bisschen Büroarbeit und dann Wochenendeinkauf. Zum Freitagsabendbrot war ich mit Maria alleine. Michi war in Leipzig, Gürtel kaufen, und Lisa ebenfalls in Leipzig bei Tobi zur Einweihungsfeier.

Sa., 14. Oktober. Maria musste früh zum Arzt, spritzen wegen ihrer dicken Hand. In der Zeit hab ich beim Fleischer und beim Bäcker alles zum Frühstück besorgt. Das Vogelhaus vom Stadtfest mit Michi zu K. geschafft. Am Nachmittag habe ich mit dem Bierbrauen begonnen, in Vorbereitung auf das morgige finnische Mittagessen. Vor dem Fernseher ausgeruht. Ich hatte mal kurz über Sauna nachgedacht, aber so richtig Lust hatte ich keine. Dann kamen Raphi und Noah, sie bleiben die nächste Woche bei uns. Am Abend waren wir im Kabarett *Die Krähen.* War ganz lustig. In einem Sketch ging es ausschließlich ums Bierbrauen. Das war lustig, hatte ich doch selbst am Nachmittag damit angefangen. Es ist schon toll, wie Freizeitschauspieler etwas in dieser Qualität auf die Beine stellen. Hin und zurück sind wir gelaufen. Hat mich angestrengt und ich kam geschwitzt an. Ich dachte eigentlich, dass ich schon besser drauf bin.

So., 15. Oktober. Früh erst einmal laufen, hat mich viel Überwindung gekostet und ging nicht so leicht. Mit der Luft habe ich Probleme, sobald es ein bisschen bergig wird. Ich sollte bei dem ganzen Sport, den ich mache, wirklich schon weiter sein! Zu Hause musste ich mich erst einmal um das Bier kümmern. Durch das Sieb abgegossen habe ich es, anschließend noch gefiltert. Dann raus auf die Terrasse damit, zum Kühlen. Dann das Elchfleisch in dünne Scheiben geschnitten, es war fast aufgetaut. Frühstück. Wir sind dann mit Raphi und Noah in die Kirche. Noah läuft schon prima und ist durch die Kirche gestapft. Wieder zu Hause, habe ich festgestellt, dass ich gar nicht hätte in die Kirche gehen dürfen. Die Zubereitung vom Mittagessen dauerte zu lange. War aber nicht mehr zu ändern. Gegen 14 Uhr konnten wir dann essen: Elch mit Kartoffelmus, selbst gebrautes Bier und Beerenobst mit Joghurtsoße. Tobi und Peggy waren auch noch gekommen. Es hat allen gut geschmeckt.

Im Anschluss fuhren wir Raphis und unser Auto zur *Schiffmühle*, um den Heimweg für den Abend zu organisieren. Den Rest vom Nachmittag vor dem Fernseher abgeruht. Dann ging es zu Fuß zum Schiff. Dafür brauchte ich eine halbe Stunde – was ist bloß los? Beim Schiff waren Edda, Horst und Simone. Raphi und Noah haben es auch so gerade noch geschafft und dann ging es ab zur Schiffmühle. Die Sonne kam raus und es war eine schöne Bootsfahrt. In der Schiffmühle hatten wir in der Taverne einen wirklich schönen Abend. Ich bin dann beizeiten zu Bett, weil ich einfach fertig war. So richtig zufrieden bin ich mit mir nicht!

Mo., 16. Oktober. Vormittag im Betrieb gewesen und nach dem Frühstück bei ATU Öl und Frostschutz für Scheibenwaschanlage geholt. Danach bin ich mit dem Fahrrad zum Training. Heute war ich gut drauf und habe auf dem Hometrainer in 60 Minuten 664 Kalorien verbraucht. Eine gute Leistung, will ich meinen. Danach habe ich die Übungen an den Geräten absolviert. Thomas ist wieder von der Kur zurück, Freitag um 10 Uhr messen wir, was mein Training schon gebracht hat. Bin gespannt wie ein Flitzebogen. Zu Hause war Kinderbesuch, aber ich habe meine Mittagsstunde im Wohnzimmer machen können. Im Betrieb habe ich das Kostenangebot für N. angefangen. Als Maria Feierabend machen wollte, merkte ich, dass es schon nach ½ 6 war. Ich bin irgendwie den ganzen Tag der Uhr nachgelaufen.

Di., 17. Oktober. Laufen. Ich werde jetzt immer im Wechsel Laufen und Sport durchziehen. Das heißt, an den Tagen, wo ich zum Training gehe (Montag, Mittwoch und Freitag) wird nicht gelaufen. Dafür dann am Dienstag, Donnerstag und/oder Sonnabend/Sonntag. Mal sehen, ob ich damit zurechtkomme. So habe ich einen Tag wo ich mal nichts mache. Ich muss in dieser Woche sowieso schauen, wie es mir geht. Am vorigen Wochenende ging es mir nicht so gut.

In der Firma an meinem Liederbuch gearbeitet. Es werden zu viele Seiten, wenn ich je Blatt nur eine Seite bedrucke. Mal sehen, wie ich das löse. Am Angebot N. weitergearbeitet. Es ist jetzt bis auf die Absturzsicherung fertig. Michael war zu einer Infoveranstaltung vom Arbeitsamt und hatte da ein Metallstück zu bearbeiten. Das Ergebnis hat mir sehr gut gefallen. Auch kam beim Eignungstest heraus, dass er handwerklich begabt ist und darauf seinen Berufswunsch orientieren sollte. Z. Zt. arbeiten wir an seiner Bewerbung. Maria ist da sehr hinterher.

Mi., 18. Oktober. Gestern Abend konnte ich nicht einschlafen. Habe im Bett wach gelegen und alle möglichen und unmöglichen Gedanken sind mir durch den Kopf gegangen. Ich bin dann hoch und habe Fernsehen geguckt. Gegen zwei Uhr bin ich ins Bett. Heute Morgen hatte ich natürlich Probleme mit dem Aufstehen. Um 8.40 Uhr Termin zur Blutkontrolle: Die Leukozyten sind wieder schlechter geworden. Die roten Blutkörperchen haben seit drei Kontrollen leicht steigende Tendenz. Ich habe den Doktor gefragt, was ich verkehrt mache. Er sagte, nichts mache ich verkehrt, es ist so und wir brauchen Zeit.

Im Bahnhof noch Vitamine geholt und dann ins Fitnesscenter zum Training. Die Stunde auf dem Hometrainer war Quälerei. Aber ich dachte mir, nicht auf die Leistung kommt es an, durchhalten ist wichtiger. So habe ich die Wattzahl verringert und konnte dann doch noch die volle Stunde absolvieren. Ich hatte dann nach 60 Minuten 544 Kalorien verbrannt. Einhundert weniger als Montag! Übungen an den Geräten. Gegen 16 Uhr zu Hause, dann in den Betrieb. Felix war da und ich konnte ihm die Internetkarte zurückgeben, die wir Thomas geliehen hatten. Der war übrigens sehr dankbar dafür, denn es hat ihm sehr geholfen, die langen Abende während der Kur zu überstehen. In der Firma waren noch einige Probleme zu klären. Nach dem Abendbrot bin ich zu Katrin. Wir wollen das Clownskostüm nochmals ändern und Clownsschuhe will sie mir basteln. Dazu habe ich heute für sieben Euro ein paar einfache Turnschuhe gekauft. Am Abend noch an meinem Liederbuch gearbeitet. Beizeiten zu Bett, denn so toll ging es mir nicht.

Do., 19. Oktober. Gut geschlafen, früh gelaufen. Dann bei N. Einweisung in die Reparaturarbeiten. Zurück in der Firma, das Angebot fertiggestellt. Bin gespannt, ob das so durchgehen wird. Am Nachmittag hat Maria gesagt, ich solle mit dem Rad fahren bei dem schönen Wetter. Das habe ich dann getan. Natürlich nahm ich den Fotoapparat mit und es wurde eine schöne Herbsttour von Grimma nach Trebsen, immer an der Mulde und zurück. Vierzig Fotos habe ich geschossen. Mal sehen, ob was Brauchbares dabei ist.

Am Abend hatte ich Kopfschmerzen, es ging mir nicht so gut. Was ich von den Rückenschmerzen halten soll, weiß ich auch nicht. Sie sind nicht sehr stark und ausgeprägt und auch nicht ständig. Deshalb vermute ich einfache Muskelschmerzen. Michi hat am Abend an seiner Bewerbung gearbeitet und dabei habe ich ihm geholfen. So langsam habe ich den Eindruck, dass ihm bewusst wird, um was es eigentlich geht. Hoffen wir das Beste!

Maria und ich sind gesundheitlich angeschlagen und nicht so belastbar wie normal. Ich glaube, solange das so ist, müssen wir darauf Rücksicht nehmen, sonst erleiden wir noch mehr Schaden. Gesund zu werden ist im Moment unsere erste Bürgerpflicht!

Fr., 20. Oktober. Am Vormittag in der Firma ein Titelblatt für mein Konzertina-Liederbuch entwickelt. Um 10 Uhr mein Termin Werte-Check im Fitnessstudio, den ich mit Spannung erwartet hatte. Das Ergebnis ist erfreulich: Der Herz-Kreislauf-Test hat eine deutliche Besserung ergeben, wobei der erste Test schon nicht schlecht war. Auch die Muskelmessungen zeigen eine Verbesserung, vor allem in der Verhältnismäßigkeit der Muskeln untereinander. So ist eines ganz klar herausgekommen: Das

Training lohnt sich! Diese Bestätigung ist unglaublich wichtig für mich und hilft mir hoffentlich, mein derzeitiges Tief zu überwinden. Vielleicht wollte ich auch nur schon wieder zu viel. Ich werde ab jetzt nur noch zweimal in der Woche trainieren.

Danach in der Firma die Schadensreklamation Fechthalle erledigt. Mit Tobias das Auto gepackt für unseren morgigen Einsatz in Kitzingen. Zu Hause war wieder volles Haus. Felix und Manu waren zum Abendbrot. Beizeiten zu Bett, aber eingeschlafen bin ich erst spät.

Sa., 21. Oktober. 4 Uhr fuhr ich los und habe in Leipzig Tobias abgeholt. Pünktlich um 8 in Kitzingen aufgeschlagen. Nach dem Frühstück das Gerüst aufgestellt. Es hat natürlich geregnet und es war gut, dass wir eine Plane mitgenommen hatten. Um 13.30 Uhr waren wir fertig mit unserer Arbeit. Der Pächter war sehr zufrieden mit uns und hat uns noch einen Kaffee spendiert. Auf der Rückfahrt haben wir erkunden wollen, wie weit die Autobahn nach Göttingen fertig ist. Zuerst haben wir uns in Erfurt verfahren, dann unterwegs auf der Landstraße, und als wir endlich auf der Autobahn fuhren, war nach 15 km Schluss. So mussten wir wieder über die Landstraße und waren verspätet um 18.30 Uhr in Leipzig. Aber es war schönes Wetter und die Landschaft in ihrer herbstlichen Pracht tat das Übrige. Auch die Arbeit mit Tobi war recht gut und wir haben uns gut verstanden. Zu Hause angekommen, hat es mir dann aber auch gereicht. Mit dem Rücken hatte ich keine Probleme und Kopfschmerzen eigentlich auch nicht. In der nächsten Woche werden wir ein paar Tage Urlaub machen und das wird uns hoffentlich guttun! Zu Hause ist dann auch erst einmal wieder etwas mehr Ruhe.

So., 22. Oktober. Heute war ein ruhiger Tag. Vormittag sind Maria und ich in die Kirche gegangen. Zum Mittag gab es leckere Rouladen. Am Nachmittag mit Maria im Nimbschener Forst spazieren gegangen, herrliches Herbstwetter und wir haben die schöne, bunte Natur genossen. Zu Hause dann abhängen. Mit

Michi im Internet an seiner Bewerbung gearbeitet, so dass wir vielleicht noch vor dem Urlaub alles zusammenhaben und abschicken können. Am Montag bekomme ich den Scanner und dann kann ich alle Unterlagen einscannen.

Mo., 23. Oktober. Bis zum Mittag in der Firma einige Sachen gearbeitet, Friseurtermin. Mit Maria nach Leipzig zur Blutkontrolle: Ergebnisse leicht positiv ausgefallen. Zur Handwerkskammer zum Vortrag über Schlechtwettergeldregelung Es sind wieder Neuigkeiten in dem Programm, wird für zwei Jahre auf Probe laufen. Wir sind alle gespannt, ob es sich bewährt. Es zeigt sich mal wieder, dass ein kleiner Betrieb besser ist.

Di., 24. Oktober. Um 6 Uhr nach W. rausgefahren und dort das Dach vom Reno-Markt in Augenschein genommen. Die Dachhaken haben keine weiteren Dachsteine zerstört, Dachsteine sind aber mit einer zu geringen Überdeckung verlegt, Unterspannbahn ebenfalls mangelhaft verlegt. Das sind die Ursachen für die Einregenstellen. Zurück, habe ich gleich einen Bericht mit Bildmaterial geschrieben. Alles zu den Kollegen per E-Mail und das war's. Bin gespannt, welche Reaktionen kommen.

Am Abend Eröffnung von *Rockos Kochschule* in Kloster Nimbschen. Maria und ich waren sehr gespannt. Es war einfach toll, was wir zu sehen und vor allem zu schmecken bekamen. War es vielleicht auch die Runde, mit der wir da waren? Fred mit seiner Frau, Simone ... Wir hatten viel Spaß miteinander. Ich kam dann noch auf die Idee, eine Zigarre auszugeben. Es waren vier Stück und als wir zu später Stunde nach Hause gehen wollten, musste ich 80 Euro berappen. Das war natürlich der Hammer, aber nicht mehr zu ändern! Ich betrachte es als Wirtschaftshilfe, nur dass ich keine Spendenquittung erhalte.

Kapitel 8.

Rückschlag: Der Krebs ist wieder da!

Urlaub mit Maria in den Alpen. Ich entdecke zwei ausgezeichnete Bücher und besuche eine Tagung für Krebspatienten. Merkwürdige Rückenschmerzen. Fünf Monate nach der Chemo Gewissheit: Die Kräfte kommen zurück. Doch die Rückenschmerzen werden stärker. Zur Dachdecker-WM nach Krakau! Zwischen den Jahren der Tiefschlag: Lymphknotenrezidiv. Heißt auf deutsch: Rückfall, der Krebs ist wieder da! Neue Chemo, dann OP. Wat mutt, dat mutt – grabe ich eben das Kriegsbeil wieder aus.

Mi., 25. Oktober. Am Vormittag nochmals Büro. Dann Reisevorbereitung und gegen 13 Uhr sind wir Richtung München aufgebrochen. Von Tante Ursel wurden wir bereits erwartet. Das Auto kam in den Hof vor die eigene Garage und dann gingen wir zur Pension und danach essen. Es gab natürlich viel zu erzählen. Um 21 Uhr wurden wir zu Bett geschickt, wobei wir noch mal ausgebüchst und um den Block gezogen sind.

Do., 26. Oktober. Heute war der große Tag von Tante Ursel: ihr 80. Geburtstag! Das ist schon was, und wenn man dann noch so aussieht und so fit ist, alle Achtung! Wir hatten im Hotel gefrühstückt und so war bei Tante Ursel gleich Aufbruch. Es ging nach Sülzemoos an das Grab der Eltern von Tante Ursel, also zu Oma und Opa von Maria. Am Grab wurden natürlich Emotionen frei, aber Maria hat es tapfer ertragen. Ich habe meine Großeltern wenigstens persönlich gekannt. Die Gespräche waren natürlich auch immer mit der Vergangenheit verbunden. Zum Mittag waren wir in einer Gastwirtschaft in Bergkirchen und es kamen noch einige Leute hinzu. Sie waren von der Familie, die der Flüchtlingsfamilie aus Schlesien eine neue Heimat gegeben hatte, der Sohn mit seiner Frau und seine Schwägerin, die mit dem verstorbenen Bruder verheiratet gewesen ist. Es wurde viel von der Vergangenheit geredet. Noch dabei war Tante Gretel. Eine gute Seele, die auch noch aus der Heimat stammt. Wieder in München war es dann zwar auch noch interessant, aber durch ständige Anrufe und Besuche auch anstrengend. Nach dem Abendbrot brachte uns Ludwig zum Hotel. Wir sind dann natürlich noch einmal um den Block gezogen.

Fr., 27. Oktober. Frühstück im Hotel, nochmals zu Tante Ursel. Dann ging es los in unseren Urlaub! Durch meine Krankheit hatten wir in diesem Jahr bisher keine Möglichkeit, Urlaub zu machen, und so war es ein tolles Geschenk, das, es nun doch noch möglich werden sollte. Wir fuhren nach Aschau, um uns dort den Schlüssel für unsere Ferienwohnung abzuholen. Unterwegs haben wir eingekauft. In Sachrang angekommen, waren wir sehr erstaunt über die tolle Ferienwohnung: viel Platz, alles vorhanden, was man sich wünschen kann. Nach einem Glas Sekt und einem Strammen Max auf dem Balkon sind wir noch spazieren gegangen. Es war einfach nur schön. Ich war sehr dankbar, dass ich das erleben durfte. In der Kirche musste ich an die Krankheit denken und daran, dass es auch anders ausgehen konnte. Morgen klettern wir auf den Spitzstein.

Sa., 28. Oktober. In aller Ruhe gefrühstückt, für unterwegs Brötchen geschmiert und Knacker eingepackt. Der Wanderweg entpuppte sich als sehr anspruchsvoll. Es ging ständig steil nach oben und ein ausgebauter Weg war es nicht, sondern mehr ein Pfad zwischen Wald und Wiese mit teilweise sehr schmierigem Untergrund. Nach reichlich drei Stunden hatten wir das Spitzsteinhaus erreicht. Bis hierher waren es ca. 750 Höhenmeter und bis zum Gipfel hätten wir noch über 200 m zurücklegen müssen. Brotzeit, Abstieg vorbereitet. Anfangs war es ein recht angenehmer Weg, aber dann war er nicht anders als der Weg nach oben. Wir wurden mehrmals überholt, was nicht gerade aufbauend wirkt. Nach reichlich zwei Stunden sahen wir unser Heimatdorf wieder, nur noch nach Hause und die Beine hoch! Trotzdem war es sehr schön und wir waren froh über den Tag und das, was wir geleistet hatten.

So., 29. Oktober. Nach ausgiebigem Schlaf mit leichtem Muskelkater erwacht, es regnete Bindfäden. Aber das sollte unsere Stimmung nicht trüben. Ein schönes Frühstück mit Toastbrot und anschließender Leserunde ließ einen geruhsamen Sonntag erahnen. Mit meinem Buch *Der Alchemist* habe ich einen wirklichen Glücksgriff getan. Die Kernaussage besteht darin, seinem persönlichen Lebenstraum treu zu bleiben und immer zielstrebig darauf hinzuarbeiten. Zurückschauend wird man feststellen, dass alles, was passiert, seinen Sinn hat. Nichts passiert zufällig, sondern ist in *Seine Hand* geschrieben. Wir müssen uns nur immer wieder die Mühe machen, diese Zeichen zu suchen, zu erkennen und zu verstehen. Nach diesem Buch bin ich noch mehr überzeugt davon, dass meine Krankheit einen Sinn hat ... Ich hoffe, dass ich die gemachten Erfahrungen nicht wieder durch Alltag vergesse! Wie kam ich zu dem Buch? In München waren wir in einem sehr einfachen Hotel untergebracht. Im Flur hing ein Poster, darauf der Kopf eines Mannes der Wüste. Es waren nur die Augen zu sehen, alles andere war verhüllt von einem blauen Tuch. In den Pupillen spiegelte sich die Umgebung. Ein sehr gelungenes und beeindruckendes Poster. Auf der Fahrt in den Urlaub machten wir in einer Stadt halt, um einzukaufen. Maria meinte, wir sollten nach einem Buchladen suchen. Den fanden wir dann auch und mein Blick fiel auf das Buch *Der Alchemist.* Aber nicht wegen des Titels, sondern weil auf dem Bucheinband dasselbe Bild war wie im Hotel. Alles ist Zufall?

Gegen Mittag sah es aus, als wollte es aufhören zu regnen. Da haben wir uns entschlossen, einige Städte zu besichtigen. Wir waren in St. Johann und Kitzbühel. Teilweise hat es aufgehört zu regnen, teilweise regnete es. Wir hatten aber trotzdem einen schönen Tag.

Mo., 30. Oktober. Heute war wieder wandern angesagt, 12 km nach Aschau. Es war ein schöner Weg, teilweise mit Sonnenschein. In Aschau sind wir mit der Seilbahn zur Kampenwand hochgefahren. Die Sicht war mittelmäßig. Wir konnten aber Gleitschirmflieger beobachten, die dort oben gestartet sind, muss ein tolles Erlebnis sein. Den Marsch haben wir in den Beinen gespürt, aber wir hatten wieder einen sehr schönen Tag und sind froh über das Geleistete.

Di., 31. Oktober. Heute Morgen scheint die Sonne und es ist ein ganz klarer Tag. Ich gehe Brötchen holen und denke, auf der Rücktour könnten wir noch mal auf die Kampenwand fahren, um die Aussicht zu genießen. So machen wir es dann auch. Die Sicht ist zwar nicht mehr so ungetrübt wie am zeitigen Vormittag, aber um vieles besser als am Vortag. Wir wandern zur nächsten Alm und haben so noch den Eindruck der Kampenwand in ihrer ganzen Mächtigkeit und Schönheit. Ich mache viele, viele Fotos und hoffe, dass ein paar dabei sind, die ich als Poster verwenden kann.

Nach knapp zwei Stunden sind wir wieder unten und fahren über die Regensburger Autobahn nach Hause. Zu Hause erwartet uns ein Abendbrot. Es waren sehr schöne und erholsame Urlaubstage und voller Dankbarkeit geht auch dieser Tag zu Ende.

Mi.,1. November. Heute wollte ich eigentlich den Sturmschaden am Fitnessstudio ausbessern, aber es war noch zu windig. Also habe ich Urlaubsfotos bearbeitet und vor allem für Maria Fotos ausgedruckt, die sie der Mutter zeigen möchte. Danach kann sie die Fotos Tante Ursel schicken und ihr damit eine Freude machen. Ich habe auch Fotos ausgewählt, die Maria für das Album nehmen kann.

Die Dächer von der Tankstelle in Schwarze Pumpe sollen nun vollständig erneuert werden und dafür soll bis zum 3. November ein Angebot vorliegen. Ich habe angefangen und Preise angefragt. Wir werden an der Ausschreibung Turnhalle West teilnehmen, muss ich mich auch kümmern. In meinen E-Mails die Nachricht, meine Konzertina ist fertig und kann abgeholt werden. So sind nach dem Urlaub schlagartig wieder einige Sachen auf die Reihe zu bringen. Mit der Konzertina weiß ich gar nicht, was ich machen soll. Im Urlaub hat Maria sehr negativ darauf reagiert. Sie will nicht zulassen, dass ich mich zum Affen mache. Das sehe ich aber anders. Ich habe es nie geschafft, ein Instrument zu lernen. Bewundern tu ich aber alle die, die mit Gitarre oder Quetschkommode in einer geselligen Runde sofort für Stimmung sorgen können. Eigentlich kann ich mir gut vorstellen, mit der Konzertina ebenso zu agieren. Seit dem Polterabend von Beule habe ich das ganz tolle Clownskostüm von Katrin. Ich würde das Kostüm anziehen und amüsant, aber auch nachdenklich, für Kurzweil sorgen. Vor meiner Krankheit wäre ich nie auf diesen Gedanken gekommen, aber jetzt kann ich mir vorstellen, nicht nur Blödsinn zu machen.

Im Moment überlege ich, ob ich zum 11. November überhaupt mitmache, Vorstellung und Umzug. Immer wieder merke ich meine Grenzen und habe Angst, mich zu blamieren. Die Erinnerung an die Bewerbung zum *Tag der Sachsen* ist noch da! Bei meinen täglichen Arbeitsversuchen merke ich, dass ich überhaupt nicht belastbar bin.

Am Abend kamen Jochen und Wolfgang. Mutter Klink hat morgen Geburtstag. So werden wir in den nächsten Tagen wieder Gäste beherbergen. Maria hat mir dann noch die beschädigte Gartentür gezeigt. Es sieht so aus, als ob von außen gegen die Tür getreten wurde. Mal sehen, ob Michi zur Klärung beitragen kann.

Do., 2. November. Gegen 3 Uhr bin ich aufgewacht und konnte nicht mehr einschlafen. Meine Aufgaben hatten mich voll im Griff. Es ist schon sonderbar, wie mich das wieder beschäftigt. Ich möchte alles auf die Reihe bekommen und verfalle, eigentlich ohne Grund, in Hektik. Wie soll ich das bloß abstellen. Vielleicht zuerst mal meinen Schreibtisch von allem Ballast befreien und dann nur die Sachen hinlegen, an denen ich gerade arbeite und darauf achten, dass es nicht zu viel wird. Es ist eigentlich erschreckend – was habe ich früher alles erledigt! War da auch Stress dabei, den ich nicht gemerkt habe oder nicht merken wollte? Hat mich das krank gemacht? Das sind alles Fragen, die ich nicht beantworten kann, die mich aber beschäftigen und mich unruhig machen. Wie soll das weitergehen? Ich möchte doch irgendwann wieder in meiner Firma arbeiten und alles das schaffen, was früher gar kein Problem zu sein schien! Über die Aufgaben darüber hinaus mach ich mir noch gar keine Gedanken!

Da ich sowieso nicht schlafen konnte, bin ich kurz vor 5 Uhr aufgestanden und wollte laufen. Als ich im Keller nach meiner Stirnlampe griff, war sie nicht mehr da. Ich bin zu Michi hoch, damit er mir sagt, wo sie ist. Er hat keine Ahnung! Er hat auch keine Ahnung, wie die Hoftür beschädigt werden konnte! Ich war voller Wut und habe mich gleich mit sechs Kilometer Laufen abreagiert. Da ich Michi glauben möchte, ist Grund zur Annahme, seine Gäste haben sich nicht benehmen können und deshalb habe ich ihm erklärt, dass er bis zur Klärung der mysteriösen Umstände keine Erlaubnis hat, fremde Personen ins Haus zu lassen. Weitere Sanktionen werde ich mir einfallen lassen, wenn ich mit Maria gesprochen habe.

In der Firma habe ich angefangen, meinen Schreibtisch abzuräumen. Die ganzen alten Stadtratunterlagen habe ich vernichtet, bzw. im Archiv deponiert. Dann musste ich nach Leipzig zu Dr. E.: Meine Blutwerte sind jetzt im grünen Bereich, Blutkontrolle nur noch einmal im Monat. Jetzt können wir auch über eine Kur nachdenken. Ich soll mich mit der Sozialarbeiterin im Klinikum in Verbindung setzen.

Ich freue mich über das gute Ergebnis, fühle mich aber bedrückt wegen der Mitarbeit im Faschingsclub. Auf der einen Seite möchte ich nicht an den Veranstaltungen teilnehmen, weil es noch zu anstrengend ist. Und auf der anderen Seite fühle ich mich gerade den Leuten vom Faschingsclub verpflichtet, denn sie haben mich während meiner Krankheit begleitet. Ich werde Fred anrufen und mit ihm sprechen. Gleiches gilt für die Weihnachtsgala. Ich werde auch mit Manu sprechen. Das wird nicht leicht sein, aber ich hoffe, dass sie Verständnis dafür haben werden.

Am Nachmittag nach Schwarze Pumpe gefahren und das Aufmaß für das Kostenangebot gemacht. Gegen 19 Uhr war ich wieder zurück. Wir haben noch Pizza gegessen und dann war ich aber geschafft. Ich muss erst wieder meinen normalen Tagesablauf hinkriegen, bevor ich irgendwelche anderen Aufgaben übernehme. Die Konzertina möchte ich aber trotzdem haben. Ich werde nur nicht morgen dazu kommen, sie zu holen.

Fr., 3. November. Heute hatte ich mit dem Angebot für die Tankstelle in Schwarze Pumpe zu tun. Habe bis 15 Uhr daran gesessen, es ist eine Netto-Summe von über 100.000 Euro herausgekommen. Mal sehen, ob das was wird. Bei dieser Arbeit habe ich gemerkt, dass ich viel Selbstdisziplin trainieren muss. Ich muss auf jeden Fall immer nur auf einer Baustelle arbeiten, um mich nicht abzulenken, unkonzentriert zu arbeiten oder, besser gesagt, zu bummeln.

Dann bin ich zu Fred gefahren und habe mit ihm darüber gesprochen, dass ich in dieser Saison nicht mitmachen möchte. Diese Entscheidung gefällt mir nicht, aber ich bin auch nicht glücklicher, wenn ich sie nicht so fälle. Abends habe ich meist keine Lust mehr, etwas zu unternehmen. Ich möchte dann nur noch vor meiner Glotze sitzen und manchmal gehe ich auch sehr zeitig zu Bett. Gerade die Faschingsveranstaltungen sind ja am Abend und es würde mit Sicherheit eine Quälerei, wobei es doch Spaß machen sollte. Fred hat Verständnis für meine Entscheidung, findet es aber trotzdem schade. Jetzt muss ich noch Manu Bescheid sagen, dass auch die Weihnachtsgala für mich ausfällt. Hoffentlich reagiert sie ebenfalls so verständnisvoll.

Großeinkauf mit Maria, zum Abendbrot sind Felix und Manu und Lisa da. Dann sitze ich vor der Glotze und schlafe natürlich ein. Man sollte wirklich eher zu Bett gehen.

Sa., 4. November. Ausgiebiges Sonnabendfrühstück. Nach Leipzig zu einer Tagung für Krebspatienten. Mich interessiert eigentlich nur ein Vortrag: Ernährung und Sport. Ich bin schon zeitig vor Ort und blättere in herumliegender Literatur. So fand ich einen Patientenbericht *Meine Reise durch die Wüste*, der interessant war. Besonders bemerkenswert die Schilderung der Zeit nach der Chemo. „Ich entdeckte die Langsamkeit." Dieser Satz hat mich beeindruckt. Da ich selbst damit zu tun habe und mir vieles zu langsam geht, werde auch ich versuchen, die Langsamkeit zu genießen.

Dann bin ich zum Vortrag und habe die letzte halbe Stunde vom vorhergehenden Vortrag über Chemotherapie mitbekommen. Auch hier eine wesentliche Erkenntnis: Die Chemo geht auch auf die Psyche. Dann ging es um Ernährung und Sport. Mit der Ernährung liegen wir eigentlich ganz richtig und beim Sport kommt es nicht darauf an, Leistungen zu erreichen, sondern Ausdauer zu trainieren. Täglich mindestens 30 Minuten straff laufen. Also bin ich mit meinem Morgenlauf gut dabei.

Jetzt bin ich überzeugt, dass ich am besten wieder von ganz vorne anfange. So waren meine Entscheidungen, alle Ämter und Verpflichtungen aufzugeben, goldrichtig! Ich werde mir einen Zeitplan machen. Zweimal in der Woche Fitness, viermal laufen und einen Tag Pause. Nur wenn das funktioniert und sich eingespielt hat, übernehme ich weitere Aufgaben. Ich war schon wieder dabei zu vergessen, dass die Wiederherstellung meiner Gesundheit oberste Priorität hat. Das ist meine wichtigste Aufgabe und die dauert so lange, wie sie dauert. Jeder andere Weg ist falsch und nicht hilfreich. In aller Konsequenz muss ich das jetzt durchziehen.

Am Nachmittag war Besuch bei Mutter Klink angesagt. Ine

war mit Fabian gekommen. Mutter Klink wurde in den Rollstuhl gesetzt und saß mit im Speiseraum am Tisch. Sie hat Kuchen mitgegessen und Kaffee getrunken. Gelacht wurde auch wieder und ich muss immer wieder staunend bewundern, wie die Frau ihre Krankheit erträgt ohne eine Spur von Verbitterung!

So., 5. November. Durch die Verkehrsdurchsagen im Radio habe ich mitgekriegt, dass der Pulsnitzer Lebkuchenmarkt heute den letzten Tag stattfindet. Maria wollte nicht, weil Michi sonst wieder allein zu Hause ist. So bin ich mit Lisa allein gefahren. Es war ein Sauwetter, aber wie heißt es doch: Es gibt kein Schlechtwetter, nur unpassende Kleidung! Reich beladen kamen wir wieder nach Hause und haben die ersten Verkostungen vorgenommen. Dann war Saunagang angesagt und so wurde es ein Sonntag, an dem wir uns gut erholt haben. Am späten Abend konnte ich mit Michi noch einmal reden. Jetzt hat er zugegeben, dass hier in unserer Abwesenheit eine Wahnsinnsparty stattgefunden hat. Er hatte einige Freunde eingeladen und die wiederum haben auch noch jemanden mitgebracht und dann lief alles außerhalb seiner Kontrolle. Ich habe die Gelegenheit genutzt und mit ihm über die Schule gesprochen. Ich habe versucht, klarzumachen, dass Träumen gut sein kann, weil es einen nach vorne bringt, aber er soll nicht Gefahr laufen, ein Träumer zu werden. Ich fand es sehr gut, dass wir uns so unterhalten konnten. Hoffentlich hat er seine Lehren gezogen!

Mo., 6. November. Heute Morgen laufen, 3 km. In der Firma Anfragen zu Materialpreisen verschickt, dann habe ich mit Kran und Personenkorb die Dachreparatur im Fitnesscenter erledigt. Manu rief an und wollte mich zur Vorbereitung der Weihnachtsgala einladen. Ich habe ihr gesagt, dass ich in diesem Jahr nicht mitmachen möchte, weil ich mir den Stress nicht zutraue. Sie war natürlich nicht begeistert, gab sich aber Mühe, es zu verstehen. Dann klingelte das Telefon wieder, Manu hatte sich einen Vorschlag überlegt. Ich soll am Anfang und am Ende auf die

Bühne kommen und alle anderen Dialoge werden wir bei Muldental TV einspielen und die werden dann auf der Leinwand gezeigt. So hätte ich weniger Stress, ich werde es bis morgen überlegen. Um 15 Uhr hatte ich noch einen Termin in der Goethestraße, es ging um Nachbarschaftsstreitigkeiten. Dann habe ich noch das *Projekt* für die Turnhalle angelegt. Dann war Feierabend und ich hatte wirklich genug

Di., 7. November. 3 km gelaufen. Um 10 Uhr Termin bei Frau M. im Klinikum, um einen Antrag zu stellen auf Rehabilitation. Wie zu erwarten, ist das natürlich wieder ein äußerst bürokratischer Akt. Aber Frau M. ist da sehr geübt und so war ich recht schnell wieder draußen. Wenn alles gut läuft, habe ich in zwei bis drei Wochen den Bescheid. Dieses Jahr wird es wohl noch nichts werden mit der Kur.

Mit Manu und Thomas die Weihnachtsgala vorbereitet. Wir machen es so, wie Manu vorgeschlagen hat, am Sonnabend ist dann schon Drehtermin für die Filmeinspielung. Anschließend Fitnessstudio, Übungen an den Geräten, nach der Pause ging alles super und es hat Spaß gemacht. Auf dem Hometrainer war es nicht so toll, hatte ein Ding erwischt, wo man den Widerstand nicht zurückstellen konnte. Dafür war ich aber mit dem Fahrrad zum Fitnessstudio gefahren und so hatte ich einen Ausgleich.

Zu Hause hat Maria mir von den Sorgen in der Firma erzählt. So werden einige Rechnungen nicht oder nur schleppend bezahlt. Das hat mich natürlich sehr betroffen und beschäftigt. Wir haben bis hier alle Schwierigkeiten gemeistert und werden jetzt durch Schlamperei, Gleichgültigkeit oder Unvermögen von Kunden in existenzielle Schwierigkeiten gebracht. Es ist ein Skandal!

Mi., 8. November. Wie zu erwarten, habe ich heute Nacht nicht gut geschlafen, um 3 Uhr war die Nacht für mich zu Ende. Die Geldangelegenheit hat mich beschäftigt. Ich bin aufgestanden und habe mich mit Fernsehen abgelenkt. Ich muss in dieser Angelegenheit was unternehmen, sonst wird es ein echtes Problem für mich. In der Firma habe ich dann erst einmal das Kostenangebot für Fred überarbeitet und entsprechend den realen Maßen und Dämmstoffstärken verändert. Es soll ein Festpreisangebot werden. Zwischendurch für Uli zum Geburtstag den Prototyp der Spruchkarten gebastelt. Dazu waren noch ein paar Besorgungen zu machen. Um 14 Uhr war ich mit Christoph B. bei N. verabredet. Mein Hinweis wegen der Rechnungsbezahlung wurde entgegengenommen und versprochen, sich zu kümmern. Als wir in der Firma die Treppe und die Leitern bestiegen haben, merkte ich, dass meine Kondition wirklich besser geworden ist. Darüber habe ich mich sehr gefreut. Auf dem Rückweg noch bei B. vorbei und habe dort die Rechnungsbezahlung eingefordert. Das hat er mir zugesagt. Bei Fred habe ich einen schriftlichen Auftrag für die Flachdacharbeiten bekommen. Also ein doch erfolgreicher Tag. Am späten Nachmittag merkte ich dann Rückenschmerzen. Nun muss ich sehen, was das ist. Bei N. bin ich aus dem Fenster gesprungen, aber Schmerzen habe ich da nicht verspürt. Abwarten!

Do., 9. November. Gestern habe ich mir eine neue Stirnlampe gekauft und die konnte ich heute gleich beim Morgenlauf, 6 km, ausprobieren. Teilweise hat es geregnet. Die Rückenschmerzen sind noch da. In der Firma die Spruchkarten für Uli fertiggestellt. Dann kam das Materialangebot von B. und ich habe die entsprechenden Positionen kalkuliert. Jetzt brauche ich noch das Angebot von M. Für die Dachdecker-WM in Krakau fehlende Informationen telefonisch angefordert.

Bei Dr. E. zum Portspülen. Von meinen Rückenschmerzen habe ich nichts gesagt. Das muss ich erst mal beobachten. Im Tagesverlauf hatte ich manchmal den Eindruck, die Schmerzen sind weg. Am Abend und im Bett waren sie aber deutlich zu spüren.

In der Musikantenschmiede angerufen, ob ich die Konzertina holen kann, aber der hatte keine Zeit, weil er Fenster und Türen montieren muss. Morgen oder nächste Woche, hat er gesagt.

Da ich den Friseurtermin gestern verpasst hatte, bin ich heute gewesen. Zum Abendbrot gab es Pizza.

Fr., 10. November. Morgenlauf, 3 km. Danach Büro. Klempnerleistungen im LV Sporthalle GS West eingetragen, Materialpreise von M. sind immer noch nicht da. Deshalb bin ich ins Eichsfeld gefahren und habe die Konzertina geholt. Das war schon ein Erlebnis. Der Konzertina-Bauer ist so ein richtiger Künstler. Es handelt sich immerhin um ein richtiges Instrument! Er hat mir viel über die Entwicklung und Entstehung seiner Idee erzählt und das war sehr interessant. Zum Abendbrot war ich wieder zu Hause und habe natürlich gleich auf meinem neuen Instrument gespielt. Ich stelle mir vor, dass es sehr lustig werden kann. Die Rückenschmerzen sind im Laufe des Tages abgeklungen.

Sa., 11. November. Zum Faschingsauftakt bin ich mit meiner Konzertina im Clownskostüm auf den Marktplatz gegangen und habe gespielt. Da blieben natürlich Menschen stehen und so sind unsere Leute vom Elfer-Rat von einigen Bürgern empfangen worden. Anschließend ging es, wie immer, zum Bürgermeister auf die Bude. Wir hatten viel Spaß. Am Nachmittag habe ich einen Gag für Uli vorbereitet, bin gespannt, wie alle reagieren.

So., 12. November. Nach dem Frühstück bin ich noch einmal in den Betrieb und habe für den Auftritt bei Uli geprobt. Mittag, gegen 15 Uhr waren wir bei Uli in Jesau. Es waren alle Brüder zusammen und viele Freunde. Natürlich habe ich meinen Gag absetzen können und es hat allen viel Spaß bereitet. Uli überlegt, sich eventuell auch so eine Konzertina zuzulegen. Er sieht da einige Möglichkeiten sich auftun. Gegen 23 Uhr waren wir wieder zu Hause.

Mo., 13. November. Maria musste zum Lohnseminar nach Schlema. Ich habe die Kalkulation für das Angebot Sporthalle GRM West fertiggestellt und bei der Stadtverwaltung abgegeben. Mal sehen, ob wir Glück haben. Es hat oft geregnet und ich war mit dem Fahrrad unterwegs. Am Nachmittag die Unterlagen für die Tankstelle in Schwarze Pumpe vorbereitet.

Di., 14. November. Um 6.30 Uhr los nach Schwarze Pumpe zur Tankstelle, Dachreparatur. Mit Norbert war es ein feines Arbeiten und es hat alles geklappt. 16.30 Uhr zu Hause, gleich die Abrechnung gemacht. Eigentlich eine gute Leistung und ich könnte froh sein, dass ich es wieder so weit kann. Bin ich auch! Und trotzdem habe ich keine gute Laune. Warum, weiß ich selbst nicht. Konnte schlecht einschlafen und dann habe ich einen Mist geträumt. Durch die körperliche Arbeit hätte ich eigentlich schlafen müssen wie ein Toter.

Mi., 15. November. Laufen, 3 km, obwohl ich Muskelkater von gestern hatte. Wir sind heute nach Krakau gefahren, ging wirklich gut, da fast alles Autobahn gefahren werden kann. Ich bin die ganze Strecke gefahren und es hat mir nichts ausgemacht. In Krakau hatten wir ein Problem: Das Hotel konnten wir sehen, aber durch eine riesige Straßenbaustelle kamen wir nicht ran. Nach einer Stunde hatten wir es geschafft. Die Zimmer sind sehr schön. Am Abend haben wir dann noch mit Martin O. zusammengesessen und haben uns unterhalten. Der erste Tag WM war da schon vorbei.

Do., 16. November. Um 8 Uhr ausgiebiges Frühstück, dann ging es mit dem Taxi zum Wettkampf-Ort. Zehn Nationen kämpften um den Titel. Wir konnten sehen, dass nicht alle am Vortag fertig geworden sind. Heute schafften es alle. Die Briten wurden ihrem Klischee voll gerecht und fummelten alles so recht und schlecht zusammen. Auch die Schweizer gaben sich Mühe, war aber auch alles. Die beiden Nationen kommen aber wohl in ihren Ländern am besten zurecht, was Auftragsbestand und Verdienstmöglichkeiten angeht. Am Abend war Bowling mit Büfett.

Fr., 17. November. Das Bowling hat mir nicht gutgetan. Mein Arm ist dick und schmerzt. Man kann eben mit einer Thrombose nicht so tun, als hätte man keine. Heute war kein Wettkampf mehr, heute konnte jede Nation zeigen, was sie wollte. Es war der Tag von Prefa. Deutschland hatte eine Raute von Rheinzink aufgelegt. Am Abend war Festabend, da die Karte 120 €/Person kosten sollte, haben wir großzügig verzichtet. Wir haben bei einem schönen Abend in einem Kellerlokal unseren Spaß gehabt. Dann sind wir noch zum Superhotel, um die Ergebnisse zu erfahren. Die Polen sind Erster geworden im Steildach und Flachdach. Deutschland musste sich den zweiten Platz im Steildach wegen Punktgleichheit mit Österreich teilen. Im Flachdach wurde Ungarn Zweiter und Deutschland Dritter.

Sa., 18. November. Als ich das Hotel bezahlen wollte, sagte die Dame, dass ich das nicht brauche. Also waren wir von den Polen eingeladen worden. Ob das die Deutschen auch so gemacht hätten? Dann Heimreise. Die Tage waren für mich sehr anstrengend und so habe ich nach den ersten 100 Kilometern das Steuer an Tobias übergeben. Um 18 Uhr waren wir dann zu Hause. Jetzt muss ich aber einen faulen Sonntag machen und meine Thrombose pflegen.

So., 19. November. Es war ein fauler Sonntag mit Kirchgang und Fernsehen. Am Abend haben wir im Kino *Die 7 Zwerge* gesehen. Tobias war mit seiner Peggy auch mit.

Mo., 20. November. Morgenlauf, 3 km. Im Büro. Ich habe alle Fotos von der WM gespeichert, auf CD gebrannt und ein Bild für Martin angefertigt, als Erinnerung. Das werden wir ihm bei der Weihnachtsbaumaktion überreichen. Seit heute habe ich wieder leichte Rückenschmerzen. Ich weiß nicht, ob mir da vielleicht meine Psyche einen Streich spielt. Der faule Sonntag hat mir gutgetan und so war ich am Abend nicht so fertig. Friseur.

Heute war Harald im Büro. Seiner Frau geht es gar nicht gut! Sie ist auf der Intensivstation. Nierenversagen, Leberversagen, künstliche Ernährung und in der Wunde eine Infektion. Und das nach mehreren Chemotherapien. Sie ist ruhiggestellt und ich nehme an, dass sie selbst kaum noch etwas tun kann. Durch

Schmerzmittel und so ist man nicht mehr Herr seiner Sinne! Ich stelle mir das sehr schlimm vor. Ich konnte mit meiner Krankheit am besten umgehen, wenn ich das Gefühl hatte, aktiv mitzuwirken. Deshalb war ich auch gegen starke Schmerzmittel. Aber die Grenze des Erträglichen ist auch mal erreicht, Schmerzen sind was ganz Schlimmes! Jetzt kann man, glaube ich, nur noch beten und das tue ich schon lange. Es ist auch für Harald eine sehr schwere Situation. Mögen sie die Hoffnung nicht verlieren und Wege finden, ihre Situation zu meistern. Herr, sende ihnen Menschen, die ihnen dabei helfen, und lass uns erkennen, wo wir hilfreich sein können.

Di., 21. November. Früh wieder gelaufen, 3 km, auch an leichten Steigungen habe ich kaum noch Atemnot. In der Nacht habe ich leichte Rückenschmerzen gespürt. Aber ich kann es noch nicht richtig einordnen.

Heute hatte ich einen Termin bei Frau Dr. W. in Leipzig. Ich war immer der Meinung, wenn der Port entfernt wird, dann hat sich das mit der Thrombose erledigt. Wie ich heute erfahren habe, ist das nicht richtig. Was mit der Therapie innerhalb eines Vierteljahres erreicht wird, ist das Maximale. Also bleibt es mit höchster Wahrscheinlichkeit so, wie es ist. Damit bin ich nicht einverstanden. Ich verspüre immer wieder einen Druck im rechten Arm und nehme vor allem in der rechten Hand Spannungen wahr. Das ist nicht besonders schmerzhaft, aber unangenehm. Und das soll so bleiben? Im Internet wird von operativen Eingriffen als absolute Seltenheit berichtet. Als Alternative bleibt die Kompression, also ständiger Gummistrumpf am Arm. Ist z. B. im Sommer nicht zu praktizieren. Viel Bewegung ist ebenfalls gut und fördert die Durchblutung. Da kann man ja etwas tun! Insgesamt bin ich nicht froh über dieses Ergebnis, obwohl ich froh sein sollte, dass ich den Krebs so überstanden habe. Trotzdem werde ich mich noch nicht dem Schicksal ergeben. Wir machen jetzt eine Venenmassage und weiter die Spritzen. Tagsüber bemerkte ich manchmal geringe Rückenschmerzen. Muss ich weiter beobachten.

Mi., 22. November. In der Nacht habe ich unruhig geschlafen, immer wieder ging mir die Thrombose durch den Kopf. Zum Frühstück kam Lisa. Um 13 Uhr Drehtermin für die Weihnachtsgala. Ich hatte überhaupt keinen Bock, aber als wir dann bei der Sache waren, hat es wieder unheimlichen Spaß gemacht. Den restlichen Tag habe ich an meinem Liederbuch gearbeitet. Es ist sehr mühsam, weil ich fast alle Lieder anspielen muss, um die Musik mit dem Text zu vergleichen und zu klären, ob es Sinn macht, den Titel aufzunehmen. Am Abend habe ich gemerkt, dass ich nicht gespritzt habe. Als ich es nachgeholt hatte, bekam ich auf einmal einen Geruch in die Nase wie bei der Chemo. Das war äußerst unangenehm. Worauf das zurückzuführen ist, weiß ich nicht. Die Rückenschmerzen spüre ich nur noch zeitweise. Dann habe ich verpasst, nach dem Fernsehfilm ins Bett zu gehen. Deshalb ist es wieder spät geworden.

Do., 23. November. Natürlich heute nicht aus dem Bett gekommen. Nach dem Frühstück ins Büro. Mittags zu Hause für Maria und mich und Lisa Essen gekocht: Kartoffeln und Quark. Lisa hat uns vier Stunden zu Raphaela nach Ibbenbüren gefahren und ihre Sache gut gemacht.

Fr., 24. November. Natürlich haben wir den Tag mit einem Geburtstagsständchen begonnen. Marco war auch da. Zum Frühstück kamen die ersten zwei Geburtstagsgäste aus der Kirchgemeinde. Mit Maria, Lisa, Noah im Bus in die Innenstadt zum Bummeln. Das war sehr schön. Leckeres Mittagessen bei Raphi, abruhen, zum Kaffee und Abendbrot kamen die nächsten Gäste. Es war anstrengend und gleichzeitig schön. Auch schön zu sehen, wie sie bemüht ist, dort Freunde zu haben. Sie wird anerkannt und geliebt. Noah war immer mittendrin und hat überhaupt keine Beziehungsprobleme zu anderen Menschen. Ich hatte den ganzen Tag Rückenschmerzen, die schon in der Nacht begonnen haben. Werde wohl am Montag zum Arzt gehen müssen.

Sa., 25. November. Nach dem Frühstück ging es in ein Gartencenter, Noah ist da seinem ersten Weihnachtsmann begegnet und hat das mit großen Augen, aber sehr cool, abgetan. Natürlich haben wir einiges zum Basteln gekauft. Kartoffeln in einem Hofladen gekauft, nach Hause zum Kaffeetrinken. Raphi hat dann noch meinen Rücken untersucht und eine Verspannung im Bereich der Wirbelsäulenkrümmung festgestellt. Sie will morgen quaddeln und denkt, mir damit helfen zu können. Ich wäre froh, wenn's hilft, denn dann brauch ich nicht weiter nachdenken, ob meine Lymphknoten Probleme machen.

So., 26. November. Raphi muss zur Schule und wir übernehmen die Kinderbetreuung, fahren an den Aahsee mit Noah. Er kann gut laufen, und wenn er nicht gerade etwas Interessantes zu beobachten hat, kommen wir gut voran bei unserer Runde um den See. Mittag zu Hause: gefüllte Weinblätter, es ist ein türkisches Essen und schmeckt sehr gut. Wir staunen, dass es Noah ebenfalls schmeckt, er haut richtig rein. Mit Raphi trinken wir noch Kaffee und dann packen wir das Auto. Vorher werde ich noch verarztet. Um 16.45 Uhr fahren wir nach Hause, Lisa ist wieder Fahrer und macht das gut. Es war ein schöner Besuch. Nach genau vier Stunden sind wir wieder zu Hause. Meinem Rücken geht es besser.

Mo., 27. November. Laufen, 3 km. Ich nehme mir fest vor, wieder zu einem geregelten Wochenrhythmus zu kommen. D.h. zweimal Fitness, täglich laufen und einen Tag faul. Meine Rückenschmerzen sind weg, ich habe, wie empfohlen, die Feuersalbe benutzt. Sie macht ganz schön Feuer und kurze Zeit habe ich gedacht, ich habe es übertrieben.

Terminplan gemacht, in Schönbach Sturmschaden an der Kirche angesehen, Zahnarzttermin, Weihnachtsbaumaktion. Nach Hause gelaufen, Pause gemacht. Am Abend Tobis Geburtstag, in schöner Runde ein schmackhaftes Abendessen.

Di., 28. November. Fitness: Ich war gut drauf und habe auf dem Hometrainer eine gute Figur gemacht, in einer Stunde 640 Kilokalorien, dazu Geräte. Einkaufen: für die Weihnachtsbaum-Aktion Strohmatten besorgt für die Wand, dann sieht das gemütlicher aus. Als ich ins Büro komme, sagt mir Maria, dass Gisa gestorben ist. Diese Nachricht hat mich sehr getroffen, obwohl man damit rechnen musste. Wir haben mit der Therapie zusammen begonnen. Sie hatte sich auf meiner Internetseite informiert. Es ist schlimm für Harald und seine Familie. Ich habe das Gefühl, bei ihr ist nicht alles richtig gemacht worden! Harald hat mir Sachen erzählt, die ich mit meinen Erfahrungen nicht verstehen kann. Als ich am Montag der Frau Dr. M. erzählte, dass ich eigentlich auch in Gisas Krankenhaus wollte, meinte sie, es wäre nicht gut gewesen. Wenn das eine Ärztin sagt!? Ich habe für Gisa gebetet, aber der Herr hat anders entschieden. Möge sie in Frieden ruhen und Harald mit seiner Familie wünsche ich viel Kraft.

Mi., 29. November. Kam nicht aus dem Bett, in der Nacht hatte ich zeitweise nicht schlafen können. In der Firma habe ich heute den Kondolenzbrief an Harald geschrieben. Ich hoffe, ein wenig Trost damit zu geben, wenn das überhaupt möglich ist. Die Beerdigung ist am Sonnabend um 13 Uhr und da haben wir unsere Weihnachtsbaumaktion, WBA. Für die hab ich an den Aushängen gearbeitet. Zu Hause entwarf ich noch den Gutschein für die Handschuhe, die wir allen Mitarbeitern schenken wollen. Dann habe ich noch angefangen, den Weihnachtsbrief zu schreiben. Kurz vor 23 Uhr zu Bett.

Do., 30. November. Konnte nicht einschlafen. Es geht auf einmal los, dass ich an total banale Sachen denken muss, die dann zum Problem werden und mich nicht mehr einschlafen lassen. So z. B. musste ich an die Musik zur WBA denken und dass ich das Radio aufstellen muss und wo die CDs sind. Völliger Quatsch und es ärgert mich, wegen so einem Sch... den so notwendigen Schlaf zu opfern. Auch hier werde ich mir eine gewisse Disziplin angewöhnen müssen! Ein Film, Fernseher aus und ab ins Bett. Das funktioniert dann in der Regel. Es sieht so aus, dass ich um mich herum eine „heile Welt“ aufbauen muss, in der alles stimmt und es keine Probleme gibt. Wobei es ja wirklich keine Probleme sind, die mich um den Schlaf bringen. Was auch wieder da war, ist der Geruch nach Chemotherapie. Ausgelöst durch einen besonders starken Geruch (z. B. Zahnpasta im Spiegelschrank) rieche ich auf einmal etwas, was gar nicht sein kann. Es ist nichts mehr da, was wie der Schweiß während der Chemo riechen könnte, aber ich nehme ihn wahr. Mein Kopf spielt mir da etwas vor. Sollte ich wirklich noch psychologische Behandlung brauchen? Ich muss beim nächsten Arzttermin mit Dr. E. darüber sprechen.

Weil ich erst um 2 schlafen konnte, war die Nacht kurz, bin nicht aus dem Bett gekommen und habe natürlich meinen Morgenlauf ausfallen lassen. Das macht mich nicht glücklich und ich fühle mich besch..., weil ich wieder nichts gemacht habe. In der Firma die Rechnung Nicolaistraße fertiggestellt und dann los mit Vorbereitungen Weihnachtsbaumaktion: Die Strohmatten hängen, der Weihnachtsmann ist am Giebel, die Musik installiert. Weihnachtsstern hängt auch, Verbindung mit dem Dämmerungsschalter funktioniert. Dafür habe ich den ganzen Tag gebraucht und ich war geschafft. Es macht mir ein wenig Angst, wie langsam es geht, dass man wieder belastbar wird. Im Moment kann ich noch nicht die Geschicke der Firma übernehmen. Würde ich nicht schaffen! Von allen anderen Aktivitäten ganz zu schweigen! Dann waren wir noch einkaufen. Michael macht mal wieder Sorgen. Ihm übertragene Aufgaben erledigt er nur unter Druck und ständiger Nachkontrolle. Wir sind da ein wenig ratlos. Mit einem Fernsehabend und groggy habe ich den Abend beendet. Irgendwann bin ich eingeschlafen.

Fr., 1. Dezember. Nicht gelaufen, weil Aufbau WBA genug Bewegung brachte. Mit den Schilfmatten ist die Atmosphäre noch besser, finde ich. Drittes Heizgerät gekauft und hoffe, dass es ausreichend Wärme gibt. Maria hat alles schön dekoriert und Jens die Bäume geholt und sonst noch einige Handgriffe geholfen. Ein- oder zweimal bin ich ausgerastet, da muss ich wieder lernen, mich zu beherrschen. Wenn ich das eine oder andere nicht kann, darf ich nicht meine Mitmenschen dafür verantwortlich machen. M. will morgen auf die Beerdigung von Gisa gehen, um 13 Uhr. Selbst wenn er sich beeilt, ist er mindestens zwei Stunden weg. Wir haben bei Harald abgesagt, weil wir mit der WBA zu tun haben, Harald versteht das. Am Abend habe ich dann noch mit meiner Konzertina Weihnachtslieder vorbereitet.

Sa., 2. Dezember. Zum Glück wirklich gut geschlafen und Kräfte für den Tag der WBA gesammelt. Auf Laufen verzichtet, aber Brötchen und Schabefleisch mit dem Rad geholt. Dann ging es in die Firma. Ich war froh, in diesem Jahr bei der WBA wieder aktiv mitzuwirken. Es war eine gelungene Veranstaltung. Viele haben sich nach meiner Gesundheit erkundigt und waren sichtlich erleichtert, dass es mir wieder so gut geht. Dafür bin ich sehr dankbar!

Im Anschluss haben wir noch mit allen Mitarbeitern und ihrem Anhang zusammengesessen und es war eine gute Stimmung. Zum Essen gab es Schweineschinken von Fleischer Mai, der super geschmeckt hat. Ich habe zwei Flaschen Bier getrunken und, über den Tag verteilt, vielleicht 3 Glühwein – das hätte ich lieber nicht tun sollen, denn dann war ich schlapp. Es ist vielleicht der Preis, den ich zahlen muss. Gegen 20 Uhr hat mich Lisa nach Hause gebracht und ich bin dann auch bald ins Bett. Als Maria kam, habe ich das schon nicht mehr mitbekommen. Es war ein schöner Tag und ich kann mir nicht vorstellen, diese WBA eines Tages nicht mehr zu veranstalten. Danke, dass ich so gut mitmachen konnte!

So., 3. Dezember. Gut ausgeschlafen, gefrühstückt, mit dem Fahrrad in die Kirche. Dann großes Aufräumen in der Firma, Mittag waren wir durch. Zum Mittag in der Klosterschänke, anschließend haben wir bei herrlichem Sonnenschein einen kleinen Spaziergang gemacht. Nach dem Kaffee sind Maria und ich zu Mutter Klink und haben Weihnachtslieder gesungen. Natürlich hatte ich die Konzertina mit! Der Schwibbogen musste installiert werden und das Einrichten der Zeitschaltuhr war eine Wissenschaft für sich. Aber ich habe mich durchgebissen. Darauf war ich ein klein wenig stolz, denn Durchhalten ist manchmal eine Schwäche bei mir, die neu trainiert werden muss. Am Abend weiter am Liederbuch gearbeitet.

Mo., 4. Dezember. Hurra! Heute Morgen bin ich 6 km gelaufen. Ich könnte mal nach Wurzen und zurück laufen. Oder nach Rochlitz. Wenn ich das schaffen würde, wäre das eine super Sache! Darauf werde ich jetzt mal gezielt trainieren. Bei Dr. E. Blutkontrolle und Portspülung. Ich habe mir mal die Blutwerte geben lassen und sie mit Raphi durchgesprochen. Dabei haben wir gemerkt, dass Krebsmarker gar nicht bestimmt werden und die Leberwerte deuten auf Zellzerstörung hin. Deshalb die Frage: Was ist mit den verbliebenen Lymphknoten? Wegen der schlechten Werte der Leukozyten sollte ein Differenzblutbild angefertigt werden, Raphi wird sich mit dem Labor unterhalten.

Di., 5. Dezember. Heute Nacht hatte ich Schüttelfrost und um 6 Uhr eine Temperatur von 38,6°. Ab ins KH zu Dr. E. Ich war überrascht: Die Leukos sind laut Blutkontrolle gegenüber gestern noch schlechter geworden. Ich habe Antibiotika bekommen, soll am Donnerstag wiederkommen. Zu Hause bin ich wieder ins Bett. Ich bin froh, dass ich nicht im KH bleiben muss. Weihnachtsgala abgesagt.

Mi., 6. Dezember. Recht gut geschlafen, nur einmal musste ich raus. Fieber ist weg, aber Gliederschmerzen sind immer noch da. Am Nachmittag bin ich eine Stunde spazieren gegangen, aber bei der kleinsten Anstrengung fing ich an zu schwitzen. Reclett rief an und wollte mich beruhigen, dass für die Weihnachtsgala ein Ersatzmann gefunden wurde. Sie hat mich ermahnt, mich nicht unter Druck zu setzen. Aber ich bin trotzdem ungeduldig, denn nach so langer Zeit sollte es doch nun langsam bergauf gehen! Könnte man da vielleicht etwas aktiv tun, um die Blutwerte zu verbessern? Mal sehen. Im Internet hab ich einen Hinweis gefunden auf die Habichtswaldklinik, die bieten eine spezielle Nachsorge für Hodenkrebspatienten. Habe eine E-Mail geschrieben.

Do., 7. Dezember. Haustag bis Mittag, Schinkennudeln gegessen. Mit Maria in der Firma Problem am Bau A. besprochen, da wurde Bockmist gebaut, der Schaden ist massiv! Blutkontrolle bei Dr. E.: Die Leukos sind weiter nach unten, sie sind wieder im roten Bereich. Das heißt für Montag: Blutkontrolle beim Hausarzt. E. hat mir ein Mittel verschrieben, das die Blutbildung anregen soll. Er meint, bis zu einem halben Jahr kann es schon dauern, dass das Blut sich wieder verbessert. Am Abend Pizzatreff bei uns. Lisa und Maria haben Gestecke zum Advent gebastelt. Schön haben sie das gemacht und sichtlich Freude daran gehabt.

Fr., 8. Dezember. Mal wieder etwas zu arbeiten versucht, dann doch wieder nach Hause und meine Liedeinträge im Liederbuch fertigbekommen. Einkaufen und dann den Tag mit dem traditionellen Freitagsabendbrot beendet.

Sa., 9. Dezember. Zum Bäcker und Fleischer mit dem Fahrrad. Ich fühle mich seit Langem mal wieder stark zum Bäumeausreißen. Habe ein bisschen ein schlechtes Gewissen, weil ich mich aus der Wählergemeinschaft ausgeklinkt habe und jetzt geht es mir so gut. Den Weihnachtsstern im Hof aufgehängt. Inhaltsverzeichnis fürs Liederbuch fertig gemacht. Nach dem Mittag ins Büro, mit dem Druck und den Kopierarbeiten fürs Liederbuch begonnen. A-5-Format, vorn und hinten bedruckt, ist eine echte Herausforderung. Ich mache das aber bewusst, denn ich trainiere damit den Geist und die Ausdauer. Tobias kam voller Probleme ins Büro und wir haben über die Firma gesprochen. Wird Zeit, dass ich mich wieder kümmern kann. Die Leute werden ungeduldig, sie sehen mich fast täglich, aber ich mache nichts. Das ist schwer zu verstehen. Es ist auch schön, wenn man merkt, dass man gewollt ist.

So., 10. Dezember. Mit Maria nach dem Frühstück zum Weihnachtsmarkt nach Erfurt. Zu Hause dann nachmittags mein Liederbuch fertig kopiert. Das war schwierig, aber ich habe es hinbekommen und bin stolz darauf.

Mo., 11. Dezember. Bei dem schönen Wetter kam mir der Gedanke: Du könntest den Wein am Haus verschneiden. Gedacht, getan! Ich habe mir den Kran geholt. Das Zeug im Container weggebracht und gleich zwei Paletten Holz geholt und im Keller eingestapelt. Das Arbeiten hat so viel Spaß gemacht, dass ich mich wundern musste. Auch geschwitzt habe ich nicht so sehr wie sonst. Ich habe es das erste Mal richtig gespürt: Meine Kraft, meine Gesundheit und meine Energie kommen zurück. Ich war so froh darüber. Ich merkte einfach: Jetzt ist alles überstanden. Es war wie eine innere Stimme, die zu mir sprach! Jetzt bin ich mir wirklich sicher, dass ich es geschafft habe. Das hat ganze fünf Monate nach der Chemotherapie gedauert. Am Wochenende hatte es sich schon abgezeichnet, heute habe ich nun Gewissheit! Gott sei Dank! Am Abend war ich geschafft, aber sehr glücklich und froh! Ich glaube, jetzt kann ich auch die Zeit genießen, in der ich noch keine Verantwortung habe, und einige Pläne für die Zukunft entwickeln. Mal sehen, was der Kurbescheid bringt und dann sehen wir weiter.

Di., 12. Dezember. Es regnet. Die Antibiotika sind heute zu Ende und morgen werde ich wieder mit Laufen und Fitness beginnen. Im Büro einen Entwurf erarbeitet für einen Servicevertrag, den gebe ich dem Rechtsanwalt zum Drüberschauen. Die Gutscheine für die Mitarbeiter für Handschuhe sind auch fertig. Klaus Bröker hab ich gebeten, mir bei der Neustrukturierung der Firma zu helfen. Ich bin voller Pläne! Der Steuerberater war da, wir sollten für das Jahr mit einer schwarzen Null durchkommen.

Er wünschte mir weiterhin gute Genesung und die notwendige Power. Am Abend Weihnachtsfeier bei den Freien Wählern, eine illustre Runde im Bowlinggewölbe. Katrin hatte wieder eine Überraschung für jeden dabei (Sack, Mütze, Handtuch und kleiner Becher). War erst gegen Mitternacht zu Hause.

Mi., 13. Dezember. Natürlich kein Lauf, wegen der späten Nachtruhe. Es wird immer wieder Entschuldigungen geben. Also los, du alter Schweinehund, überwinde dich wieder! In der Firma weiter ausgemistet, um einen Neuanfang zu machen, muss man sich von Altem lösen. Um 12 Uhr erster Termin Lymphdrainage. Der Herr R. hat sich alles genau angeschaut und mir erklärt, was er tun wird. Milch soll ich nicht so viel trinken und bei Käse soll ich auch nicht übermäßig zuschlagen. Keine Sauna und bei Ruhe immer den Arm hochlegen.

Papier für den morgigen Besuch beim Kunden E. vorbereitet, die Zahlungszeiträume sind einfach zu lang. Am Abend bekam ich starke Rückenschmerzen. Es war wieder so, dass keine Körperhaltung, weder sitzend noch liegend, Erleichterung brachte, musste Schmerzmittel nehmen. Es ist zum Verzweifeln! Gerade habe ich das Gefühl, jetzt geht es bergauf, da kommt wieder ein Rückschlag.

Für mich sieht es jetzt fast so aus, dass die OP doch sein muss. Aber doch bitte nicht zu Weihnachten! Ich könnte heulen! Aber nach dem Heulen heißt es die Arschbacken zusammenkneifen und auch diese Hürde meistern. Ich bin jetzt auch fit genug, eine solche OP durchzustehen, davon bin ich überzeugt!

Do., 14. Dezember. Die Nacht gut geschlafen. Die Schmerzen sind noch da, aber nach dem Frühstück entscheide ich, doch nach Hamburg zum Kundengespräch zu fahren, und ich fahre. Mit dem Zug. Die Unterredung dauert 1,5 Stunden und dann fahre ich wieder auf den Hauptbahnhof. Es geht mir nicht so gut. Ich spaziere um den Bahnhof und entdecke einen Chinesen. Da bekomme ich Appetit auf eine knusprige Ente und 15 Minuten später steht sie auf meinem Tisch. Sie schmeckt einfach köstlich. Die Rückfahrt ist anstrengend und ich weiß nicht mehr, wie ich sitzen soll. In Leipzig steige ich in mein Auto und bin schnell zu Hause.

Fr., 15. Dezember. Immer noch Rückenschmerzen. Heute bin ich bei K. angemeldet, die Reparatur Flachdach erledigen, mit dem Kran sollte das nicht so schwer sein. Irrtum! Mit meinen Rückenschmerzen wird es zur Tortur. Danach bin ich völlig geschafft. In der Firma stelle ich meinen ersten Spruchkalender her, es ist aber sehr mühsam, jedes Blatt zu bedrucken, und wird viel Zeit brauchen. Aber es geht und ich bin froh, dass ich jetzt zum Ziel komme. Am Abend kann ich den Film nicht zu Ende sehen und muss ins Bett. Gegen Mitternacht kann ich nicht mehr liegen und gehe in die Wohnstube und verbringe den Rest der Nacht in meinem Sessel. Ich fühle mich wieder so wie vor einem Jahr, als der ganze Mist losging. Montag werde ich Dr. E. anrufen.

Sa., 16. Dezember. Am Vormittag die restlichen zwei Kalender bedruckt, sie sind eigentlich so, wie ich es mir gedacht habe. Die ersten fünf Liederbücher geschnitten, sortiert und zusammengestellt. Auf diese Arbeit bin ich besonders stolz und nur, wer in der DDR gelebt hat, weiß, was so eine Liedersammlung eigentlich bedeuten kann. Wollen mal sehen, wie ich sie nutzen kann. Das muss die Zeit bringen, ich möchte doch auch niemanden nerven mit meiner Musik und dem Gesang. Muss ja auch erst einmal üben. Am Nachmittag war ich dann einfach nur faul. Gegen Abend hatte ich auch meine Rückenschmerzen wieder. Lisa habe ich dann noch zu ihrer Weihnachtsfeier gefahren. Auf dem Rückweg versuchte ich, Matthias Berger zurückzurufen, aber die Verbindung war sehr schlecht. Er meinte, ich soll doch einfach bei ihm vorbeischauen. Wir haben eine reichliche Stunde geplaudert. Ich finde es schon bemerkenswert, wie er immer wieder an mich denkt und sich nach meiner Gesundheit erkundigt. Ich habe ihn beruhigt, dass er alle Angriffe auf seine Person getrost ignorieren kann, denn sie bewirken nur eines im Moment. Sie machen ihn nur noch stärker. Die Flutbewältigung und jetzt sein Einsatz zur Erhaltung der Kreisstadt Grimma bringen bei den Bürgern weitere Pluspunkte. Wenn Parteien und Organisationen gegen Berger auftreten, dann kann das nur seine Beliebtheit unter den Bürgern stärken, wenigstens zurzeit. Mit Schmerzmitteln versehen ging es zur Nachtruhe.

So., 17. Dezember. Durchgehalten die Nacht, musste dann aber aufstehen, da die Rückenschmerzen im Liegen nicht mehr auszuhalten waren. Am Vormittag ging's mir gut, konnte ich den Kamin sauber machen, das Wohnzimmer saugen und dann Mittagessen vorbereiten. Es gab Büffelrollbraten als Sauerbraten mit Klößen und Rotkohl. Tobi und Peggy kamen zum Mittag. Es war eine schöne Runde und das Essen hat auch geschmeckt. Auch Raphi und Noah kamen, da war natürlich Leben in der Bude. Maria und ich waren ab 15 Uhr zur Betreuung der Kirchenbude auf dem Weihnachtsmarkt eingetragen, für mich ging als Ersatz Elisabeth mit, Raphi und Noah zischten auch ab auf den Weihnachtsmarkt, hatte ich hier Ruhe fürs Fernsehen und Schlafen. Nach dem Abendbrot haben wir Kaminstunde gemacht. Das tat gut! Lustiger Film im ZDF und danach zu Bett mit Schmerzmitteln.

Mo., 18. Dezember. Um 3 Uhr bin ich auf meinen Sessel im Wohnzimmer und habe dort weitergeschlafen. Nach 8 Uhr habe ich in der Praxis von Dr. E. angerufen und konnte gleich kommen. Er hat mich gründlich untersucht und sofort alle weiteren Untersuchungen wie Ultraschall, CT und PET organisiert, Programm für den Rest der Woche. Sturmschaden in Klinga mit dem Kran abgearbeitet, im Büro Rechnung geschrieben. Notartermin, nun habe ich meine Anteile an Muldental TV abgegeben. In Nimbschen essen gewesen, mit Schmerzmitteln zu Bett.

Di., 19. Dezember. Bis zum Klingeln des Weckers in meinem Bett ausgehalten. Im Klinikum zum Ultraschall, den Hoden untersuchen lassen. Die Dame ist verzweifelt, konnte nicht alles deuten, was sie gesehen hat. Ich soll beim morgigen CT darum bitten, dass sie die Hoden mit untersuchen. In der Firma die Liederbücher fertig gemacht. Lymphdrainage: leichte Massage, Verband um den Arm, selbst die Finger sind mit eingewickelt. Ich soll aber alles mit dem Arm machen und in Ruhestellung hochlegen. Beim kleinen Finger und dem Ringfinger muss ich aufpassen, dass sie nicht absterben. Um 0.00 Uhr war die Nacht im Bett zu Ende und ich musste wieder in meinen Sessel – wegen dem Arm. Aber nur mit Aufstehen und Umherlaufen kam wieder Leben rein. Tagsüber hatte ich leichte Rückenschmerzen, aber ich war von dem Arm abgelenkt. Der Verband soll bis Donnerstagfrüh dranbleiben. Bin gespannt, ob ich das aushalte.

Mi., 20. Dezember. In meinem Sessel bin ich früh recht gut ausgeschlafen aufgewacht. Der Armwickel ist lästig und der kleine Finger schmerzt. Um 11 Uhr CT im Klinikum: Frau Dr. Brutalo hat dreimal versucht, eine Flexüle zu legen, damit das Kontrastmittel gegeben werden kann. Im Büro ein Projekt angelegt für Klinik Z. Damit werde ich mich im Januar beschäftigen. Nach Hause, ausruhen. Friseurtermin und anschließend bei Horst Geburtstagsnachfeier. Um 10 war dann meine Zeit gekommen. Nach Hause und ins Bett. Am Abend habe ich dann auch den Verband abgemacht.

Do., 21. Dezember. Gute Nacht gehabt, Schmerzen sind zu ertragen, auch ohne Schmerzmittel – ein gutes Zeichen. Kein Frühstück, zum PET muss man nüchtern erscheinen. Pullerspritze, was dann kam, war alles andere als lustig. Die Aufnahme mit dem CT dauerte 1 ½ Stunden. Da das Loch so klein ist, musste ich die Arme die gesamte Zeit über den Kopf halten. Am Ende bekam ich sie kaum nach vorn. Aufstehen ging ohne Hilfe nicht. Ich brauchte ein paar Minuten, um mich wieder kontrolliert bewegen zu können. Vom Ergebnis habe ich nichts erfahren. In der Firma hatte ich einfach keine Lust, etwas zu tun. Nach Hause.

Raphi, Noah und Maria waren bei Marias Mutter zur Weihnachtsfeier – ich habe die sturmfreie Bude genutzt, um mit der Konzertina Weihnachtslieder zu üben.

Fr., 22. Dezember. Durchgeschlafen ohne Schmerzmittel. Das ist schon einmal recht angenehm! In der Firma gab Reiner ein nachträgliches Geburtstagsfrühstück. Um 11 Uhr Banktermin, nachmittags Jahresabschluss in der Firma in netter Runde: Ein ereignisreiches Geschäftsjahr ist zu Ende mit positivem Ergebnis. Das ist, zumindest in diesem Jahr, keine Selbstverständlichkeit und Grund zur Freude! Es wird aber auch höchste Zeit, dass ich wieder aktiv in der Firma werde, denn langsam sind alle am Ende ihrer Kräfte. Maria sagt des Öfteren, sie braucht mich! Entscheidend wird der nächste Donnerstag, wenn alle Untersuchungsergebnisse vorliegen. Abends mit Michi und Maria in Leipzig auf dem Weihnachtsmarkt. Man hatte uns vor unendlich vielen Massen gewarnt, aber es war angenehm gefüllt und sehr schön.

Sa., 23. Dezember. Hurra! Heute bin ich mal wieder an der Mulde gelaufen, 3 km. Man merkt, dass man faul gewesen ist, und fängt wieder von vorne an. Ich hoffe, dass ich jetzt auch gesundheitlich durchhalten kann. Frühstück mit Leinölbrötchen und Schabefleisch. Ein Vogelhaus übergeben, die letzte Tankstelle fertig gemacht, Mittagessen zubereitet: Schinkennudeln. Ein voller Erfolg! Am Nachmittag habe ich die Gans-Teile vorbereitet und gekocht, den Baum gekürzt eingesetzt. Am Abend dann wie üblich den Weihnachtsbaum mit Kerzen bestückt. Habe die Mannschaft im Wohnzimmer allein gelassen und bin schlafen gegangen.

Heiligabend. Ein guter Anfang mit Morgenlauf, 3 km. Gemeinsames Frühstück in der Küche, weil das Weihnachtszimmer gesperrt ist. Während Maria Kartoffelsuppe kocht, bin ich in der Firma: Liederhefte für Nachmittag überarbeiten, Briefe für die Weihnachtsgeschenke schreiben. Um 15 Uhr ist Kaffeetrinken angesetzt. Vorher noch in Schale schmeißen, dabei stelle ich fest, dass ich beide Ringe anziehen kann und das ist ja auch schon wieder ein positives Zeichen. Felix und Tobias kommen und so sind wir wieder komplett. Vor der Bescherung gehen wir zu Mutter Klink. Dort ist das Bett leer und sie ist im Stuhl bei der Weihnachtsfeier vom Heim. Mutter staunt nicht schlecht, dass wir alle da sind. Natürlich habe ich meine Konzertina mit und wir singen Weihnachtslieder. Zu Hause ist dann Bescherung und wieder singen wir mit Konzertina-Begleitung. Es ist sehr schön, wie alle sich beschenken und viel Freude daran haben. Maria und ich bekommen einen Wellnesstag in der Sachsentherme von unseren Kindern. Na, dann werden wir es uns mal gut gehen lassen.

Zum Abendbrot mache ich traditionell *Sonne im Schnee* und es schmeckt hervorragend. Maria, Elisabeth und ich fahren nach Leipzig in die St. Nicolaikirche zur Christnacht. Es wird, wie jedes Jahr, die Krönungsmesse von Mozart aufgeführt. Es ist wieder ein Hochgenuss und ich bin dankbar, dass ich dabei bin.

Erster Weihnachtstag. Heute haben wir richtig lange geschlafen. Ein ruhiger Tag.

Zweiter Weihnachtstag. Heute den Schweinehund überwunden und 3 km laufen gewesen. Gemeinsames Frühstück. Ich habe das Weihnachtsfestessen zubereitet: die traditionelle Champignonsuppe, Gans mit Klößen und Rotkohl. Mit Lisa habe ich den Nachtisch kreiert: Vanillepudding mit heißen Himbeeren, Tobias und Peggy kamen zum Mittag und es hat super geschmeckt. Tobi und ich haben eine Festtagszigarre geraucht. Am Nachmittag kamen Felix und Manu und so hatten wir volles Haus. Wir haben Weihnachtslieder und andere Lieder gesungen – mit der Konzertina werden wir noch zu einer Sängerfamilie. Am Abend haben wir dann *Forrest Gump* gesehen. Ein guter Film mit guten Aussagen. Alle Achtung!

Mi., 27. Dezember. Heute Morgen hatte ich wieder Rückenschmerzen, aber das hat mich nicht abgehalten, 3 km zu laufen.

Heute war ein herrlicher Sonnentag und so bin ich gemütlich über Land nach Cottbus gefahren und habe die Landschaft genossen. Erste Station war Mutter. Es ist sehr traurig und es tut mir so leid, dass sie derart verbittert ist, dass sie gar keine rechte Freude am Leben mehr haben kann. Alle, die sich in ihre Nähe begeben, werden früher oder später beschimpft und runtergemacht. Dann bei Uschi und Norbert sowie Thomas und Familie reingeschaut. Dritte Station war Treff bei McGregor. Seit 32 Jahren ist das so, wobei ich die letzten 20 Jahre gefehlt hatte. Tom, McJaunich, G. Zinke, Bernhard Fiedler und ein Evangele waren die Gäste. Es war eine illustre Runde und wir hatten viel Spaß bis 0.00 Uhr. Bin noch nach Hause gefahren, hab aber unterwegs eine halbe Stunde geschlafen, war um 3 Uhr zu Hause. Der Nebel unterwegs war nicht so schlimm.

Do., 28. Dezember. Bis 8 Uhr geschlafen, mit Maria gefrühstückt. Da es mir recht gut geht, war ich guter Dinge für meinen Termin bei Dr. E.. Die Nachrichten waren aber alles andere als erfreulich: Krebsmarker positiv. Die CT-Untersuchung ergab eine Vergrößerung der Lymphknoten und mehrere neue, größere Lymphknoten. Die PET-Untersuchung ergab mindestens drei neue Lymphknotenmetastasen, das Bild eines Lymphknotenrezidivs. Der Hammer sitzt. Eine Vergrößerung der bereits vorhandenen Lymphknoten im Unterbauch hatte ich schon wegen der Schmerzen vermutet, aber dass sich neue Metastasen gebildet haben! Jetzt geht es wieder von vorn los. Ab 8. Januar vier Zyklen Chemotherapie und anschließende OP. Es war also noch nicht der große Sieg, den wir errungen hatten. Das Kriegsbeil muss noch einmal ausgegraben werden. Ich weiß, was auf mich zukommt, und ich werde fit genug sein, diesen Kampf zu kämpfen. Den einfachen Weg bin ich noch nie gegangen und warum soll es dieses Mal anders sein? Ich weiß auch, dass ich nicht allein bin und dass meine altbewährten Kampfgefährten mir zur Seite stehen werden. Also, packen wir's an!

Kapitel 9.

Auf ein Neues: 2. Chemo, 1. Zyklus

Zum Geburtstag und zum Jahreswechsel das Versprechen: Maria und ich werden alles in Liebe zusammen durchstehen. Ich bleibe bei meinem Prinzip – erst der Krebs, dann alles andere wie Firma oder Politik. Chemo startet trotz diverser Unklarheiten. Ich bin diesmal nicht so fertig wie beim ersten Mal. Die zweite Glatze.

Fr., 29. Dezember. Es hat gestern geschneit und heute Morgen war viel Eis auf der Straße. Wolfgang mit Familie ist zu Besuch und das Frühstück musste vorbereitet werden. Alles genug Entschuldigungen, dass ich nicht laufen konnte. Mit Michi habe ich über seine Bewerbungen gesprochen, er muss ständig Druck bekommen, sonst wird nichts. Dann bin ich 12 km Rad gefahren und das war bei schönem Wetter sehr erholsam. Am Nachmittag war Lutz da und hat mir eine Nachricht über eine neue Heilmethode für Krebs gebracht. Mal sehen, ob das für mich nutzbar ist. Ich werde eine E-Mail schicken. Dann war ich mit Felix einen Computer und einen MP3-Player kaufen. So bin ich technisch voll ausgerüstet für meine nächsten Krankenhausaufenthalte. Zum Abschluss des Tages gab es dann noch das Freitagabendbrot mit Brötchen und Kakao.

Sa., 30. Dezember. Heute Morgen habe ich meinen Vorsatz eingelöst und bin gelaufen. Es war arschglatt. Frühstück, nach Leipzig zum Einkaufen, bei Peggy und Tobi Weihnachtsbaum ansehen und Kaffee trinken. Dann haben wir noch im Baumarkt drei Klobrillen geholt und zu Hause natürlich gleich montiert, war nicht so einfach, die alten gingen kaum ab. Nach dem Abendbrot bin ich vor der Glotze eingeschlafen. Alles in allem war es aber wirklich ein schöner Tag und ich habe fast alles zusammen, was ich für das KH benötige.

So., 31. Dezember. Wir haben verschlafen – zu meinem Geburtstag! Alles musste schnell gehen, da war natürlich meine Stimmung nicht die beste. Aber als die Ersten kamen, waren wir mit dem größten Teil der Vorbereitung fertig. Felix hat mir den neuen Computer eingerichtet und darüber freue ich mich natürlich ganz besonders. Nach dem Abendbrot waren Maria und ich alleine. Ich habe nicht so die Stimmung, was ja kein Wunder ist. Man hätte vielleicht doch irgendwohin gehen sollen, unter Leute. Aber man kann vor seinen Problemen nicht weglaufen. Der große Partyrocker war ich sowieso noch nie, warum soll das gerade heute anders sein. So haben wir ferngesehen, eine sehr schöne Show von André Rieu gesehen. Um Mitternacht hatten wir auf der Terrasse Logenplätze, von wo aus wir das Feuerwerk der anderen sehen konnten. Ich habe eine Zigarre geraucht, Sekt haben wir getrunken und es war sehr schön. Gemeinsam gaben wir uns das Versprechen, alles in Liebe durchzustehen. Wenn wir das schaffen, dann haben wir schon fast gewonnen. Na, dann Prost Neujahr!

Mo., 1. Januar. Kirche. Die Predigt war gut. Wenn der Mensch schon alles im Voraus wüsste, dann wären wir verzweifelt und das Leben würde langweilig sein. Da es nicht so ist, haben die Menschen Hoffnung. Damit neben der Hoffnung auch das Ziel nicht verfehlt wird, ist es gut, wenn jeder Mensch einen Kompass hat, nach dem er sich ausrichten kann.

Michi hatte seine Freundin über Nacht in seinem Zimmer, was natürlich geklärt werden musste. Maria hat das souverän erledigt. Nachmittags sind wir spazieren gegangen, ich habe mich noch am Computer betätigt. Möge es ein gutes Jahr werden.

Kampf

Ich beschönige meine Situation nicht. Ich sehe
sie so, wie sie ist. Und gerade deshalb nehme ich
den Kampf auf. Ich sammle alle meine Energien,
meine Hoffnungen, meine Lebenserwartungen,
alle Freuden, alles, was ich gerne noch erleben
möchte. Ich freue mich auf jeden Tag und sehne
ihn herbei. Ich setze mir Ziele.
Ich will und muss wieder aufleben.
Ich will das Geschenk des Lebens und der Zeit genießen.
Was bis jetzt war, kann doch noch nicht alles gewesen sein.
Und gleichzeitig lege ich alles in die Hand Gottes.
Du bist mein Arzt. Keine einzige Stunde, die ich
seither gelebt habe, war mein Werk, sondern dein Geschenk.
Ich stelle keine Forderung. Aber ich bitte:
„Gib mir noch eine kleine Weile Zeit.
Ich will die Dinge so wie keiner lieben." (Rilke).
Meine Krankheit ist wie ein Stein. Steine im Weg,
Steine in der Lebensplanung. Steine, nicht nur
als kleine Stolpersteine, sondern wie ein Gebirge,
das mir die Zukunft verbaut.
Mach mich stark in meiner Krankheit.
Lass mich wachsen durch sie.
Ich will sie sehen als Chance, als eine neue,
ganz andere Form des Lebens. Ich erlebe noch nie Erlebtes.
Leben als Leid, Leben als Last, Leben als Kampf.
Ich verwurzle mich neu und finde neue Kraft.
Meine Energie, mein Wille ziehen mich nach oben.
Ich lerne es, mit meiner Last zu leben.
Nur so gewinne ich neue Höhe.
Von dieser Höhe aus, die sich aus Lasten bildet,
suche ich einen neuen Überblick. Ich bin auf
dem Weg in eine neue Dimension meines Lebens.

Di., 2. Januar. Das erste Mal in diesem Jahr gelaufen, 3 km. Lymphdrainage. Mein Therapeut hat nicht schlecht geguckt, als ich ihm von meiner neuen Diagnose erzählt habe. Er gab mir den Rat, schon vor und vor allem während der Chemotherapie Ingwertee zu trinken. Soll absolut gut sein, entgiftend und gut auf die Magenschleimhäute wirken. Ich werde es ausprobieren. Ich habe wieder den Arm verbunden bekommen, aber an der Hand nicht so fest, dass es Schmerzen bereitet. Bernhard kam mit seiner Freundin zu Besuch. Wir hatten uns viel zu erzählen. Eigentlich wollte ich noch in die Firma, Unterlagen für morgen vorbereiten, aber dazu hatte ich dann keine Lust mehr. So wurde es dann nur noch ein Fernsehabend.

Mi., 3. Januar. Um 7 Uhr auf Arbeit gewesen. Mit Tobias zwei Tankstellen bearbeitet, in Halle und in Döbeln. Es war anstrengend, aber auch schön, zu arbeiten. Ich merke, dass ich nicht besonders gut drauf bin. So war ich froh, als ich nach Hause konnte. Um 18 Uhr Friseur. Ich bin in aller Ruhe gelaufen und habe dann kurz vorm Laden gemerkt, dass ich gar kein Geld einstecken hatte. War nicht schlimm, ich bekam Kredit.

Do., 4. Januar. Von gestern hatte ich Muskelkater und wollte gar nicht so recht laufen. Ich konnte aber den inneren Schweinehund überwinden: 3 km gelaufen. Der Berg an der Wurzener Straße macht mir schon wieder Mühe. Es ist schlimm, dass es immer wieder diese Rückschläge gibt. Das heißt immer wieder, neu kämpfen!

Bei Frau Dr. W. wurde verzweifelt versucht, Blut zu nehmen, beim fünften Versuch hat es geklappt. Die Ergebnisse werden gleich auf Station geschickt und dann werde ich zur Chemotherapie begleitend Clexane spritzen müssen, das einzige Medikament, das während der Chemotherapie gegeben werden darf. Also ändert sich nichts, denn das war schon bei der vorhergehenden so.

Bei der Physiotherapie wurde der Arm wieder gewickelt. Wir

haben uns wie immer nett unterhalten. Nach der ersten Chemotherapie werde ich anrufen und wir werden sehen, wie wir die letzten drei Termine unter einen Hut bekommen.

In der Firma drei Rechnungen geschrieben. Katrin kam auf einen Schwatz, wir haben über Gott und die Welt gesprochen. Für die Freien Wähler wäre es nicht schlecht, die Kreistagsfrage zur Profilierung zu nutzen. Ich glaube, Matthias Berger sucht Anschluss wegen der nächsten Bürgermeisterwahl. Die Freien Wähler sind ihm z. Zt. aber nicht aktiv genug. Also ich muss wieder ran. Nur ist die Reihenfolge festgelegt: Erst die Firma auf Kurs bringen und dann alles andere. Aber daran ist in den nächsten Monaten nicht zu denken! Ich muss aufpassen, dass ich mein Prinzip nicht vergesse. Die Bewältigung meiner Krankheit hat erste Priorität! So viel Egoismus muss ich aufbringen! Pizza-Abendbrot.

Fr., 5. Januar. Mit meinem dicken Arm konnte ich heute nicht laufen. Nach dem Frühstück mit Noah spazieren gegangen, damit Raphaela in Ruhe packen konnte. So bin ich dann doch noch zu meinem Lauf gekommen, 3 km. Am Nachmittag mit Maria noch einige Besorgungen erledigt und den Wochenendeinkauf.

Sa., 6. Januar. Gut gelaufen heute! Als ich zurückkam, war Elisabeth schon fleißig am Frühstückmachen. Was an unseren Motorrädern gemacht, noch einige Sachen im Büro erledigt und den Sonntagsbraten vorbereitet. Für meinen Krankenhausaufenthalt habe ich alles zusammen. Ich fühle mich gut und voller Zuversicht!

So., 7. Januar. Wieder gut gelaufen heute, 3 km! Frühstück, Kirche. Heilige drei Könige waren zu feiern. Wir haben in diesem Jahr die Wohnungseinsegnung regelrecht vergessen. Zum Mittag gab es Wildschwein, das ich vom Matthias bekommen hatte. Trotz fast zweistündiger Garzeit waren Teile vom Fleisch wie roh. Man hätte es vorher vielleicht doch vom Knochen nehmen sollen. Am Nachmittag Musik überspielt. Dann noch einmal alle

Kerzen aktiviert und angezündet und so eine weihnachtliche Atmosphäre geschaffen. Es ist eine schöne Weihnachtszeit gewesen, obwohl wir nicht weggefahren sind. Ich fühle mich ausgeglichen und sehe dem KH gelassen entgegen. Bin ja auch gut vorbereitet. Am Abend habe ich meine Sachen zusammengepackt.

Mo., 8. Januar. Nach einem kurzen Abstecher in die Firma ging es nach Leipzig. Als ich bei Dr. E. Überweisung und Arztbrief abhole, sagt die Schwester: „Na dann bis morgen auf Station." Wie bis morgen? Ich hatte da was verwechselt! So hatte ich noch einen Tag frei. Die Weihnachtsbeleuchtung habe ich abgebaut und verstaut. Dann war ich bei Matthias Berger und habe ihm die Bücher zurückgebracht. Wir haben uns gut unterhalten über alle möglichen Themen. Mit den FW müsste was passieren. Ich glaube, er sucht eine Nische für die nächste Bürgermeister-Wahl.

Di., 9. Januar. Ich bin wieder im Klinikum. Die Anmeldung hat gedauert. Auf Station habe ich beim Pflegepersonal viele bekannte Gesichter begrüßt. Ich bin im Zweibettzimmer 221. Auf mein Bett musste ich eine Weile warten. Mein Zimmerkollege ist maulfaul, und wenn er was sagt, dann versteht man ihn nicht. Soll mir recht sein. Außer Aufnahme und Untersuchung ist weiter nichts passiert. Mittag- und Abendessen und Zeit vertreiben. Ich lese Hape Kerkeling, seinen *Jakobsweg*. Morgen Visite.

Mi., 10. Januar. Nach einer recht guten Nacht um 7 Uhr aufgestanden, waschen. Keinen Moment zu früh, denn das Bettenkommando rückte an. Noch vor dem Frühstück kam eine Ärztin mit Ultraschallgerät. Sie wollen sehen, ob man eine Gewebeprobe der Krebszellen entnehmen kann. Ich habe den Eindruck, sie sind sich nicht sicher, was es bei mir ist.

Eine Tablette lag ohne Kommentar auf meinem Nachtschrank. Es ist die Magentablette (gelb), die die Magenwände schützen soll. Aber so ohne Kommentar schlucke ich die nicht. Bei der Visite erklärt mir die Oberärztin Frau Dr. T., man sei noch nicht sicher, dass die erneuten Krebszellen etwas mit dem Hodentumor (Seminom) zu tun haben. Deshalb würden sie gern eine Gewebeprobe entnehmen. Mit Punktieren geht es nicht, es geht nur mit einer Sonde durch den Magen bzw. Zwölffingerdarm. Am Freitag um 8 Uhr geht's los.

Am Nachmittag kommt Maria, und weil ich kein Mittag hatte, bringt sie Kuchen mit und wir trinken Kaffee. Ich bringe sie zum Parkplatz und habe so auch wieder Bewegung. Unterwegs sagt sie mir, ich soll tapfer sein, und dabei merke ich, eigentlich braucht sie den Zuspruch. Es ist schwer für sie, da sie bei allem alleine ist. Mal sehen, wie ich sie unterstützen kann. Ich komme mit meiner Situation eigentlich ganz gut zurecht. Wollen hoffen, dass es so bleibt.

Do., 11. Januar. Wieder gut geschlafen. Beim Bettenmachen habe ich auf die dünne Matratze hingewiesen. Bei der Blutentnahme gab es wieder leichte Probleme. Es steht aber nur dieser eine Arm zur Verfügung und so muss es halt gehen. Pünktlich um 8 Uhr rief Maria an, heute machte sie schon einen gefassteren Eindruck. Visite. Frau Dr. M. persönlich hat mir nochmals erklärt, warum die Untersuchungen notwendig sind. Zusammenfassend sagte sie, dass auch dieses Mal große Chancen bestehen, den Krebs heilen zu können. Frau M. kam und hat die Kurunterlagen abgeholt. Wahrscheinlich muss ich die Kur neu beantragen. Dann hat sie mir noch nahegelegt, einen Schwerbehinderten-Antrag zu stellen, da er mir einen Steuerfreibetrag bringen würde. Mit dem kann ich dann vielleicht die höheren Kosten der Krankenkasse abfedern. Bis zum Mittag ist dann nicht mehr viel passiert. Um 14.10 Uhr habe ich im Schwesternzimmer gefragt, ob noch was anliegt. Da erhielt ich die Auskunft, um 14 Uhr HNO-Arzt und morgen um 10 Uhr Lungenfunktion. Na, dann ist ja man gut, dass ich gefragt habe! HNO kriegen wir ja noch hin, aber Lungenfunktion geht morgen nicht, weil ich um 8 Uhr zur Magenspieglung bin und danach Bettruhe habe. So haben wir den Termin Lungenfunktion auch noch heute reingedrückt. Als ich fertig war, bin ich spazieren gegangen, in straffem Tempo eine Stunde.

Als ich zurückkam, wartete auf mich Renate. Auch sie hat ihre Hilfe angeboten. Ihr Strauß Tulpen hat mir den Frühling ins Zimmer gebracht.

Mit meinem Bettnachbarn habe ich heute tatsächlich ein längeres Gespräch hingekommen. Na also, wer sagt es denn! Im Internet habe ich über Dr. R. weitere Erkundigungen eingeholt. Die einen sagen so und die anderen sagen so. Ich denke, ich habe gar keine Wahl. Die Chemotherapie muss ich auf jeden Fall machen, aber die Vitamine kann und muss man parallel laufen lassen. Ich glaube, Ines hat es genauso gemacht. Raphi soll mal auf die Internetseite schauen und dann werden wir reden. Nach 20 Uhr kamen dann noch Lisa, Felix und Manu zu Besuch und wir waren eine lustige Runde.

Fr., 12. Januar. Gut geschlafen. Ohne Frühstück zur Endosonographie mit Punktion. Da ich geschlafen habe, bekam ich von allem nichts mit. Danach geht es mir gut und bis auf einen leichten Druck in der Speiseröhre merke ich nichts. Bis morgen früh darf ich nichts essen und nichts trinken. Essen geht ja noch, aber nichts trinken ist schon hart. Seitdem ich das weiß, bin ich nicht mehr so lustig und mein Bewegungsdrang hat sich auf ein Minimum beschränkt. Um 14 Uhr war ich zur Herz-Ultraschall-Untersuchung. Es ist alles in Ordnung.

Tobi und Peggy kamen am Abend zu Besuch und wir haben nett geplaudert. Tobi hat das erste Mal in seinem Leben Ingwertee getrunken. Peggy hat gekostet und daraufhin wurde der Kleine im Bauch mobil. Hat ihm vielleicht nicht so richtig geschmeckt. Im Fernsehen habe ich mir dann als Streicheleinheit die *Feuerzangenbowle* angeschaut.

Also wenn ich eines in der bisherigen Zeit der Krankheit gelernt habe, dann ist es, Geduld zu haben und die werde ich noch brauchen. Sollten wirklich vier Zyklen notwendig sein, dann brauche ich bis mindestens Mitte April nur für die Chemotherapie. Danach soll noch eine OP stattfinden und anschließende Reha. Nicht gerechnet die Zeit, bis man die Blutwerte wieder halbwegs in normale Bereiche bekommt. Aber es ist wichtig, dass ich überhaupt wieder gesund werde und nicht, wann!

Sa., 13. Januar. In der Nacht gut geschlafen, aber natürlich von Essen und Trinken geträumt. Dann kam das Frühstück – aber nicht für mich. Dann kam aber noch vor der Visite die Schwester mit meinem Frühstück – das hat sehr gutgetan. Oberärztin Frau Dr. T. sagt, Dienstag haben wir zur Gewebeprobe Bescheid. Wenn sich die Vermutung bestätigt, bekomme ich mindestens drei Zyklen Chemotherapie. Ein Zyklus dauert wie gehabt 21 Tage. Die Chemie ist bis auf ein Präparat die vom vorigen Mal. Nach dem 2. Zyklus ist eine Kontrolle, wie es angeschlagen hat. Dann wird entschieden, ob noch ein oder zwei Zyklen folgen. Das ist die Therapie, die man favorisiert. Die Stammzellentherapie möchte man vorerst nicht durchführen.

Stammzellentherapie – da war ich ganz schön platt. Das ist nach meinen Informationen die letzte und härteste Methode. Wenn man die überlebt, dann geht alles nur noch mit halber Kraft. Meinen Beruf kann ich dann mit Sicherheit nicht mehr ausüben. Mit solcher Härte hätte ich nicht gerechnet. Ich möchte mich aber auch nicht verrückt machen lassen und es so halten wie bisher. Ein Problem wird dann gelöst, wenn es da ist.

So., 14. Januar. He, wer sagt es denn: Heute zu Hause wieder gelaufen, 3 km, und wenn ich es nicht schwarz auf weiß hätte, ich würde nicht glauben, dass ich krank bin! Frühstück, Kirche, einige Sachen im Betrieb erledigt. Zum Mittag gab es Frikassee und das hat sehr gut geschmeckt.

Maria macht einen bedrückten Eindruck und selbst, als ich sie in den Arm genommen habe, das kommt nicht häufig vor, ließ sie sich nicht umstimmen. Wir sind dann um den Naunhofer

See spazieren gegangen und dabei haben wir über vieles geredet und sie war dann auch wieder besser gelaunt. Sie hat es wirklich schwer, so allein mit der Firma. Ich will versuchen, sie zu unterstützen, wo ich nur kann und solange mein Zustand es zulässt. Natürlich haben wir über alle Eventualitäten gesprochen, denn blauäugig soll man auch nicht in die Zukunft schauen. Aber wir wollen nicht irgendwelche Spekulationen konstruieren. Entscheidend ist jetzt das Untersuchungsergebnis des Pathologen. Zu Hause wurde Kaffee getrunken und dann bin ich noch einmal in die Firma. Nach dem Abendbrot ging es wieder ins Klinikum.

Mo., 15. Januar. Heute Nacht sehr unruhig geschlafen. Ich glaube, das lag an der Hitze im Zimmer. Früh habe ich dann die Heizung kontrolliert und festgestellt, dass ein Heizkörper auf Stufe 5 gestellt war. Also kein Wunder! Den Vormittag lasse ich ruhig angehen, bei der Visite ist außer Höflichkeitsfloskeln nichts Aussagefähiges dabei. Wir warten auf das Untersuchungsergebnis. Nach dem Mittagessen ein Schläfchen und nach 14 Uhr gehe ich vor ins Schwesternzimmer und möchte mich abmelden. Da treffe ich den Arzt von der Visite und der meint, man berät sich gerade und dann wollen sie mit mir sprechen. Also wird aus meinem Ausflug erst einmal nichts. Gegen 17 Uhr kommt der Arzt: Die Gewebeprobe war nicht auswertbar, so dass morgen mit der Chemotherapie begonnen wird. Cisplatin und Etoposid sind mir bereits bekannt aus der vorhergehenden Therapie. Neu kommt hinzu Ifosfamid. Nebenwirkungen sind bei allen Chemotherapien unumgänglich, aber das Ifosfamid scheint es besonders in sich zu haben, wie im Aufklärungsbogen nachzulesen ist und worauf mich der Arzt hingewiesen hat. Aber bei der vorhergehenden Chemotherapie habe ich mich auch nicht verrückt machen lassen und habe alles super überstanden. Es gibt keine vernünftige Alternative und so werde ich es dieses Mal genauso machen. Positives Denken, die Geheimwaffe, viel Cola und viel Ingwertee trinken, werden mich alles gut überstehen lassen. Ich weiß, dass ich nicht alleine kämpfe und viele in Gedanken bei mir sind und mich unterstützen. Also packen wir's an!

Di., 16. Januar. Wieder unruhig geschlafen. Nach dem Aufstehen geht es los: Portnadel setzen und 500 ml NaCl mit einer Durchlaufgeschwindigkeit von 125 ml/Std. Also sind wir mit der Flasche in vier Stunden durch. Auf Nachfrage erhalte ich auch einen Therapieplan, der bei genauerem Hinsehen aber fehlerhaft ist. Nach dem Plan geht die Chemo über den ganzen Tag. Bei der Visite – heute ist es wieder eine weiße Wolke – versuche ich meine Fragen beantwortet zu bekommen. Aber daraus wird nichts, denn Frau Dr. M. ist sehr erbost darüber, dass mir ein unvollständiger Plan ausgehändigt wurde. Mein Geißlein beruhigt mich und meint, sie kommt dann zu mir und bespricht alles mit mir. Auch gut, denn mit der Spannung würde es zu keinem guten Gespräch kommen. Bis Mittag läuft die erste Spülung und mein Geißlein war noch nicht bei mir. Also gehe ich vor, denn wir wollen ja weitermachen, und wenn nicht mit mir gesprochen wurde, werde ich nicht weitermachen. Sie ist etwas genervt und meint, sie kommt dann noch. Also schalte ich erst mal ab. Aber sie kommt und wir besprechen alles in Ruhe anhand des neuen und vollständigen Therapieplanes. Ich bin also 24 Stunden am Gerät und das ist schlimm. So komme ich nicht in die Natur und bin ans Haus gebunden. Also die ganze Sache ist wirklich eine echte chemische Keule, aber wat mutt, dat mutt! Cola trinke ich auch schon wieder und bin erstaunt, dass es geht. Hape Kerkeling *Ich bin dann mal weg* habe ich ausgelesen und ich muss sagen, es hat mir viel Freude gemacht. Dann werde ich jetzt mal schlafen und das, wenn möglich, ohne Horrormärchen!

Mi., 17. Januar. Musik hören, Radio hören und Buch lesen haben mich bis um 4 Uhr nicht einschlafen lassen. Dann hat meine Technik öfter mal Alarm geschlagen und musste gewartet werden. Durch die Pullerspritze musste ich auch einige Male auf die Toilette. Dann bin ich beizeiten aufgestanden und habe gleich mal gegurgelt, weil mein Mund ganz wund war. Die Haut im Gesicht ist ausgetrocknet und so habe ich mit Florenacreme eingefettet. Das Ifosfamid muss ein richtiges Teufelszeug sein. Bei der Visite kam mein Geißlein und hat noch einmal ausführlich mein Krankheitsbild besprochen. Das Thema nicht auswertbare Gewebeprobe ist noch nicht vom Tisch und sie denken weiter darüber nach, wie man zu einer Lösung kommen könnte. Es komme auch nicht selten vor, dass Patienten mit zwei Tumoren behandelt werden. Nun ist die Chemotherapie aber in Gang und bis zur Zwischenuntersuchung (nach 2. Zyklus) werden wir weitersehen. Zu meiner Gesichtshaut hat sie auch keine andere Idee als fetten. Der Tag ist dann ganz normal verlaufen. Ich hatte keinerlei Probleme mit der Chemie und habe alles gut vertragen. Sieg auf der ganzen Linie!

Do., 18. Januar. Heute Nacht erstaunlich gut geschlafen. Ich musste nur dreimal auf die Toilette und das Wechseln der Flasche ging schnell und ohne große Aufregung. Es kommt immer auch auf das Personal an. Es geht mir gut und ich bin fit für Runde 3 nach dem Frühstück. Bei der Visite meint eine Ärztin, ich soll viel Zucker zu mir nehmen während der Chemotherapie. Da ist meine Cola dann ja wohl genau das Richtige. Warum wusste das bis jetzt keiner. Wenn ich Ärzte gefragt habe, warum Cola so ein Wundermittel sein soll, wussten die bisher keine Erklärung. Also bitte! Es ist sehr stürmisch und ich habe schon von der Webseite *100 TOP-Dachdecker* Vordrucke für Arbeitsaufträge herausgezogen und Maria geschickt. Die kann man vielleicht benutzen und die Sache etwas vereinfachen. Ich selbst bin auch vorbereitet, wenn Leute über die 24-Stunden-Notrufnummer anrufen. Könnte ja sein.

Fr., 19. Januar. Nachtruhe heute wieder gut. Ich konnte fast durchschlafen. Mein Dreiwegehahn war leck und dadurch war Lösung und Blut ausgelaufen, Bett und Schlafanzug mussten gewechselt werden. Nach dem Frühstück hatte ich hohen Besuch.

Landrat Gey und Klaus-Jürgen waren da. Wir haben uns nett unterhalten. Nicht über Politik! Dann habe ich die Sturmschadenmeldungen, die über die 24-Stunden-Notdienst-Nummer kamen, angenommen und weitergeleitet. Die Außenstelle Leipzig funktioniert!

Maria kam um 6 Uhr und hat mir beim Abendbrot Gesellschaft geleistet. Meine Stimmung war am Abend nicht mehr so gut – am Nachmittag war großer Besucheransturm bei meinem Bettnachbarn gewesen. Die Frau und der Vater waren da. Dabei habe ich gemerkt, dass ich schnell reizbar bin, und ich habe mich in mein Bett und meine Kopfhörer zurückgezogen. Anstrengend war es trotzdem. Es gibt eben doch Nebenwirkungen bei der ganzen Chemotherapie, sie sind nur nicht so offensichtlich. Eine Stresssituation für den Körper ist es auf jeden Fall! Sonst habe ich meine Pflichten erfüllt. Fleißig Cola und Tee getrunken. Diese Runde ging mal wieder an mich!

Sa., 20. Januar. Gut geschlafen. Nur am frühen Morgen hat uns mein Abfüllsystem etwas Ärger bereitet. Die Chemotherapie lief dann den ganzen Tag und ich hatte eigentlich keine Probleme. Als ich früh die Medikamente eingenommen habe, war mir etwas schlecht und da habe ich mich gleich mal wieder hingelegt und dann wurde es besser. Also nichts passiert. Sonst war der Tag eigentlich nur langweilig. Zum Abendbrot kam Maria mit Brötchen, Käse und Kakao. Darüber habe ich mich sehr gefreut, bedeutete es doch etwas kulinarische Abwechslung in meiner kargen Küche. Im Fernsehen kam *Wetten dass* und so gab es was zu gucken.

So., 21. Januar. Die Nacht war gut und heute laufen bei mir nur noch die restlichen Spülungen. Mittag kamen Tobi und Peggy vorbei. Sonst war es wieder nur langweilig, bis Lisa zum Abendbrot kam. Dann den *Tatort* reingezogen und Gute Nacht.

Mo., 22. Januar. Es war wieder nichts organisiert, wenn wir uns nicht selber gemeldet hätten, dann würde ich vielleicht immer noch auf Station rumliegen und wäre nicht zu Hause. Blutkontrolle bei Dr. E.: Er hat mich gewarnt, dass die Leukos jetzt enorm abnehmen werden. Deshalb ist Granocyte Spritzen angesagt. Felix hat mich abgeholt und nach Hause gefahren in seinem Spielzeugauto. Es ist geschafft. Ich bin wieder zu Hause und habe gegessen, gegessen und gegessen. Geschlafen. Nach dem Schlafen hatte ich Lust auf eine Runde Laufen. Dabei habe ich gemerkt, dass ich wieder bei der kleinsten Anstrengung anfange zu schwitzen. Es muss eben langsam gehen, nichts überstürzen.

Di., 23. Januar. Bis auf einige Pinkel-Unterbrechungen, die noch durch das alarmierende Thermometer unterstützt wurden, habe ich gut geschlafen. Wir haben verschlafen, aber Maria konnte noch mit mir frühstücken. Es ist schön wieder zu Hause! Am Vormittag kam Simone und hat mich über alles Wichtige im Faschingsclub informiert. Das Programm könnte nach meiner Auffassung wieder ein Renner werden. Ich habe versprochen, wenn es mir gesundheitlich gut geht, am Sonnabend zur Probe in der Scheune vorbeizukommen.

Dann bin ich in die Stadt gegangen, hab mich bei der Vermittlungsstelle für ehrenamtliche Tätigkeiten, geführt von der Diakonie, vorgestellt und angeboten, für Krebskranke, die soeben ihre Diagnose erfahren haben, praktische Hilfe zu geben, wenn es denn gewünscht wird. Zu diesem Gedanken kam ich, weil meine größte Erfahrung nach der Diagnose das Gespräch mit Betroffenen war. Die Damen waren nett, machten aber auf mich nicht unbedingt den Eindruck, dass sie mich verstanden hatten. Ob da überhaupt ein Bedarf besteht, muss sich zeigen.

Ich wollte auf eine Riesenbockwurst zu Helke, traf aber auf dem Weg Matthias Berger und er lud mich ein, das Mittag mit ihm im Stadthaus zu verspeisen. Das habe ich gern angenommen und so konnten wir einige Infos austauschen und hatten natürlich auch Spaß. Dann ging es in die Apotheke und Winterschuhe probieren. Den Weg nach Hause habe ich dann entlang der Mulde, über Hohnstädt, genommen. Um 15 Uhr saß ich am Kaffeetisch. Das Laufen hat mir sehr viel Spaß gemacht, aber ich war auch geschwitzt. Ich muss langsam gehen und aufpassen, dass ich mich nicht erkälte.

Für den kaputten Herd in der Küche zwei Besichtigungstermine organisiert und über die Gestaltung des Schlafzimmers nachgedacht. Dadurch, dass der Schrank jetzt fehlt, ist der Schall im Zimmer lauter geworden. So kam ich auf die Idee, eine Akustikdecke mit eingebauten Leuchtkörpern einziehen zu lassen. Die große freie Außenwand möchte ich gern mit einem Foto gestalten. Sollte das Mauerwerk feucht sein, müssen wir vorher einen hinterlüfteten Sockel montieren. Hätte den Vorteil, dass wir eine Konsole bekämen, auf die man Lautsprecherboxen u.ä. platzieren könnte. Mit Lisa habe ich alles durchgesprochen und sie will sich kümmern.

Es ist dieses Mal anders mit meiner Krankheit. Ich bin nicht so fertig und interessiere mich für alles Mögliche. Es macht mir Spaß zu planen und in die Zukunft zu denken. Es kann eigentlich nur ein gutes Zeichen sein, dass es so ist!

Mi., 24. Januar. Ausgeschlafen geht es in den Tag. Wieder gemeinsam gefrühstückt. Friseur. Rückweg über Hängebrücke und Stadtwald, um mein Laufpensum zu erledigen. Zu Hause war Schneeschieben angesagt. Zum Mittag habe ich Kartoffeln und Quark gemacht, Tobias kam und aß mit. Mit Tobi in die Firma gefahren, einige Sachen erledigt – mein Stimmungsbarometer ging drastisch nach unten. Firma sollte ich erst einmal meiden! Mit Maria haben wir uns dann einen neuen Herd ausgesucht. Damit ist gleichzeitig der Einbau und die Entsorgung des Altgerätes erledigt. Mein Stimmungstief wurde am Abend auch besser. Hoffen wir auf morgen!

Do., 25. Januar. In der Nacht wieder recht gut geschlafen. Es ist nur so, dass ich gegen 4 Uhr auf die Toilette muss und dann nicht gleich wieder einschlafe. Und wenn, dann habe ich ziemlich heftige Träume. Keine Albträume, aber aller möglicher Blödsinn. Ob das mit der Chemotherapie zu tun hat? Weiter beobachten! Was auf jeden Fall diesmal stärker strapaziert ist, ist die Haut. Stellenweise habe ich Pickel, die weh tun, sich aber nicht so richtig ausdrücken lassen und dann lange aktiv sind. Auch beobachten! Bei Dr. E. Ernüchterung: Die Blutwerte sind absolut im Keller, Leukozyten 0,6 und Thrombozyten 75. Das Immunsystem ist absolut geschwächt, obwohl ich bereits seit Montag Granocyte spritze, die die Bildung der Leukozyten positiv beeinflusst. Ich darf mich jetzt nicht erkälten oder durch einen Infekt anstecken lassen. Das würde mich aus der Bahn werfen und Quarantäne bedeuten. So bekomme ich jetzt schon mal prophylaktisch Antibiotika und anderes. Menschenmassen muss ich meiden, aber frische Luft hat noch keinem geschadet. So mache ich ausgedehnte Spaziergänge, heute 6 km. Muss jetzt täglich zur Blutkontrolle. Knabe, halt dich jetzt tapfer! Pizza-Abendbrot, dann noch ein bisschen Fernsehen. Da ich 23 Uhr die Antibiotika einnehmen musste, quälte ich mich, aufzubleiben. War gut so, denn Michi rief an, dass es ihm total schlecht geht und ob ihn nicht jemand vom Bus abholen könnte. Das habe ich dann gemacht. Er hatte mehrmals gebrochen und Durchfall, eine Situation, die ich überhaupt nicht gebrauchen kann. So werden wir uns die nächsten Tage weitestgehend aus dem Wege gehen.

Fr., 26. Januar. Gut geschlafen, aber bei der Pullerpause hab ich gleich eine Mundspülung gemacht, da mein Hals leicht entzündet ist. Es ist jetzt eine richtige Gratwanderung geworden und ich muss wirklich höllisch aufpassen! Blutkontrolle bei Dr. H.: Die Leukos sind um 0,2 auf 0,8 gestiegen. Wir fahren wieder los und ich denke, das Wochenende ist gerettet. Zu Hause setze ich mich in meinen Sessel und schlafe ein wenig. Maria sagt, ich soll auf die Herd-Monteure aufpassen, aber ich schnalle das gar nicht. Als sie mich anruft, ist der Herd montiert und sieht gut aus. Irgendwann am Abend werde ich in meinem Bett wach und weiß gar nicht so recht, wie ich dort hingekommen bin. Ich messe Fieber: 39,5 und keiner zu Hause, da bekomme ich Panik. Es gelingt mir, Lisa zu erreichen. Notarzt und Rettungsdienst kommen und man ist sich einig: ab nach Leipzig ins Klinikum wegen neutropenischen Fiebers. In der Notaufnahme werde ich durchgecheckt und gegen 22 Uhr bin ich auf meinem Zimmer. Quarantäne.

Sa., 27. Januar. Den ganzen Tag nur schlafen, alles tut mir weh, und selbst als Maria zu Besuch kommt, schlafe ich die allermeiste Zeit.

So., 28. Januar. Heute Morgen geht es mir ein bisschen besser und ich baue erst mal meine Technik auf, die Maria mitgebracht hat. So bin ich wieder in der Lage, Tagebuch zu schreiben und Kontakt zur Außenwelt zu halten. Maria kommt am Vormittag und bringt Haferschleim und geriebenen Apfel zum Mittag. Das tut mir gut. Am Nachmittag kommt Lisa. In der Nacht habe ich starke Kopfschmerzen und bekomme ein Schmerzmittel, ich kann weiterschlafen.

Mo., 29. Januar. Heute geht es mir gut, ich möchte eigentlich aufstehen und rausgehen. Meine Blutwerte verbieten mir das aber. Die Spülungen tun meinem Hals echt gut. Meinen Stuhlgang habe ich auch wieder unter Kontrolle. Mit Maria telefoniere ich öfter am Tag. Gegen Abend ruft Raphi an und wir reden sehr lange über ihre beruflichen Pläne für ihre Heilpraktiker-Praxis. Bin gespannt.

Di., 30. Januar. Die Nacht gut überstanden trotz starker Kopfschmerzen (Schmerzmittel). 6.15 Uhr bin ich aufgestanden und habe mich einer ordentlichen Morgentoilette unterzogen, untenrum geduscht. Trotz Spülung und Suspension habe ich einige wunde Stellen am Zahnfleisch. Wenn die Schwestern das Zimmer betreten, dann heißt es immer: Bei euch ist dicke Luft. Wenn ich aus dem Bad komme, dann merke ich es auch: Es stinkt. Es muss wohl mit meinem Bettnachbarn zusammenhängen. Aber was kann ich da tun, wenn das Pflegepersonal nicht in der Lage ist. Mal sehen, wie wir das lösen.

Bei der Visite erfahre ich, dass man eigentlich nichts weiß, und man schaut jetzt sehr aufmerksam auf das, was passiert. Die Werte sind alle noch immer im Keller, obwohl ganz klein bisschen besser. Jetzt ist wichtig, dass kein Fieber kommt. Mit den nächtlichen Kopfschmerzen können sie gar nichts anfangen. Ob ich vielleicht falsch liege oder ob es vom Rücken her kommt. Na, ich weiß es doch auch nicht! In der Patientenbibliothek rufe ich an und bekomme auf unbestimmte Zeit einige Hörbücher gebracht. Wenn das kein Service ist! Maria kommt zum Kaffee, bringt einen Liebesknochen und einen Windbeutel mit und ich lasse es mir schmecken. Jetzt habe ich auch wieder einen Kocher, etwas frische Wurst und so ein wenig mehr Selbstständigkeit. Sie bringt viele Grüße mit und über einen freue ich mich aber doch besonders. H-P Kisstenberger war beim Partnerseminar und hat dort erfahren, dass auch ich im Karnevalsverein bin und hat mir den aktuellen, von seiner Firma gesponserten Karnevalsorden seiner Gemeinde geschickt. Da mein Kollege aus dem Zimmer ging, hatten Maria und ich lange Zeit, uns richtig gut zu unterhalten. Es war schön, dass sie da war, und ich glaube, wir haben beide neue Kraft gewonnen.

Dann noch mit meinem Zimmerkollegen eine nette Unterhaltung gehabt. Er ist von Beruf eine Art Bildhauer. Für eine Bronzegießerei hat er die Gipsformen entworfen und hergestellt. Nach dem Gießen die Einzelteile verschweißt und das Produkt endbehandelt. Ich finde, ein hoch interessanter Beruf, und ab sofort habe ich ganz andere Achtung vor ihm! Miteinander reden ist wichtig!

Felix kommt noch zu Besuch, Manu ruft an und auch Katrin, sie berichtet ganz aufgeregt von der Podiumsdiskussion im Grimmaer Rathaus. Ach, könnte ich doch selbst daran teilhaben. Ulf hat alles gefilmt und ich soll eine DVD bekommen. Gute Idee! Ich rufe noch Maria an und sie sagt, dass Beate Brustkrebs hat. Es gibt immer noch eine Stufe, die härter ist. Mutter, Krach in der Familie und ein Persönchen, das kaum etwas zum Zusetzen hat. Aber eine Kämpfernatur. Also dann, ich werde für dich beten!

Ich schreibe noch alles nieder und um 23 Uhr mache ich die Kiste endgültig für heute zu! Da soll doch einer sagen, in einem Raum von 24 qm passiert an einem Tag nichts. Ich gehe mit guten Gedanken in mein Bett. Gute Nacht!

Mi., 31. Januar. Die Nacht war wider Erwarten nicht so gut. Konnte nicht einschlafen. Kopfschmerzen hatte ich keine, aber an beiden Händen begann es zu krabbeln und in beiden Armen hatte ich das Gefühl, als ob das Blut aufgestaut wird, so wie wenn man eine Entzündung hat. Das alles war ziemlich schmerzhaft. Die Schmerztablette von der Nachtschwester hab ich nicht genommen, um zu sehen, ob am Morgen die Schmerzen weggehen. Und so ist es, sie sind fast weg. Bei der Visite habe ich alles geschildert und gemerkt, dass die Ärztin keine Ahnung hat. Die Kopfschmerzen haben sich nach meiner Auffassung aufgeklärt, denn die Haare fallen aus und das war bei der vorigen Chemotherapie auch so, nur nicht so heftig. Jetzt muss ich sehen, wie ich die Haare runterkriege. Zum Abendbrot kommen Lisa und Tobi und danach schneiden wir gemeinsam die zweite Glatze. Wir haben viel Spaß dabei. Dann machen sie sich wieder auf die Socken und ich versuche eine Abendgestaltung mit Hörbüchern.

Do., 1. Februar. Nur ganz wenige Stunden schlafen können. Starke Schmerzen durch die Produktion der Leukozyten, da nimmt man das schon mal in Kauf. Zur Visite hatte die Ärztin keinen Mundschutz – die Sterilpflege ist aufgehoben. Die zweite gute Nachricht: Morgen kann ich nach Hause. Früh hatte ich noch mit Maria telefoniert, dass ich mich am Freitag selbst entlassen werde, um wenigstens noch ein paar Tage vor dem nächsten Zyklus in Freiheit zu verleben. Mein Zimmerkollege geht heute nach Hause und so ist auch das Geruchsproblem vom

Tisch. Den Rest des Tages war ich allein und habe es genossen. Am Abend kamen Tobi und Peggy zu Besuch. Dann bekam ich doch noch einen Bettnachbarn als Notbelegung (Blinddarm). Mit Maria hatte ich heute telefoniert und sie sagte, dass die Änderung der Steuerklasse, ich hoch und sie niedrig, ca. 500 Euro monatlich ausmacht. Wenn das nichts ist?!

Kapitel 10.

Weiter: 2. Chemo, 2. Zyklus

Kampf um die Blutwerte, ich komme schnell ins Schwitzen und bin wund. Trotzdem: Neuer Zyklus, neuer Kampf. Ich stelle Pinkelrekord auf! An Tag 5 erstmals Erbrechen! Chaos, Cocktails und Cojoten – Fasching. Die Knochen schmerzen – Leukozytenproduktion. Warum verschiebt sich der 3. Zyklus – Bettenmangel oder schlechte Blutwerte?

Fr., 2. Februar. In dieser Nacht wollte ich schlafen und habe also Schmerzmittel genommen, Ausgeschlafen und mit positiver Einstellung sollte der Entlassung nichts im Wege stehen. Oberärztin wollte noch die aktuellen Blutwerte abwarten und gab mir dann freudig den Laufpass. Dann hat sie mich überredet, mit dem 2. Zyklus erst am Freitag zu beginnen. Na ja, wenn ich dadurch etwas stabilere Blutwerte bekomme für die nächste Runde ...

In der Firma einige Sachen erledigt, zum Abendbrot natürlich das Übliche. Wir haben heute den Antrag auf Behinderung abgeschickt. Wir werden sehen, was es nützt.

Sa., 3. Februar. In der Nacht konnte ich gut schlafen, bis 4 Uhr, bin dann einfach aufgestanden und habe mich beschäftigt. Es war schön, wieder einmal gemütlich zusammen zu sitzen zum

Frühstück. In der Firma kam Peter zu Besuch und wir haben recht lange miteinander gesprochen. Kurze Momente an der Luft und Bewegung reichen mir aus. Ich bin nicht so fit, dass ich Lust auf längere Spaziergänge hätte. Der Nachmittag war recht ruhig. Es war heute die erste Faschingsaufführung in der Scheune und es hat weh getan, nicht dabei sein zu können! Es wird noch viele Faschingsaufführungen in meinem Leben geben, das ist mein fester Wille!

So., 4. Februar. Bis zum Weckerklingeln durchgeschlafen, darüber freue ich mich besonders. Frühstück, Kirchgang mit Blasiussegen. Fred hat angerufen, der Fasching war ein voller Erfolg. Adi hat Fotos per E-Mail geschickt und die Info, dass am Schluss der Vorstellung ein Gruß an mich rausging, der mit viel Beifall untersetzt war. Schön, darüber freue ich mich natürlich besonders!

Mo., 5. Februar. Bis 4 Uhr gut geschlafen, dann musste ich zweimal raus und dann hatte ich wieder diesen Krampf in der Brust. Da muss ich sofort aufstehen oder mindestens mich hinsetzen, sonst wird der Schmerz sehr unangenehm. Um 5.30 Uhr klingelte der Wecker, ich habe Licht und Radio angemacht, bin aber trotzdem wieder eingeschlafen. Vormittags Büro. Blutkontrolle bei Dr. E.: Warum ich das Fieber bekommen hatte, kann nicht geklärt werden. Er hat mir wieder eine blutbildende Spritze, einmal wöchentlich, verschrieben. Mit Abstecher ins Büro nach Hause gelaufen, so ein kleiner Anstieg wie bei dem Wäldchen am Hundeplatz verlangt schon einiges ab und ich bin zweimal stehen geblieben und habe eine Atempause einlegen müssen. Zu Hause hatte ich einen Fressanfall, obwohl wir Kaffee getrunken hatten.

Beim Stuhlgang habe ich Schmerzen und es ist alles wund. Mit Feuchttüchern und Penatencreme versuche ich, es wieder in den Griff zu bekommen. Dr. E. sagt, das hat nicht zwingend mit der Chemotherapie zu tun, ich denke aber schon. Also so toll war der Tag nicht. Vielleicht bewirkt die Spritze eine Besserung. Als ich zu Bett ging, hatte ich so ein richtiges Tief und musste aufpassen, mich nicht zu sehr selbst zu bemitleiden.

Di., 6. Februar. Sehr gut geschlafen, musste nicht raus und habe auch nicht wach gelegen. Im Büro einige Sachen erledigt, mit dem Druck der Spruchkarten bin ich so weit ran, dass ich alle verspäteten Weihnachtsgeschenke nachholen kann. Langsam vom Betrieb nach Hause gelaufen. Beim Stuhlgang ist es nicht mehr so schlimm und es sieht so aus, als ob ich es selbst wieder hinbekomme. Zu Hause erwartete mich eine Überraschung. Die ersten zwei DVD der DVD-Flatrate sind eingetroffen und so kann ich jetzt auch im KH Filme anschauen. Darüber freue ich mich besonders.

Mi., 7. Februar. Wieder super geschlafen, ohne Unterbrechung bis 7 Uhr. Im Büro durfte ich mich heute wegen Malerarbeiten nicht sehen lassen. Spaziergang und Besorgungen in der Stadt. Matthias Berger habe ich die Spruchkarten übergeben und wir haben uns kurz unterhalten. Sein Schwiegervater hat auch wieder einen Rückfall und versinkt wohl in Selbstmitleid. Matthias versucht ihn aufzubauen, aber es ist schwierig. Zum Mittag habe ich Kaninchenleber mit Zwiebel und Apfelringen zubereitet, dazu Kartoffelpuffer, handgerieben. Am Nachmittag mit der Konzertina Potpourris zusammengestellt und geübt. Am Abend haben wir uns den Film *Das Leben der Anderen* mit Uli Mühe angesehen. Ein sehr guter Film, der einem wieder vor Augen führt, wie es zu DDR-Zeiten gewesen ist und was die Stasi für eine Macht hatte und wie Menschen daran zugrunde gegangen sind.

Do., 8. Februar. Gut geschlafen, nur am Morgen Kopfschmerzen, die schnell verschwunden sind. Heute war Urinsammeln angesagt, damit morgen gleich die Chemotherapie beginnen kann. In der Stadt Spaziergang und einkaufen. Mittagessen gekocht, Schinkennudeln, mit Maria und Michi gegessen. Am Nachmittag Konzertina-Potpourris auf meine Texte übertragen. Dann hat mich Maria in den Betrieb gefahren, die fertigen Malerarbeiten ansehen. Sieht gut und ordentlich aus. Das Freitag-Abendbrot haben wir vorgezogen, weil ich morgen wieder im KH bin. Lisa kam auch.

Fr., 9. Februar. In der Nacht ein wenig unruhig geschlafen. Frühstück, um 9 Uhr waren wir im KH. Ich gehöre nun schon zur Stammbelegschaft. Die Voruntersuchungen waren ohne besondere Vorkommnisse. Ich bin also guter Dinge und wirklich voll motiviert. So muss es sein! Ich liege wieder in Zimmer 222, da, wo ich meine KH-Karriere begonnen habe. Ich erzählte dem Pfleger davon, dass ich hier mit K. gelegen habe. Der hat den Kampf wohl nicht gewonnen, aber genau wusste der es nicht. Ich empfehle ihn so oder so unserem Herrgott. Mein Zimmerkollege ist schon etwas älter, aber nach dem ersten Eindruck ein umgänglicher Typ. Wir werden uns schon verstehen.

Dann kommt doch noch der Arzt und nimmt Kreuzblut ab, da meine Blutwerte nicht so toll sind und ich eine Bluttransfusion bekomme. Jetzt weiß ich endlich, welche Blutgruppe ich habe: Blutgruppe A, Rhesus positiv. Mit Fernsehabend den Tag beendet.

Sa., 10. Februar. In der Nacht dreimal raus. Die Chemotherapie hatte heute einen sonderbaren Anfang. Erst bei mir am Bett hat man sich beraten, wie es denn nun gemacht werden soll, die Mengen waren anders geplant. So ein bisschen habe ich da das Vertrauen verloren, aber Schwester Carmen machte dann einen sehr souveränen Eindruck. Anders als beim vorigen Mal habe ich ständig zwei laufende Geräte und das dritte liegt auch schon bereit.

Um 11 Uhr war in der Oase *Wort und Musik – Geboren werden – Geburt – Leben.* Eine Hebamme hat von ihren tollen Erlebnissen berichtet und wie euphorisch sie nach der Arbeit nach Hause geht und davon wollte sie uns ein Stück abgeben. Es ist hoch anzurechnen, dass Menschen sich die Zeit nehmen und hier herkommen, um Kraft zu geben. Maria kam zu Besuch und wir haben lecker Kuchen gegessen. Ich habe ihr von meinen Schwierigkeiten heute Morgen erzählt und dass ich es unmöglich finde, bei einer so harten Chemotherapie so locker und leichtsinnig vor dem Patienten zu agieren, als ginge es um nichts. Beim Abschied kullerten dann die Tränen, weil ihr so weh tut, was ich aushalten muss. Hätte ich es doch lieber nicht erzählt, denn sie hat so schon genug zu tragen und macht alles so klasse! Jeder kämpft an seiner Front und doch müssen wir zusammenhalten. Aber es dauert auch schon lange und da geht auch schon mal die Geduld zu Ende. Da müssen wir uns gegenseitig aufbauen und stützen. Michi hat sein entscheidendes Zeugnis vergeigt. Schade, aber daran ist nichts mehr zu ändern und die Konsequenzen muss er allein tragen, was natürlich Quatsch ist, denn das werden wir gemeinsam schultern müssen. Wenn man nicht wüsste, dass er es besser kann!

Im Fernsehen kam Manne Krug, aber so ein richtiger Filmgenuss wollte es nicht werden, mir war wie Brechenmüssen. Ist aber Gott sei Dank dann wieder besser geworden. Trotz allem denke ich, wieder einen Sieg verbuchen zu können!

So., 11. Februar. Beim Einschlafen hat es mich geschüttelt – ich liege hier im KH und zu Hause ist große Faschingsparty. Aber ich glaube, so ein paar Tränen im Verborgenen dürfen auch mal sein! Ich möchte so gern am Rosenmontag in der Scheune den Clown machen. Dann gut geschlafen bis auf viermal Pinkelngehen. Aber ist ja gut so, wenn das Zeug wieder rauskommt. Um 13 Uhr begann die Chemotherapie. Mit Maria habe ich heute mehrfach telefoniert und sie macht wieder einen gefassten Eindruck. Dann habe ich fleißig an dem Programm für Rosenmontag gearbeitet, es ist mein fester Wille, am Rosenmontag mit dem Harlekin aufzutreten. Man muss sich ja Ziele setzen. Wenn es dann nichts wird, ist es nicht schlimm. Keiner erfährt vorher etwas und so ist es eine Überraschung. Tobi und Peggy kamen zu Besuch und es war wieder eine lustige Unterhaltung. Sie waren gestern beim Fasching und fanden das Programm ganz toll. Ich hatte noch Fernsehabend, der aber mit dauerndem Pullergang unterbrochen wurde.

Mo., 12. Februar. In der Nacht bis auf sechsmal Pullergang gut geschlafen. Nach dem Frühstück kam die Schwester mit der Chemotherapie. Die Parallelspülung hat sie heute weggelassen und so war es nicht so viel Flüssigkeit, die in den Körper reingepresst wurde. Es war dann auch angenehmer, aber zum Abend hatte ich wieder 2 Kilo zu viel und das bedeutete wieder eine Pullerspritze. Ab 20 Uhr bis nächsten Morgen 7 Uhr war ich 13-mal auf der Toilette. In 24 Stunden habe ich sage und schreibe zehn Liter ausgepisst! Da kommt man kaum zu etwas anderem. Aber keine Übelkeit und sonstige unangenehmen Nebenerscheinungen. So habe ich diese Runde ebenfalls als Sieg zu verbuchen.

Di., 13. Februar. Wandernacht. Aber trotzdem konnte ich zwischen den Unterbrechungen immer wieder einschlafen. Der Tag vier ist immer schlimm. Die grüne Langeweile kriecht hoch und lässt einen nicht mehr los. So habe ich mich recht und schlecht über den Tag geschleppt. Zum Kaffee kam Maria und brachte Kuchen. Sie macht wieder einen gefestigten Eindruck, und als ich sagte, ich möchte gern am Rosenmontag zum Fasching gehen, war sie sofort einverstanden. Von meinem geplanten Auftritt weiß sie nichts.

Einen neuen Zimmerkollegen habe ich auch. Ein ehemaliger Lokführer und ganz umgänglich. Wir haben uns schon nett unterhalten. Auch dieser Tag ist ein Sieg!

Mi., 14. Februar. Nachts nur viermal aufgestanden. Heute Morgen wurde mir nach der Blutentnahme auf einmal schlecht. Das erste Mal überhaupt bei der Chemotherapie habe ich erbrochen. Ich habe den ganzen Tag nur rumgehangen, nichts gemacht, keinen Tee gekocht, keine Cola getrunken und trotzdem geht es mir ganz gut. Da wir heute früh angefangen hatten mit der Chemotherapie, waren wir auch beizeiten fertig. So wird dann morgen auch die Nachspülung beizeiten fertig sein und ich habe Hoffnung, danach nach Hause zu kommen. Das würde mir sehr gefallen. Am Nachmittag Filmgucken, nach dem Abendbrot kam Felix zu Besuch.

Also: Die Runde geht komplett an mich, Sieg auf der ganzen Linie. Wollen wir jetzt nur hoffen, dass auch im Ergebnis was zu sehen ist und die Lymphknotenmetastasen geschrumpft sind.

Do., 15. Februar. In der Nacht musste ich sechsmal zur Toilette, obwohl ich nichts bekommen hatte. Aber die Reizungen auf die Nieren sind da und es ist ja auch gut, wenn alles wieder rauskommt. Wassereinlagerungen können wir nicht auch noch gebrauchen. Dann kommt die erlösende Nachricht, ich darf nach Hause. Sofort rufe ich Maria an und sie holt mich ab. Wie jedes Mal verfalle ich einem Fresswahn und esse alles, was mir in die Finger kommt. Später bereue ich das natürlich, denn meinem Magen geht es nicht so gut und ich fühle mich einfach nur noch schlapp. Zum Abendbrot bestellen wir Pizza, und obwohl ich nicht viel essen will, bleibt fast nichts übrig.

Fr., 16. Februar. Maria fährt mich zu Dr. E. Die Blutkontrolle zeigt recht gute Werte und so ist wohl unser Vorgehen richtig. Termine und Rezept werden abgestimmt und fertig bin ich. Maria hat in der Zwischenzeit meine Spritzen von der Station geholt, die ich vergessen hatte. Ich gehe noch zur Radiologie und mache einen CT-Termin. Dann fahren wir in Leipzig zu einem Musikfachgeschäft und ich kaufe einen Notenständer mit Ablage für meine Konzertina. Gegen Mittag bin ich wieder zu Hause, hier übe ich meinen Auftritt für den Abend. Maria von der Arbeit abgeholt, obligatorisches Freitags-Abendbrot, kurze Ruhepause und dann umziehen. Lisa schminkt mich zum Clown und wir fahren nach Nimbschen. Dort ist man sehr erfreut über mein Erscheinen und es wird viel geknuddelt. Bloß gut, dass meine Blutwerte gut sind.

Chaos, Cocktails und Cojoten – das Programm war fantastisch. Ich konnte herzlich lachen und in der tollen, ausgelassenen Stimmung der Jecken habe ich mich sauwohl gefühlt. Es war ständig Bewegung auf Bühne und Bar, sogar dreidimensional. Die Darsteller erscheinen von oben, von unten. 75 Minuten verflogen im Nu. Leute, das habt ihr super gemacht und ich danke euch für einen Abend voller Freude und Spaß. Ich bin sehr dankbar, dass ich am Fasching teilnehmen konnte, und im nächsten Jahr bin ich wieder im Team aktiv involviert. Für heute sage ich: MFC ole, MFC ole, MFC ole uh ah tscha tscha tscha!

Nach dem Programm habe ich mit Maria getanzt und es war einfach nur schön! Gegen 0.00 Uhr sind wir nach Hause und müde, aber glücklich, ins Bett gefallen.

Sa., 17. Februar. Ausgeschlafen. Für Maria habe ich bei Anke Eichstädt einen schönen Blumenstrauß besorgt. Morgen sind wir 30 Jahre standesamtlich verheiratet und das ist schon mal etwas Besonderes wert. Zum Mittag gibt es Eierkuchen, die mir aber nicht so recht gelingen. Mittagsruhe, Spaziergang von Höfgen aus, wir sind eine 3/4 Stunde unterwegs. Ich hatte meine Stöcke mitgenommen und es ging recht gut, aber langsam. Zu Hause warteten schon Raphi und Noah, es gab Kaffee und Kuchen und die Stolle von Ruhmers wurde angeschnitten. Dabei merkte ich, dass mein Geschmack total verfälscht ist, mir hat nichts geschmeckt. Es gab viel zu erzählen. Gemütlicher Fernsehabend.

So., 18. Februar. Hochzeitstag. Gut ausgeschlafen. In die Kirche wollte ich heute nicht, den Vormittag habe ich gefaulenzt. Am Nachmittag die Fernsehübertragung vom *Umzug der fröhlichen Leute* in Cottbus angeschaut. Eine Stunde an der Mulde spazieren gegangen. Bis zur Grundmühle bin ich gekommen, das schaffe ich normalerweise in 20 Minuten. Aber das kriegen wir wieder hin!

Mo., 19. Februar. Ich konnte durchschlafen! Mir kam die Idee, heute Abend eine Rosenmontags-Familienfete zu starten. Deshalb bin ich nach Hause, habe den Kartoffelsalat vorbereitet und Obstsalat gemacht. Tobias und Peggy, Raphi und Noah, Lisa und Michi waren da und es war sehr schön. Ich habe auf der Konzertina gespielt und wir haben gemeinsam lustige Lieder gesungen. Ein sehr schöner Abend!

Di., 20. Februar. In der Nacht nur einmal raus und gut geschlafen. Aber beim Treppesteigen habe ich schon gemerkt, dass die Luftnot größer geworden ist. Blutkontrolle bei Dr. E.: schlimmer als erwartet, Hb 4,8/Leukos 0,3/Thrombos 54. Für morgen sind zwei Blutkonserven vorgesehen. In der Apotheke habe ich dann für über 1.700 Euro Medikamente geholt. Maria muss höllisch aufpassen, dass immer genug Geld auf dem Konto ist. Den Rest des Tages habe ich abgehangen. Gegen Abend merkte ich, dass der Mund wund wird, und ich habe gleich gespült.

Mi., 21. Februar. Die Nacht war etwas unruhig. Noah rammelt durch die Kante und man muss gut aufpassen. Er klettert auch auf Stühle und so ist mit Sachen Hochlegen nichts mehr getan. Er ist schon ein netter Kerl. Solange er Hunger hat, klappt es mit dem Essen sehr gut, aber dann wird es eine Schlammschlacht. Raphi hat uns erzählt, dass sie wieder nach Grimma zurückkommen möchte. Ich finde die Entscheidung richtig. Jetzt sucht sie eine Wohnung und einen Kindergartenplatz für Noah. Raphi hat mich nach Leipzig gefahren, wo ich zwei Blutkonserven bekommen habe. Nachher habe ich mich recht wohl gefühlt, aber beim Abendbrot wurde mir so warm, dass ich dachte, ich hätte Fieber und die Notaufnahme ist unumgänglich. Das hat sich aber wieder gegeben.

Do., 22. Februar. In der Nacht bis auf dreimal Wandern gut geschlafen. Der Mund ist immer noch wund und die Mandeln sind wohl dazugekommen. Also ist jetzt Gurgeln meine Hauptaufgabe. Maria ist heute zum Damenseminar gefahren. Ich wünsche ihr, dass die Tage etwas Erholung bedeuten. Langsam in die Stadt gelaufen, fürs Mittagessen eingekauft: Kalbsleber mit Zwiebel und Apfelringen, dazu Stampfkartoffeln und rohes Sauerkraut. Es hat allen gut geschmeckt. Noah hat zum ersten Mal Stampfkartoffeln gegessen. Na bitte, wer sagt's denn! Am Nachmittag habe ich bei der Konzertina die Instrumentalstücke herausgesucht und aufgelistet. Lisa kam zum Pizza-Abendbrot. Maria ist gut angekommen und hat ein Raucherzimmer.

Fr., 23. Februar. In der Nacht bekam ich Knochenschmerzen, das heißt, die Produktion der Leukozyten ist angelaufen, was auch höchste Zeit wurde. Nach dem Frühstück waren Raphi und Noah den Kindergarten in West besichtigen und dann sind wir zu Dr. E. gefahren. Der Hb-Wert ist leicht verbessert durch die Bluttransfusion. Die Leukozyten sind auf 2,5 angestiegen, was ebenfalls erfreulich ist. Aber die Thrombozyten sind auf 7 runter und ich bekam gleich eine entsprechende Transfusion. Eine Stunde später war der Wert auf 14 angestiegen, was aber nicht befriedigend ist. Schon eine Prellung kann zum Problem werden und ich muss höllisch aufpassen. Bis Freitag, wenn der 3. Zyklus beginnen soll, muss ich wieder fit sein!

Sorgen mache ich mir über Raphi und Noah. Es ist schade, dass sie zu allem alleine ist und dementsprechend alles alleine schultern muss.

Sa., 24. Februar. Sehr unruhig geschlafen. Die Knochenschmerzen waren ein Grund. Dann habe ich wieder stark geschwitzt und mehrfach so einen Krampf in der Brust gehabt, dass ich mich aufsetzen musste. Dadurch war ich natürlich auch öfter auf der Toilette. Gemeinsam gefrühstückt, mit Noah eine halbe Stunde spazieren gewesen, dann sind Raphi und Noah gefahren. Zum Mittag gab es Spinat mit Spiegelei, was sehr gut geschmeckt hat. Maria war beim Seminar in der Pause schon abgehauen und dementsprechend früh zu Hause. Michi war zum Training und dann kam aber ein Anruf von ihm, er hat sich das Schaltwerk abgerissen und möchte bitte von der Schiffmühle abgeholt werden, was ich dann gemacht habe. Gegen Abend fuhr ich mit Maria noch zu den Hirschen nach Nimbschen. Gerade als wir zu Hause waren, rief Dr. E. an und fragte, wie es mir geht. Er möchte mich morgen um 10 Uhr in der Praxis sehen. Toll, dass es so etwas noch gibt!

So., 25. Februar. Mal wieder gut geschlafen. Blutkontrolle bei Dr. E. Da ich mich ganz gut fühle, sollten auch die Werte besser sein. Hb: 5,8, das ist gut; Leukozyten: 25,6, das ist mehr als genug, Schluss mit Granocyte; Thrombozyten: 21, nicht genug, aber wenigstens nicht weiter abgefallen. Für seinen Sonntagseinsatz habe ich mich noch mal extra bedankt.

Im Anschluss haben wir noch einen Blick auf die Tischlerei in Sellerhausen gemacht, wo Michi nächste Woche Praktikum machen soll. Auf der Rückfahrt machten wir noch Station in Ammelshain und haben uns kundig gemacht über freien Wohnraum für Raphi, der Kindergarten ist nah. Ich habe die Internetadresse der Raphi geschickt, da kann sie mal reinschauen. Am Abend kam Jochen, er wird in der nächsten Woche die Elektrowerkzeuge in der Firma überprüfen. Maria und ich müssen in Zukunft etwas besser aufpassen, dass wir zwischen den Besuchen mehr Zeit für uns haben. Es ist alles so schon hart genug, da müssen wir aufpassen, dass wir die Erholungsphasen zu 100% nutzen. Ich habe den Jochen mit unseren Renovierungsplänen vertraut gemacht. Das Schlaf- und das Badezimmer wollen wir neu machen. Als Beleuchtung möchte ich gern Halogen-Deckenstrahler einsetzen, die dimmbar sind. Ich wollte seine Meinung dazu hören. Er sagte, er habe davon keine Ahnung. Als Fachmann? Ich werde ihn fordern!

Mo., 26. Februar. Wunderbar geschlafen. Nur einmal musste ich aufstehen. Bis Freitag bin ich fit genug für den dritten Zyklus. Nach dem Frühstück habe ich angefangen, das Kontrastmittel zu trinken, und um 11 Uhr hatte ich dann den CT-Termin. Die Stühle vor den Umkleidekabinen waren fast alle besetzt und die wartenden Menschen sahen sehr genervt aus. Ich habe vielleicht zehn Minuten gewartet und dann kam ich dran. Als ich fertig war, saßen dieselben Menschen noch da und warteten. Ich kann es schwer deuten, warum das so ist, aber ich vermute, als Privatpatient steht der Termin und alle anderen sind dran, wenn frei ist. Es ist weiterhin schwer einzuschätzen, weil im hinteren Gang immer noch die liegenden Patienten abgefertigt werden, die man vorne gar nicht sieht. Ich hatte gebeten, die Flexüle zu belassen, weil ich zur Blutkontrolle muss bei Dr. E. Leukozyten kann ich jetzt wirklich abgeben (30,6), aber mit dem Hb-Wert ist er nicht zufrieden und ich bekomme morgen zwei Blutkonserven. Die Thrombozyten sind weiterhin mangelhaft, aber sie fallen wenigstens nicht. In der Firma für die Handwerkerschau noch ein Plakat entworfen und Prospekte ausgedruckt. So langsam fange ich an, mein Zimmer wieder einzurichten, Bilder und Uhren aufzuhängen. Wenn ich wieder schwitze, muss ich langsamer machen.

Di., 27. Februar. Wunderbar geschlafen. Wolfgang B. war in der Firma und wir haben eine Weile geschwatzt. Bei Dr. E. habe ich wieder zwei Blutkonserven bekommen. Es waren nur dünne Portnadeln zur Hand und so hat die ganze Sache über vier Stunden gedauert. Anschließend nochmals CT, man hatte am Vortag vergessen, den Brustkorb ohne Kontrastmittel zu röntgen.

Am Abendbrottisch gab es mit Michael eine Auseinandersetzung. Maria sagte, dass es weiter keine ernsthaften Anstrengungen gibt, sich in der Schule zu verbessern. Dadurch verschenkt er Chancen und macht sich und uns das Leben schwer. Natürlich war er darüber nicht erfreut, aber vielleicht reicht es zum Nachdenken.

Mi., 28. Februar. Ohne Unterbrechung durchgeschlafen! Ich bin darüber sehr froh. In der Firma habe ich das Plakat fertig gemacht und einige Sachen erledigt. Bei Klaus Bröker habe ich mich für das Frühjahr-Meeting in Bremen entschuldigt und einen Gruß an die Gruppe mitgeschickt. Gegen 15 Uhr bin ich nach Hause und habe abgeruht.

Do., 1. März. Gut geschlafen trotz drei Unterbrechungen. Blutkontrolle: Die Werte sind etwas besser, aber die Chemotherapie werden wir um eine Woche verschieben, also ab 9. März. Wie es insgesamt aussieht, werde ich wohl erst Montag erfahren, wenn die CT-Untersuchungsergebnisse da sind. Mit Maria zur Handwerkerschau im PEP, wo wir auch ausstellen. Am Abend gab es traditionell Pizza und Lisa war auch da. Mit Maria beschlossen, am Wochenende nach Cottbus zu fahren, auf dem Rückweg wollen wir die Frauenkirche in Dresden besichtigen. Ich freue mich aufs Wochenende!

Fr., 2. März. Ich glaube, ich habe die Schlafkrankheit. Gestern am Nachmittag schon geschlafen und heute Morgen bin ich nicht aus den Federn gekommen. In der Firma Beleuchtung der Kellertreppe. Geschafft, nach Hause. Dr. E. hat schon recht, wenn er die Chemotherapie verschiebt. Die Auto-Lackierer-Firma Schellbach rief an: Wenn Michi noch möchte, würden sie ihn als Lehrling einstellen. Darüber sind wir sehr froh, ist doch wieder ein Problem weniger!

Sa., 3. März. Nach dem Frühstück sind wir nach Cottbus gefahren. Mutter war eigentlich ganz gut drauf und hat viel erzählt. Von uns oder von meiner Krankheit wollte sie nicht viel wissen. Dann sind wir zu Bernhard nach Burg gefahren und haben uns in der Ferienwohnung eingerichtet. Wir haben einen schönen gemeinsamen Tag verbracht.

So., 4. März. Familientag mit Bernhard und seiner Freundin, Uschi und Norbert.

Mo., 5. März. Kartoffeln und Zwiebeln aus dem Spreewald mitgenommen. Beim Neffen Sebastian Klein Richard angeschaut – glückliche Eltern und ein schon recht robustes Baby. Möge Gottes Segen sie begleiten! Gegen 11.45 Uhr waren wir an der Frauenkirche in Dresden, um 12 Uhr war da eine Orgelandacht mit anschließender zentraler Kirchenführung. Wir durften sozusagen die Kirche in Aktion erleben. Es war sehr beeindruckend!

Ich bin sehr froh darüber, dass mein Wunsch in Erfüllung gegangen ist. Danach haben wir in den neu erbauten Gebäuden neben der Frauenkirche zu Mittag gegessen. Dieser Gebäudekomplex wurde sehr schnell erbaut, stört in keinster Weise das Ambiente und ist zum großen Teil bereits bezogen. Um 15 Uhr bei Dr. E. Blutkontrolle: Der Hb-Wert ist wieder schlechter geworden, Bluttransfusionen sind notwendig. Zu Hause haben wir den zweiten Teil des Fernsehfilms *Die Flucht* angesehen. Ich war erschüttert über das Leid, was die Menschen durchmachen mussten. Krieg und Gewalt sind die schlimmsten Ereignisse in der Welt und dennoch gibt es Menschen, die mit irrer Anstrengung und Fanatismus Hass und Unfrieden stiften.

Di., 6. März. In der Nacht hat mich der Film noch beschäftigt und ich musste dreimal aufstehen. Gut geschlafen. Zu Dr. E. zur Bluttransfusion. Nach vier Stunden hatte ich zwei Beutel in mir und konnte wieder nach Hause. Im Betrieb habe ich noch einige Sachen erledigt. Michael hatte zwei Tage Praktikum in einer Leipziger Tischlerei. Die Arbeitsproben, die er abliefern musste, haben ihm Spaß gemacht, aber Tischler sei nichts für ihn.

Mi., 7. März. Heute wollte ich in der Firma das Lichtband montieren, aber erst war der Monteur für die Telefone am Werk und ich hab die Präsentation über die Handwerkermesse im PEP angefertigt. Dann mussten wir zu N. nach Wurzen, wegen der Vertragsverhandlung. Aus diesem Gespräch heraus musste das Angebot überarbeitet werden mit Ausführungszeit und Zahlungsplan. Das habe ich alles erledigt. Als ich mit der Montage der Leuchten beginnen wollte, war Feierabend. Als ich zu Hause war, kam Ines: Das Cyberknife-Zentrum München-Großhadern ist das modernste Radiochirurgie-Zentrum Deutschlands. Statt mit Skalpell arbeiten die Ärzte mit gebündelten Strahlen, die das Tumorgewebe zerstören, umliegendes, gesundes Gewebe aber verschonen. So ein Eingriff dauert ein bis anderthalb Stunden und man kann danach nach Hause. Wenn das auch für mich anwendbar ist, wäre es eine wunderbare Sache und würde Risiko und Zeit sparen. Ich werde morgen Dr. E. fragen.

Do., 8. März. Durch die anstehende Entscheidung, Chemotherapie ja oder nein, habe ich unruhig geschlafen, musste aber nicht aufstehen. Bei Dr. E. war durch die Krankheit der beiden Krankenschwestern wieder ziemlich viel los. Ich bin aber recht zügig bedient worden. Die Thrombos waren bei 73 und ob ich morgen ins KH muss, wollte er noch mit der Station abklären. Danach im Naturkostladen Vitamine geholt. Da erreichte mich ein Anruf wegen der Fotovoltaikanlage in W. Es wurden im unteren Bereich Solarplatten aufgenommen, drei Steine sind gebrochen von Dachhaken. M. ist nach W. gefahren und hat die Steine ausgewechselt, ich habe seinen Termin in Markkleeberg übernommen. Beim Felix zwei Briefe in den Kasten gesteckt, Mängel beim Altenheim angesehen. Wie es aussieht, haben wir beim Schweißen der Abdichtung ein PVC-Rohr beschädigt und jahrelang ist das Wasser in kleinen Mengen in den Fußboden gesickert. Wir können nur hoffen, dass die Versicherung alles übernimmt, sonst haben wir ein ernstes Problem. Treppenbeleuchtung an der Kellertreppe montiert. War sehr anstrengend. So kann Harald die Blende bauen und dann kann die Wand mit meinen Tonbildern bestückt werden.

Am Nachmittag kam der Anruf aus der Praxis, dass ich morgen ins KH muss. Das hat mich natürlich belastet, ist aber gut, dass es nun weitergeht.

Fr., 9. März. Maria hat mich ins KH gefahren. Wir brachten meine Sachen auf die Station und haben uns dann gut gelaunt verabschiedet. Ich war anmelden und im Labor zur Blutkontrolle. Zurück auf Station kam mein Geißlein und meinte, wir müssen uns wieder verabschieden, denn meine Thrombozyten seien zu niedrig. Ich habe sie darauf hingewiesen, dass sie am Vortag genauso waren, und es hieß aber, ich solle kommen. Sie hat mir dann gezeigt, dass meine Werte über 80 sein müssen und die habe ich nicht. Deshalb die Entscheidung. Was ist da los? Warum schickt man Leute sinnlos durch die Gegend. Fehlt es an Fachkompetenz, was ich nicht glauben möchte, sind die Verantwortlichkeiten nicht richtig geregelt oder ist es einfach nur Gedankenlosigkeit? Egal, wie auch immer, die gewonnenen Tage in der Freiheit verlängern die Therapie. Hoffentlich wird der Erfolg dadurch nicht geschwächt. Also habe ich Maria angerufen, dass sie mich wieder abholen kann.

Sa., 10. März. Brötchen holen und Schabefleisch für ein schönes Frühstück, ein Sonnabend wie immer. Maria und ich haben dann den Garten gemacht. Ich durfte mir den Misthaufen vornehmen und zwischendurch habe ich im Terrassenkamin den Weihnachtsbaum verbrannt. Ich musste immer wieder eine Pause machen, habe aber weitergemacht, bis der Haufen gesiebt und verteilt war. Bin ein bisschen stolz auf mich. Es war ein sehr schöner Tag und jetzt ist unser Garten frühlingstauglich.

So., 11. März. Kirchgang, kochen. Zum Kaffeetrinken kamen Tobi und Peggy und Lisa mit ihrem neuen Freund Sven. Am Nachmittag habe ich kurz mal in der Sonne im Garten gesessen. Es war ein schöner Tag und das nicht nur meteorologisch gesehen.

Mo., 12. März. Blutkontrolle: Die Werte sind fast unverändert zu Freitag. Ich habe ein Rezept für Neo Recormon bekommen und muss wieder spritzen. Im Büro habe ich dann bei meiner Krankenkasse angerufen und zwei Sachen geklärt. Die Fahrt nach Kassel ist nicht bezahlt worden und ich wollte mehr Informationen haben über die Abrechnungen. Das sollte nun funktionieren. Dann habe ich mich mit unserem Logo beschäftigt, mit Erfolg – jetzt müssen wir noch Kopfbögen, Briefumschläge, Gerüstplanen und Autobeschriftung entwickeln.

Ich muss immer wieder feststellen, dass ich bei der geringsten Anstrengung Atemnot bekomme und das Laufen nur ein ganz langsames Spazierengehen ist. Langsam mache ich mir Sorgen über mein Gewicht. Weil ich mich nur eingeschränkt bewegen kann, dürfte ich nicht so viel essen. Wenn ich zu Hause bin, könnte ich immer essen. Heute Abend beim Fernsehen musste ich etwas essen. Maria ging dann zu Bett und dann habe ich noch mal richtig reingehauen. Ich habe ein schlechtes Gewissen und wohl fühle ich mich dabei auch nicht! Ich muss unbedingt etwas tun, sonst nehme ich noch mehr zu. Auf jeden Fall weniger essen! Nach dem Aufstehen eine halbe Stunde spazieren gehen. Morgens Müsli, zum zweiten Frühstück ein Brötchen mit wenig Butter, zum Mittag wenn möglich Mittagessen, am Nachmittag etwas Obst und zum Abendbrot nur noch eine Scheibe Brot, etwas Gemüse und Obst. Das Abendbrot sollte zwischen 18 und 18.30 Uhr sein. Danach noch eine halbe Stunde auf dem Hometrainer, einige Dehnübungen und dann duschen. Achtung! Beim Fernsehen kommt dann noch einmal der *kleine Hunger*. Da muss ich besonders aufpassen und nichts mehr, aber auch wirklich nichts mehr essen. Dazu gehört natürlich Selbstdisziplin und ein eiserner Wille. Zur Selbstkontrolle werde ich im Tagebuch eintragen, ob es mir gelungen ist oder wo meine Schwächen liegen. So wie jetzt geht es einfach nicht weiter!

Di., 13. März. Mit guten Vorsätzen in den Tag! Nach dem Frühstück ging es in die Firma. Meine Ton-Bilder im Kellertreppenbereich aufgehangen. Das hat mich zum Schwitzen gebracht und ich musste mich danach erst einmal ausruhen. Zum Mittag gab es Riesenbockwurst von Helke. Am Nachmittag bin ich in der Siedlung fast eine Stunde spazieren gegangen. An Logo und Kopfbogen gearbeitet. In der Apotheke mein *Neo Recormon* abgeholt. Kostenpunkt über 1.900 €! Hoffentlich hilft es auch. Blumenkohl zum Abendbrot und ich habe wirklich nur eine Scheibe Brot gegessen. Es geht also! Danach ging es auf den Hometrainer und da habe ich mit 80 Watt und ca. 75 Umdrehungen eine halbe Stunde ausgehalten. Duschen, Dehnübungen habe ich ausfallen lassen. Ich bin zufrieden mit dem Tag!

Mi., 14. März. Im Büro heute ausschließlich an Logo, Kopfbogen und Gerüstplane gearbeitet. Ich bin gut vorangekommen. Blutkontrolle – und es sieht schon etwas besser aus, da werde ich bestimmt am Freitag mit der Chemotherapie weitermachen können. Es wird auch Zeit! Sonst gewöhne ich mich an kampflose Zeiten und das kann nicht gut sein. Meine Vorsätze habe ich auch eingehalten und das macht mich froh!

Do., 15. März. So einen Tag wie heute vergisst man am besten. Früh fuhr ich nach W. wegen der Mängelbeseitigung. Das Dach bleibt fehlerhaft, es werden die Solar-Module demontiert, wir müssen die gesamten Dachhaken nacharbeiten (drei Mann zwei Tage plus Materialkosten ca. 1.000 €) und die Betreibergesellschaft stellt zwei Mann und das Gerüst. So sind die Aufwendungen gedrittelt. Ich habe zugestimmt, weil ich denke, dass wir so am besten davonkommen. Wieder im Büro startet mein Computer nicht mehr. Klempner kommt mit den Kostenangeboten für Heizung (13.000 €) und Badausstattung (12.000 €). Mit so viel hatte ich bei Weitem nicht gerechnet! Da sind noch keine Kosten für Trockenbau und Fliesenleger dabei. Da werden insgesamt keine 30.000 € reichen, das entspricht ca. 60.000 DM. Da werden wir unser Bad weiter lieben, so wie es ist. Maria war heute bei der Sparkasse und hat unsere Kredite neu verhandelt. Dann hat Michis Schule angerufen: Unser Sohn hat ein Video, was eine Lehrerin zeigt, wie sie gerade abhebt, ins Netz gestellt. Gefilmt haben es andere. Möglicherweise muss er mit einem Verweis rechnen. Als wir vom Einkaufen zurückkommen, ruft das Krankenhaus an, dass ich erst am Dienstag kommen soll, weil meine Thrombozyten nur bei 82 liegen. Ich verbesserte auf die aktuellen 93. Das ist auch zu wenig und man möchte mir einfach noch ein paar Tage zur Erholung geben. Aha. Von einem Mitpatienten weiß ich, dass die Bettenkapazität überschritten ist und Betten zusätzlich in die Zimmer gestellt werden. Soll ich mich mit der gegebenen Erklärung zufriedengeben oder soll ich mich um ein anderes Krankenhaus kümmern?

Wenigstens das Abendbrot war so wie gedacht: Ich hatte Tsatsiki selbst gemacht, dazu gab es Möhren, Paprika, Zucchini und Pizza. Mit Michael gab es dann noch eine Diskussion wegen seiner Firmung. Ich habe ihm gesagt, wenn er nicht selber will und frei entscheidet, muss er es niemandem zum Gefallen tun! Er hat im Moment keine Lust, die Fahrt mitzumachen, die nach Taizé geht. Wir haben über den Glauben gesprochen, warum wir so unsere Kinder erziehen und was es uns selbst bedeutet. Am Sonntag muss er sich entscheiden.

Ach ja, es lag auch noch ein Zettel im Briefkasten von einer Sekte, die uns einlud, mit ihnen zusammen auf die kurz bevorstehende Ankunft Jesu zu warten. Endzeitstimmung, genau das brauchen wir heute. Das war ein Scheißtag! Oder auch nicht? Wenigstens habe ich meine Vorsätze wieder erfüllen können!

Fr., 16. März. Maria in die Firma gefahren, dort zweites Frühstück eingenommen und dann wieder nach Hause gefahren, da mein Computer einfach nicht starten will. Gartenarbeit. Die Kompostkisten aus dem Schuppen aufgestellt und den Kompost aus dem Vorjahr auf die zwei Behälter aufgeteilt, ging recht gut von der Hand. Damit ist unser Garten für die Saison fertig. Zum Mittag habe ich Blumenkohl gekocht und im Betrieb mit Maria gegessen. Besorgungen, schlafen. Im Blog hat mir jemand geschrieben, ich solle mich mit meinen Fragen zur Chemotherapie an die Krebsinformationsstelle Heidelberg wenden. Da habe ich gleich eine E-Mail abgeschickt. Prof. B. ist ab 1. Februar in Berlin, dem habe ich auch eine Mail geschickt. Jetzt bin ich auf die Antworten gespannt. Meine Vorsätze konnte ich wieder erfüllen.

Sa., 17. März. Heute Vormittag habe ich zwei Strümpfe gestopft für den Wäscheständer, aber mit Splitt. Sie sollen den Ständer stabilisieren. Das Problem wollte ich schon lange lösen, aber jetzt kam mir erst die Idee mit den Strümpfen. Am Nachmittag waren Maria und ich bei Blumen-Schröter in Beiersdorf, danach sind wir im Steinbruch eine gute Stunde spazieren gewesen. Das Wetter war nicht so toll, aber es hat trotzdem Spaß gemacht. Meine Vorsätze habe ich wieder eingehalten.

So., 18. März. Kirchgang. Nach dem Kaffee sind Maria und ich wieder spazieren gegangen. Von Kloster Nimbschen nach Schaddel auf dem Bahndamm war es halbwegs windgeschützt. Es hat dann noch angefangen zu regnen, aber bei schönem Wetter spazieren gehen, das können alle. Zu tun habe ich aber bei jeder kleinen Anhöhe. Abendbrot – Michi möchte jetzt doch mit nach Taizé fahren. Darüber sind wir recht froh und ich denke, dass es gut war, das Glaubensthema einmal anzusprechen! Meine Vorsätze habe ich wieder eingehalten.

Mo., 19. März. Vormittags zu Hause Holzkisten im Keller zersägt. Mittag gekocht (Kartoffeln und Quark) und in der Firma mit Maria gegessen. Ein paar Kleinigkeiten geklärt, nach Hause, weiter sägen, Hof und Straße gefegt. Um 17 Uhr war Maria zu holen, noch ein paar Bausachen besprochen. Als ich zu Hause in meine E-Mail gesehen habe, war die Antwort von Prof. B. schon da. Es ist genau, wie ich befürchtet hatte. Es gibt keinen Grund, bei 73 Thrombozyten die Chemotherapie zu unterbrechen, denn es schadet dem Therapieerfolg! Es ist also so, wie ich vermutet habe, dass aus Kapazitätsgründen eine Absage erfolgte und man mich wissentlich belogen hat. Selbst auf mehrfache Nachfrage meinerseits, ob es der Therapie schadet, wurde immer wieder betont, der Gesundheitszustand ist wichtiger. Wie soll ich da das Vertrauen, was zwingend notwendig ist, aufrecht erhalten? Morgen im KH werde ich ein klärendes Gespräch führen. Wenn nicht anders, dann muss ich mir ein anderes KH suchen, um die Chemotherapie zu Ende zu führen. Ich denke, eine Beschwerde ist auf jeden Fall fällig!

Kapitel 11.

Na also: 2. Chemo, 3. Zyklus

Therapie geht weiter und ich vertrage sie gut. Es läuft – Pullern ohne Ende. Firmenlogo entwickelt, Sandkasten gebaut, Wasserpumpe installiert – das macht mich stolz. Keime im Port.

Di., 20. März. Nach dem Frühstück ins Klinikum. Anmeldung und Labor. Die Werte waren so, dass ich bleiben durfte. Als die Ärztin mir das sagte, meinte ich, dass ich mich heute nicht hätte wegschicken lassen. Da war sie etwas betreten und sagte, das wäre mit der Chefärztin abgesprochen und nicht ihre alleinige Entscheidung. Dann konnte ich auf mein Zimmer 222, da waren aber noch zwei Mann anwesend, so dass ich dachte, ich bin verkehrt. Aber der eine wartete lediglich auf seine Entlassungspapiere. Bett bezogen, Schrank eingeräumt und dann ging es auch schon los, Portnadel legen und die erste Spülung. Am Nachmittag dann die Chemotherapie, zog sich bis 1 Uhr nachts. Wenn alles gut geht, kann ich schon am Sonntag nach Hause. Mein Zimmerkumpel ist ein feiner Kerl und so habe ich auch dieses Mal Glück.

Mit der Frau Dr. M. hatte ich ein Gespräch wegen der Therapieunterbrechung und sie hat mir erklärt, dass ich mit meinen Thrombozyten bei 7 war und das sei entscheidend. Wenn man so tief unten war, muss man erst warten auf bessere Ausgangswerte für die nächste Chemotherapie. Sie sagt, dass dieser Wert eine Dosisverringerung der Chemotherapie zur Folge hätte, was aber für die Therapie noch schlechter sei. Die Pause sei dabei das geringere Übel.

Sie hat mir insofern recht gegeben, dass man am 14. März sehr wohl mit der Therapie hätte weitermachen können. Aber man wollte mir ersparen, über das Wochenende Chemotherapie zu bekommen. Kapazitätsgründe lässt man natürlich nicht gelten, obwohl ich jetzt selbst sehe, dass Zusatzbetten in einigen Zimmern stehen. Auf meine Bitte, bei Prof. B. anzurufen, hat sie nicht reagiert. Jetzt habe ich erst mal mit dem 3. Zyklus begonnen, um nicht noch mehr Zeit zu verlieren. Mal sehen, was der Professor dazu sagt. Ganz wichtig ist, dass ich die Chemotherapie wieder gut vertragen habe und der Sieg auf meiner Seite ist!

Mi., 21. März. Mit der Chemotherapie konnten wir heute eher beginnen und so sind wir auch eher fertig. Der Tag verlief unspektakulär. Am Abend haben wir eine Gewichtszunahme von drei Kilo festgestellt, so dass ich eine Pullerspritze bekam und eine Wandernacht vor mir habe. Wat mutt, dat mutt. Aber ganz wichtig ist, dass ich die Chemotherapie wieder gut vertragen habe und der Sieg auf meiner Seite ist!

Do., 22. März. Wenn man mich fragt, wie es mir geht, dann kann ich nur sagen: Es läuft, es läuft! So sieht meine Tagesbeschäftigung aus, ich muss es laufen lassen. Jeden Tag laufen so ca. fünf bis sechs Liter Flüssigkeit in mich hinein, zuzüglich der Getränke, ein bis zwei Liter, und die sollten auch wieder raus. Bei einem Mal raus schafft man so im Schnitt 400 ml. Das bedeutet mindestens 20-Mal laufen und davon die Hälfte in der Nacht. Also mit Durchschlafen ist da nix. Aber ich bin froh, dass ich immer gleich wieder einschlafen kann. Schlaf kann man dann am Tag nachholen, die Prozedur macht ja auch müde. Auch heute kann ich wieder einen glatten Sieg vermelden, es ist alles ohne nennenswerte Nebenwirkungen gelaufen.

Fr., 23. März. Mein Bettnachbar hatte heute Darmspiegelung und das war etwas Aufregung fürs Zimmer. Als er zurückkam, hat er geschlafen. Raphi und Noah kamen zu Besuch. Ab dem Mittag war Unruhe im Zimmer. Mein Bettnachbar wollte in Urlaub und war mit Packen beschäftigt und mächtig aufgeregt. Für einen selbst ist das nicht so schön, wenn man noch ein paar Tage vor sich hat im KH. Aber dann war er weg und ich hatte es schön ruhig. Am Abend kam dann noch Tobias. Wir haben über alles Mögliche geredet, unter anderem auch über Nabelschnur-Blutspende und ich soll mich mal kundig machen.

Sa., 24. März. Heute war Durchhalten angesagt. Die Tage 4 und 5 sind am schwierigsten. Es ist zwar nur eine Frage der Ausdauer, aber schwierig genug. Nicht auszudenken, wenn dann noch Unpässlichkeiten eine Rolle spielen würden. 21.20 Uhr war ich fertig und die Spülung wurde angehangen. Die muss jetzt noch durch und dann kann ich morgen bestimmt nach Hause.

So., 25. März. Mit der leichten Hoffnung, zum Mittag bereits zu Hause zu sein und vom Frikassee essen zu können, bin ich heute gestartet. Es läuft noch die Spülung und der Blasenschutz. Dann kam der Doktor, welcher keiner ist, und hat noch einmal Blut abgenommen. Als ich ihn fragte, ob ich nach Hause könne, wenn alles durch ist, hat er so getan, als ob. Gegen Mittag war dann die Flasche durch und ein kleiner Rest im Blasenschutz. Die Schwester kam aber mit noch einer Flasche. Da war ich natürlich bedient und habe zu Hause erst einmal abgesagt. Um nicht noch länger bleiben zu müssen, habe ich dann die Infusionsgeschwindigkeit verdoppelt. So war dann nach 14 Uhr alles durch und Schwester Carmen hat dafür gesorgt, dass ich so schnell wie möglich rauskam. Maria hat mich abgeholt und so war ein schöner, sonniger Sonntagnachmittag gerettet. Zum Abendbrot gab es das Frikassee und die Welt war wieder in Ordnung.

Mo., 26. März. Erst einmal ging es in die Firma – meine Amaryllis wächst und treibt eine Blüte. Das macht sie schon über Jahre und in diesem Jahr hatte ich fünf Ableger umgepflanzt. Blutkontrolle bei Dr. E.: Die Werte sind gar nicht so schlecht. Ich muss wieder Granocyte und Clexane spritzen, am Dienstag die Neo Recormon. Ich habe ihn zur bevorstehenden OP gefragt, was die Lymphknotenentfernung für Folgen haben kann. Aber mehr, als ich schon wusste, konnte er mir auch nicht sagen. Ich soll die OP bei Prof. A. machen lassen, und wenn ich mein Körpergewicht bis dahin reduzieren würde, dann wäre das gut, es ist zurzeit ein zusätzliches Risiko. Das ist leichter gesagt als getan. Weniger essen ist schon o.k., aber ohne zusätzliche Bewegung wird der Erfolg schwer werden. Man soll nie nie sagen, mal sehen, was sich machen lässt.

Mit Felix in seinem *Subway*-Laden, den ich bisher nicht kannte, zu Mittag gegessen. Felix findet meinen Entwurf zum Firmenlogo sehr gut. Er hat vorgeschlagen, einige Varianten zu erstellen und den Mitarbeitern zur Abstimmung zu geben. Sein Chef hatte dienstlich zu tun und es war noch Zeit auf einen Schwatz. Zu Hause den sonnigen Nachmittag im Garten genossen.

Di., 27. März. Früh ging es ins Büro und ich habe an fünf Varianten zum Firmenlogo gearbeitet. Mit einem Schreiben habe ich jeden Mitarbeiter angesprochen und um seine Mitarbeit gebeten. Bis zum 3. April möchte ich die Bewertungen zurückhaben. Dann bin ich nach W. gefahren und habe mir die Arbeiten am Renomarkt angesehen. Ich glaube, in Zukunft werden wir da keine Probleme mehr haben, in zwei Tagen werden wir die Arbeiten erledigt haben. Auf der Fahrt nach Hause habe ich einige Fotos geschossen von blühenden Bäumen und anderen Pflanzen. Mal sehen, ob ich daraus kleine Frühlingsgrüße zaubern kann. Es war ein sehr schöner Tag für mich und das Fahren mit dem Smart hat mir unheimlich viel Spaß gemacht. Das sind so Momente, die braucht man einfach, um erneut festzustellen: Das Leben ist schön und es lohnt sich, dafür zu kämpfen! Zu Hause gab es Brokkoli, den ich mitgebracht hatte. Dazu Baguette, was sehr gut geschmeckt hat. So ist es ein ganz gesundes Abendbrot gewesen und ich habe auch anschließend nicht mehr genascht.

Mi., 28. März. Frühstück und nach Leipzig zur Blutkontrolle. Die Thrombozyten marschieren, wie erwartet, zielstrebig nach unten und der Hb-Wert ist auch nicht so toll. Die Leukozyten dagegen halten sich noch über 4. Wir haben dann zusammen mit dem Doktor und der Schwester festgelegt, für Freitag eine Bluttransfusion vorzubereiten. Da steht der Doktor vor mir und sagt: „Sieht gut aus, der Junge, nicht!" Die Schwester, mit meinem Therapie-Pass in der Hand: „Dürfte er gar nicht, bei den Werten!" Das könnte der Beginn von einem Ärztewitz sein. Ich bin froh darüber, dass wir so ein nettes, unkompliziertes Verhältnis haben und nicht alles so bitter ernst genommen wird.

Von da aus bin ich zum Baumarkt und habe eine Pumpe für die Wassertonne gekauft, mit allem, was dazugehört. Dann erst mal Maria berichtet, in der Apotheke Rezept abgegeben und beim Vietnamesen Obst gekauft. Zum Mittag gab es in der Firma für Maria und mich Kartoffeln mit Quark. Am Nachmittag die Wasserpumpe installiert, funktioniert alles wunderbar. Bei Gruma noch die Gerüstplane aufgehangen. Ich musste zweimal das Gerüst besteigen und das war mit meiner Luft gar nicht so einfach. Abends gab es Blumenkohl und einen Obstsalat. Beim Fernsehen bekam ich eine Fressattacke. Ich musste ständig was essen und habe Milch getrunken, über einen Liter. Mitternacht bin ich dann zu Bett.

Do., 29. März. Den Bauch voll und in nicht bester Stimmung war es eine unruhige Nacht. Heute mit Maria im Baumarkt Blumenkübel und Sandkästen angesehen - nichts Passendes oder zu teuer, ich werde diese Sachen selbst bauen. In unserem Lager habe ich Fassadenelemente gefunden und Pappelholz. Zwei Blumenkästen sind fertig, mit Bodenlüftung und Drainage sind das richtige Hightech-Kästen geworden, Maria will in ihnen Kräuter züchten. Die Arbeit hat mir riesigen Spaß gemacht, ich wollte gar nicht mehr aufhören, obwohl ich körperlich doch geschafft war. Pizza-Abendbrot. Wir haben richtig geschlemmt, was für meine Gewichtsentwicklung sicher nicht so gut gewesen ist.

Fr., 30. März. Um 9 Uhr Bluttransfusion bei Dr. E.. Es lief heute besser und so war ich um 12 Uhr schon fertig. Beim Auto die Räder wechseln lassen. Dann habe ich die Blumenkästen und den Sandkasten weitergebaut. Zum Abend gab es Brötchen und meine Essenskontrolle war wieder über Bord. Auch beim Fernsehen musste ich noch was knabbern. Wie soll ich da abnehmen? Die Blumenkästen stehen auf ihrem Platz und ich bin richtig stolz auf mich und die Leistung, Spaß gemacht hat es auch.

Sa., 31. März. Sandkasten zu Ende gebaut und aufgestellt. Ich habe es gerne getan und ich bin froh, es geschafft zu haben. Ich habe aber auch gemerkt, dass ich heute an die Grenzen meiner Leistungsfähigkeit gekommen bin. Es waren drei Tage hintereinander körperlicher Arbeit. Einen Tag Pause zwischendurch hätte vielleicht gutgetan. Aber ich wollte die Sache doch fertig kriegen und es hat so viel Spaß gemacht. Nach dem Duschen dann im Sessel abgeruht. Wenn ich auf meine Hände gucke – ich hab mir da kleine Verletzungen zugezogen und in der Nacht haben die sich entzündet. Hoffentlich kriege ich das mit der Pyolysin-Salbe wieder hin. Beim Frühstück gestern hatte ich mir dann auch noch auf die Zunge gebissen und das muss in der Nacht geblutet haben. Ich hab geronnenes Blut beim Zähneputzen ausgespuckt – fehlende Thrombos, Wunden hören nicht von alleine auf zu bluten. Die ganze Nacht hatte ich Schmerzen im Mund. Siebenmal war ich auf der Toilette. Also, diese Nacht war alles andere als erholsam. Ich weiß auch gar nicht, wie meine Blutwerte sind, am Mittwoch war die letzte Blutkontrolle und das ist zu lang. Ich hätte daran denken sollen, als ich am Freitag zur Bluttransfusion gewesen war.

So., 1. April. Schon beim Frühstückvorbereiten hab ich gemerkt, dass ich heute nicht so gut drauf bin. So hab ich den Kirchgang ausfallen lassen. Mittagessen hab ich vorbereitet, hatte dann aber keine Lust, zu Cathlens Eisladen-Eröffnung zu fahren. Maria fand es lustig, als ich mit Schal und Mütze zum Kaffee auf der Terrasse saß, aber mir war kalt. In der Sonne war es sehr angenehm. Gegen Abend habe ich dann das Gefühl, Fieber zu haben. Wir haben gemessen: 39,2. Tasche gepackt und ab zur Notaufnahme im KH. Nach 23 Uhr war ich auf meinem Zimmer.

Zimmerkollege ein alter, grummliger Mann, gegen 2 Uhr hat er nach der Schwester geklingelt und gefragt, was das für ein Tier wäre, dem müsse doch mal einer sagen, er soll nicht schnarchen. Ich habe den nächsten Früh nicht mit dem Arsch angeguckt und er wurde dann auch entlassen.

Mo., 2. April. Es wurde ohne Angaben zum Warum viel Blut abgenommen, am Nachmittag bekam ich zwei Blutkonserven. Von Schwester Carmen habe ich dann erfahren, dass Keime im Port festgestellt wurden und die wohl Auslöser für das Fieber sind. Am Nachmittag sollte ich Thrombozyten bekommen, aber der Beutel wurde dann dringender in der Notaufnahme benötigt. Mein neuer Zimmerkollege schimpfte auch über alles, als er merkte, ich schnarche, war es auch bei ihm vorbei. Eine der Schwestern reagierte gleich und meinte: Schmidtel, willst du noch mal umziehen? Und draußen war er. Das war auch gut so, denn es war eine unruhige Nacht. Zum einen musste ich öfter mal auf die Toilette, zum anderen fing meine Nase an zu bluten. So musste dann doch noch ein Beutel Thrombozyten rangeholt werden.

Di., 3. April. Heute war die große weiße Wolke da, sie machten sich Sorgen wegen der niedrigen Werte in Verbindung mit den Keimen. Über die Prognose können sie gar nichts sagen, wir müssen die Blutwerte abwarten. Habe vergessen, meinen geschwollenen Lymphknoten zu zeigen, hab aber Schwester Carmen Bescheid gesagt. Strenge Bettruhe wegen des nicht stabilen Kreislaufes. Gegen 17 Uhr hat der Assistenzarzt meine Schwellung unter der rechten Achselhöhle angesehen. Er sagt, das sieht aus nach einer Entzündung der Schweißdrüsen. Vielleicht morgen mal mit Ultraschall ansehen. Am Abend war Fernsehen mit *Um Himmels willen* und *Sachsenklinik*.

Mi., 4. April. Es ist jetzt genau ein Jahr, dass ich mit dem Krebs kämpfe. Er hat noch nicht nachgegeben und ich noch nicht aufgegeben! Aber es ist nicht wichtig, wie lange der Kampf dauert, sondern, dass ich ihn gewinne! Dankbar bin ich all den Menschen, die sich bisher um mich gekümmert haben und ihr Wissen zu Gunsten meiner Genesung eingesetzt haben. All den lieben Menschen, die mir durch ihre Anteilnahme, ihr Gebet und ihre Besuche geholfen haben. Bis jetzt kann ich nur sagen: Es hat sich gelohnt zu kämpfen! In diesem Sinne machen wir weiter und hoffen, dass es nicht noch ein Jahr dauern möge.

Bei der Visite sagte die Chefärztin, dass ich Ostern mit großer Wahrscheinlichkeit noch in der Klinik sein werde. Frau Dr. M. hat sich in den Osterurlaub verabschiedet, möchte aber über mich informiert werden. Na, was soll mir da schon passieren. Am Nachmittag kam Maria zum Kaffee und wir haben des Jahrestags gedacht. Zwei Bluttransfusionen.

Do., 5. April. Heute kam Assistenzarzt Schmidti zur Visite und war erfreut, dass ich auf dem Bett saß. Ich sage nur Buttermilch, war sein Kommentar. Er hat sich meinen Ausspruch gemerkt: „Dachdeckerblut ist keine Buttermilch", der muss ihn stark beeindruckt haben. Hb-Wert nicht so doll und die Leukozyten weiterhin im Keller. Die Thrombozyten sind besser geworden. Die Keime sind noch da und müssen weg. Am Nachmittag bekam ich wieder zwei Bluttransfusionen. Felix und Manu kamen noch zu Besuch. Mit Maria eine Weile telefoniert, sie brachte viele Grüße mit aus der Kirche.

Karfreitag. Ich habe noch nie an einem Karfreitag so viel Informationen und Predigten über Karfreitag aufgenommen wie heute. Im Internet sind Predigten zu KF als Tonwiedergabe zu hören, die älteste von 1961 Pastor Wilhelm Busch, war hoch interessant! Um 10 Uhr wurde der Gottesdienst aus der Frauenkirche im MDR übertragen. Darüber habe ich mich sehr gefreut. Noch während des Mittagessens bekam ich eine weitere Spende Thrombozyten. Mein Nachbar hatte ausgiebig Besuch und ich war froh, die Kopfhörer in die Ohren zu stecken. Maria kam am Nachmittag mit einem Ostergruß, worüber ich mich ebenfalls freute. Cerstin und Andreas Koch kamen dazu. Als ich zu Bett ging, kam im Radio noch die Matthäus Passion von Johann Sebastian Bach, eine Übertragung aus Essen mit Erklärungen, die ich auch noch nicht gehört hatte. Also ein Karfreitag nach allen Regeln der Kunst und Kultur. Alles hat sein Gutes!

Sa., 7. April. Eine ganz gute Nacht. Den Schwestern hatte ich eine kleine Osterüberraschung versteckt und das fanden sie sehr nett. Blutabnahme, damit festgestellt werden kann, ob die Keime weg sind. Gute Nachricht bei der Visite: Leukozyten sind bei 0,9, was ein Sprung von vier Zehnteln bedeutet. Nur der Hb-Wert ist nicht gut, deshalb zwei Bluttransfusionen. Maria brachte frisches Obst mit zum Kaffee und frisch gepressten O-Saft. Michi hat seine Firmkerze gestaltet und als Firmnamen Karl gewählt. Da bin ich aber baff! Den restlichen Nachmittag hatte ich mit meiner Bluttransfusion zu tun, es lief nicht schneller. Am Abend tatsächlich mein Osterei geplündert, das Maria mir mitgebracht hatte.

Ostersonntag. Eine recht gute Nacht. Nach dem Waschen habe ich mich schick angezogen, so wie es sich gehört zum hohen Osterfest. Meine Stimmung ist erstaunlich gut. Mein Bettnachbar konnte heute das KH verlassen, ich habe gestaunt, wie schnell er sich auch ohne Krücke bewegen konnte. Ja, wenn es nach Hause geht, dann entwickelt man bemerkenswerte Energie. Ich wünsche ihm alles Gute! Am Vormittag kamen Maria und Michi, mein Osternest wurde aufgefüllt (hatte jemand Fremdes in der Nacht, als ich schlief, ausgeplündert) und Marias Ostertorte zum Kaffee war auch dabei. Es war eine gute Stimmung. Michi fährt noch heute Abend nach Taizé. Er hat sich gut entwickelt und ich glaube, es ist nicht nur noch ein Mitmachen, sondern dahinter steht weit mehr. Gott sei Dank! Den Rest des Tages habe ich damit verbracht, Lieder von der Konzertina mit neuen Texten zu versehen. Gegen 10 Uhr bin ich zu Bett und habe noch einen Krimi angeschaut. Ich wollte die eine Infusion austauschen lassen, da sagte die Nachtschwester, es sei alles abgesetzt. Wenn das keine ersten Erfolge sind!

Ostermontag. Gut geschlafen. Knochenschmerzen – die Produktion der Leukos ist angelaufen. Am Vormittag waren Maria, Tobi und Peggy zu Besuch. Als Maria gehen wollte, kam die gute Nachricht, dass die Sterilpflege aufgehoben ist. So konnte ich gleich Maria zum Fahrstuhl begleiten. Zum Mittag hatte ich Kalbsbraten bestellt, weil ich Lammbraten nicht wollte, aber natürlich habe ich Lamm bekommen. Hat aber gar nicht so übel geschmeckt. Dann ein Schläfchen, zum Kaffee die schöne Ostertorte von zu Hause und dann habe ich einen ausgiebigen Spaziergang im Park getätigt von über einer Stunde. Zum Abendbrot hat mir Lisa Gesellschaft geleistet und von ihrer Reise mit Sven erzählt.

Di., 10. April. Nur einmal aufgestanden, bin ich gut ausgeschlafen. Bei der Visite alles positive Werte, fehlt nur die Keimprobe. Neuer Zimmerkollege, aus einem Vierbettzimmer verlegt. Frau Dr. M. kam ins Zimmer und freute sich, mich senkrecht zu sehen. Morgen noch Blutkulturen abnehmen und dann kann ich nach Hause. Die nächste Chemo und überhaupt hängt von den Werten der Thrombozyten ab, wie sie steigen oder nicht. Im Moment bei 12, da kann man keine Chemo machen. Das erfolgt dann auch in Absprache mit Dr. E. Bis zum Mittagessen im Park spazieren gegangen. Zum Kaffee gab es den Geburtstagskuchen von Simone. Danach war ich träge und habe im *Focus* gelesen. Meinem Bettnachbarn wollten sie einen Katheter legen und da musste ich aus dem Zimmer. Habe dann eine halbe Stunde auf dem Balkon gesessen.

Mi., 11. April. Mein Nachbar hatte einige Probleme nachts, aber ich bin immer gleich wieder eingeschlafen. Er möchte, dass der Katheter wieder entfernt wird. Das kenne ich, er wird sich wundern, wenn der wieder draußen ist, da ist man froh, dass auf der Toilette zwei Handgriffe zum Festhalten vorhanden sind. So muss jeder seine eigenen Erfahrungen machen. Gegen 10 Uhr kam Assistenzarzt Herr S. und brachte mir meinen Arztbrief und hat noch mal alles mit mir besprochen. Mit dem Taxi zum Bahnhof und mit der Bahn nach Grimma. War auch mal wieder schön. Maria hat mich vom Bahnhof abgeholt, es gab Kartoffeln mit Quark. Es hat lange nicht geregnet. Also Garten gießen. Danach Pause. Mit Maria kleine Rosen geholt für den Springbrunnen. Den habe ich dann noch gereinigt und neu bestückt. Es ist schön, im eigenen Bett schlafen zu dürfen, sogar mit offenem Fenster!

Do., 12. April. Sehr gut geschlafen, nur einmal auf Toilette gehen müssen. Seit Langem mal wieder meine Runde gelaufen, 3 km. In aller Frühe an der Mulde, ach, ist das schön. Hoffentlich kann ich das weiter durchhalten. Mir geht es super!

Blutkontrolle bei Dr. E.: recht gute Ergebnisse, die Thrombozyten steigen auch langsam. Jetzt muss es aufwärts gehen und vielleicht gelingt es uns, den Termin doch noch vorzuziehen für den letzten Zyklus. Zum Mittag Spargel gedünstet. Raphi und Noah vom Flughafen abgeholt. Zum Pizza-Abendbrot kamen noch Felix, Tobi, Peggy und Lisa, um die Berichte von Raphi aus Brasilien zu hören. Ich war zum Umfallen müde.

Fr., 13. April. Durchgeschlafen, 3 km gelaufen – der Nebel und die aufgehende Sonne, einfach schön. In der Firma Logo, Briefkopf, Umschläge, Gerüstplane und Gerüstausleger im Entwurf fertig gemacht und so das Treffen mit dem Werbestudio vorbereitet. Ich bin richtig stolz auf mich! Fred und Simone kamen und wir haben nett geschwatzt. Flottes Leben im Garten durch Noah: Den Sand aus dem Sandkasten kann man wunderbar in den Blumenkästen verteilen. Den Springbrunnen müssen wir auch ganz genau inspizieren. Der muss nun neu montiert werden. Ein richtiger Junge muss eben alles untersuchen. Garten gegossen. Bei dem schönen Wetter konnten wir auf der Terrasse Abendbrot essen.

Sa., 14. April. Super geschlafen. 3 km gelaufen, ein schöner Morgen an der Mulde und das Herz ist voll von Freude. Nach dem Frühstück mit dem Fahrrad zur Apotheke gefahren. Sandkasten komplettiert mit Ösen und Gummibändern für die Abdeckung. Raphi und Noah sind nach dem Mittagessen ins Erzgebirge gefahren. Den Vertrag mit der Wohnung hat sie nicht abgeschlossen, es sollte noch mal teurer werden. Nach dem Mittagsschlaf sind Maria und ich bei Wolf Eis essen gewesen. Wir sind mit den Fahrrädern gefahren. War sehr schön.

So., 15. April. Bei herrlichem Wetter an der Mulde gelaufen. Als ich zurückkam, war Maria noch im Bad. Wir haben uns so zum Spaß angepflaumt, was aber so endete, dass Maria nicht mehr redet. Na gut, ich kann warten. So etwas hatten wir schon öfter. Nur schade, das Leben ist so kurz und da ist es doof, wenn man seine zur Verfügung stehende Zeit so verplempert. Aber so sind wir Menschen halt. Nach der Kirche noch mit Leuten geschwatzt. Ich habe wieder leichte Luftnot beim Treppensteigen, so dass ich vermute, dass die Blutwerte nicht die besten sind. Vielleicht auch daher meine miese Laune. Michi kam aus Frankreich zurück und war voll des Lobes, was er erlebt hat. Kann ich so nicht richtig verstehen! Dreimal am Tag in die Kirche, nicht vom Gelände, was sicher riesig ist, aber trotzdem! Schlafen mit 22 Mann im Zelt, schlechte Versorgung, aber es war cool und man will im nächsten Jahr wieder hin. Verstehe das einer! Nach 17 Uhr habe ich bei Anke den Strauß für Maria geholt. Die Rosen und Gerberas in Gelb-Orange, einfach klasse! Wir haben noch eine ganze Weile gequatscht. Nach dem *Tatort* ging es zu Bett. War kein schöner Tag, schade!

Mo., 16. April. 30. Hochzeitstag. Heftige Träume, musste aber nur einmal auf die Toilette. Um 6.30 Uhr aufgestanden. Die Laune ist noch nicht viel besser. Maria habe ich den Strauß gegeben, aber sagen konnte ich fast nichts. Was ist nur los? Blutkontrolle. Da zeigte sich die Ursache für meine schlechte Laune: Der Hb-Wert war so, dass ich um 13 Uhr zwei Bluttransfusionen bekommen musste. Um 19 Uhr ging es nach Nimbschen zum Abendessen. Tobi und Felix kamen noch dazu. Es war eine nette Runde und wir haben geschlemmt. So war es doch noch ein würdiges Fest zum 30. Hochzeitstag.

Di., 17. April. Konnte gestern Abend nicht so recht einschlafen. 3 km laufen, ich bin froh, dass ich es wieder geschafft habe. In der Firma die Arbeiten am Logo beendet und das Material beim Werbestudio fürs Kostenangebot abgegeben. Im Garten das Gras gehauen und vor unserem Grundstück und ordentlich die Blumen gegossen. Danach war ich geschafft. Während der Arbeit erreichte mich die Nachricht, dass unser zweiter Enkel geboren ist. Er heißt Elias. Er hätte mit dem Papst zusammen Geburtstag haben können, aber nein, jetzt hat er mit Margot Honecker zusammen. Unser Dienstagsprogramm im Fernsehen ist wegen Fußball ausgefallen.

Mi., 18. April. Sehr gut geschlafen. Morgenlauf, der Biber hat mich wieder ein Stück begleitet und am Ende meines Weges stand ein Reh. Blutkontrolle: Hb 6,0; Leukozyten 3,5; Thrombozyten 123. Das sind recht gute Werte und so steht dem Beginn des 4. Zyklus am 24. April nichts mehr im Wege. Darüber freue ich mich. Von Maria hatte ich den Auftrag, den neuen Erdenbürger Elias zu begrüßen. Das habe ich dann auch getan. Ein nettes kleines Kerlchen mit schwarzen Haaren. Wir wünschen allen dreien Gottes Segen! Am Nachmittag für Mutters Geburtstag die Lieder mal durchgesungen, es ging recht gut.

Do., 19. April. Durchgeschlafen. Zum Laufen hatte ich heute keine Lust, dafür bin ich dann am Nachmittag mit dem Stadtrat eine Stunde durch die Stadt gegangen (hätte ich mir auch schenken können!). Am Vormittag zum Kletterwald am Albrechtshainer See, Bild- und Prospektmaterial geholt und die von Maria in Auftrag gegebenen Gutscheine hergestellt. Für Mutter das Geburtstagsprogramm ausgestaltet und ausgedruckt. Pizza-Abendbrot. Am Fernseher habe ich dann mehr geschlafen als zugesehen.

Fr., 20. April. 3 km gelaufen. Um 8.30 Uhr Blutkontrolle in Leipzig: Die Leukozyten sind auf 2,5 gefallen, das bedeutet, wieder zweimal täglich spritzen. Aber ich möchte am Dienstag fit sein! Zu Hause die Lieder für Mutters Geburtstag geübt und um 13 Uhr hatte ich dann Aufnahme im Studio bei Muldental TV, die DVD für die Brüder, damit sie üben können. Das hat Spaß gemacht und ist auch gut über die Bühne gegangen. Jörn war dann vom Bahnhof abzuholen und wir haben zu Hause gemeinsam Abendbrot gegessen. Anschließend ging es zu Andreas zum Skat. Mit Schulden hat mich der Abend 21 € gekostet, hat aber sehr viel Spaß gemacht, sollten wir öfter machen.

Sa., 21. April. Ausgeschlafen, zum Fleischer und Bäcker mit dem Fahrrad. Dann noch eine zweistündige Fahrradtour.

So., 22. April. Firmung Michael. Tobias hat bei uns geschlafen, da er Firmpate sein sollte. Peggy ist mit Elias noch im KH. Es war ein feierlicher Gottesdienst, wobei die Predigt diskussionswürdig gewesen ist. Egal, Hauptsache ist, dass der Heilige Geist gewirkt hat. Dann waren wir lecker essen in der Klosterschänke. Zum Kaffee gab es Eis bei Helke und zum Abendessen zu Hause kamen Edda, Horst und Simone. Lisa hatte Sven mit und so war es eine illustre Runde. Bei mir wirkte die Granocyte-Spritze und ich hatte mit Knochenschmerzen zu tun. Aber das ist ja gut so, denn dann werden Leukozyten produziert und ich möchte ja am Dienstag fit sein. Meine Stimmung nicht die beste und ich vermute, der Hb-Wert ist wieder gefallen. Wird sich morgen zeigen. Es war ein schöner Tag, für Michi auch, denke ich. Gut, dass ich zu Hause sein konnte!

Mo., 23. April. Nachts Knochenschmerzen, musste Schmerzmittel nehmen. Ich habe miese Stimmung und fühle mich nicht echt gut. Das kann mit meinen Blutwerten zu tun haben, aber es kann auch die bevorstehende Chemotherapie sein, die aufs Gemüt drückt. Oder beides. Blutkontrolle: Die Werte sind gut und also nicht an meiner miesen Stimmung schuld. Mittagessen mit

Maria im Büro. Die Bestellung für Briefpapier und Umschläge fertig gemacht. Dann wieder nach Hause, denn ich musste den ganzen Tag Urin sammeln. Versucht zu lesen, bin aber immer wieder eingeschlafen. Nach dem Abendbrot habe ich den Garten gewässert. Es war kein toller Tag, obwohl meine Blutwerte so sind, dass es morgen mit dem letzten Zyklus der Chemotherapie losgehen kann. Ich sollte also froh sein!

Kapitel 12.

Wanderlust: 2. Chemo, letzter Zyklus.

Nach der Chemo weiter schlechte Blutwerte. Wieder zu Hause, ist dann Nasenbluten nicht zu stoppen – Rettungsstelle. Einsatz diverser Antibiotika. Erholung. Kurzurlaub bei Potsdam an der Havel. Und: Ich habe erstmals wieder ein bisschen Lust auf Politik! Gutes PET-Ergebnis: keine aktiven Krebszellen. Und das CT sagt: Metastasen in den Lymphknoten bleiben gleich. OP ist also wohl nicht zu umgehen.

Di., 24. April. Nicht besonders geschlafen, dreimal auf Toilette, immer noch starke Knochenschmerzen. Frühstück. Im Klinikum ein Zimmer auf der Sonnenseite bekommen, hoffentlich wird es nicht so warm die nächsten Tage. Mein Zimmerkumpel ist wieder ein alter Mann und scheinbar sind die alle gleich. Der schimpft auch nur den ganzen Tag und mit meinem Schnarchen kommt er auch nicht zurecht. Aber ich kann es nicht abstellen, da muss er durch! Dabei hat er heute Abend selbst geschnarcht wie eine sibirische Kettensäge.

Aber so richtig los ging es nicht, obwohl ich dieses Mal Urin gesammelt hatte und eigentlich alles bestens vorbereitet war. Es ist, wie so oft, nicht nachvollziehbar, was hier abläuft. Bei mir läuft jetzt nur Spülung, bis morgen die Chemotherapie beginnt. So ist wieder ein Tag weg und mit Sonntag nach Hause wird nichts.

Mi., 25. April. Wie erwartet, habe ich den ersten Tag gut überstanden. Meine *Nebenwirkungen* haben sich plötzlich in Luft aufgelöst. Der alte Mann wurde heute morgen entlassen, und als ich ihm sagte, dass er wie eine sibirische Kettensäge geschnarcht hat, lachte er, wünschte mir alles Gute und ein langes Leben und verschwand. Vielleicht wären wir doch noch miteinander ausgekommen? Jetzt hab ich einen neuen auf der Bude, da stimmte sofort die Chemie. Er ist Bauingenieur und bei einer großen Baufirma beschäftigt. Dazu hat er ein Rezidiv nach über zehn Jahren mit der gleichen Geschichte wie ich. Also Themen zum Quatschen haben wir genug. Tag eins verbuchen wir als vollen Sieg, was denn sonst!

Do., 26. April. Trotz Pullerspritze konnte ich gut schlafen und musste nur zweimal auf die Toilette. Frühstück war sehr gut. Seit gestern bekomme ich eine gesundheitsfördernde Kost für Tumorpatienten. Ich habe auch jemanden, der mich persönlich betreut, so dass ich meine Erfahrungen und Wünsche sagen kann. Und die Tante hat mich heute nach dem Mittag wirklich besucht. Meine Einschätzung war neben ein wenig Kritik hauptsächlich positiv. Da hat sie sich gefreut und versprochen, morgen wiederzukommen. Es ist einfach klasse, wenn man einen Kerl auf der Bude hat, mit dem man sich versteht und so ein bisschen fachsimpeln kann. Da ist es nicht so langweilig und zwischendurch kann ich noch im Internet surfen und das eine oder andere erledigen. Am Abend war wieder ein Gewichtsunterschied zu heute Morgen und ich habe eine Pullerspritze kassiert, so dass der Gang zur Toilette mich weitere zwei Stunden beschäftigt hat. War es Solidarität – meinen Zimmerkumpel hat das gleiche Schicksal getroffen und so rannten wir um die Wette. Tag zwei verbuchen wir als vollen Sieg, was denn sonst!

Fr., 27. April. In dieser Nacht musste ich wieder wandern, ganze vier Liter habe ich innerhalb von zwölf Stunden wegschaffen müssen. Da hat man zu tun! Weil ich 24 Stunden an dem Gerät bin, kann ich nicht in den Park spazieren gehen und das ist bei dem schönen Wetter eine bittere Pille. Tobias kam nach dem Abendbrot zu Besuch, der stolze junge Papa hat schon zu tun, aber er ist glücklich, was man ihm ansieht. Um 20 Uhr kam wieder die Waage und ich hatte mehr als ein Kilo plus, also Spritze und Rennen. Wie nicht anders zu erwarten, ist auch Tag drei ohne Komplikationen über die Bühne gegangen. Verbuchen wir als vollen Sieg, was denn sonst!

Sa., 28. April. Nacht mit Wandern. Bei der Urinkontrolle heute Morgen stimmte der PH-Wert, aber es sind Blutspuren im Urin und das müssen wir im Auge behalten. Ich habe keine Lust auf Nieren- oder Blasenentzündung. Im Laufe des Tages Entwarnung. Mit unserem Testessen kommen wir ganz gut klar, es ist auf jeden Fall besser als das Übliche. Es geht uns also richtig gut. Zum Kaffee kamen Maria und Lisa mit frischem Rhabarberkuchen. Lisa hat sich einen Motorradhelm gekauft und wir freuen uns schon auf unsere erste Tour.

Es gibt einen Chemoplan, aber die Auslegung ist doch wohl unterschiedlich. Ich passe schön auf und so bekomme ich nur, was mir zugedacht ist. Eine Schwester meinte, sie sei fünf Jahre jetzt auf der Station, aber so eine komplizierte Chemotherapie hat sie noch nicht erlebt. Also wie immer bin ich auch mit der Chemotherapie etwas Extravagantes. Am Abend war dann wieder großes Wiegen und danach durfte ich wieder zur Toilette wandern. Tag vier verbuchen wir als vollen Sieg, was denn sonst!

So., 29. April. Das Wandern ist des Müllers Lust. Jede Stunde heute Nacht. Die Spülung läuft noch. Somit ist die Chemotherapie Geschichte und wir können uns den nächsten Aufgaben widmen. Nachuntersuchungen in Form von CT und PET werden anstehen und dann der Termin zur Operation in Kassel. Entscheidend wird sein, wie ich die Nachwirkungen der Chemotherapie verarbeite und wie fit ich wieder bin. Tag vier, oder besser die Chemotherapie, verbuchen wir als vollen Sieg, was denn sonst!?

Mo., 30. April. Gleich heute Morgen kamen unsere Arztbriefe und dann gab es kein Halten. Maria hat heute nicht gearbeitet und so konnte sie mich gleich nach dem Frühstück abholen. Zu Hause gab es Kartoffeln mit Quark und Leinöl. Dann sind wir zu Eibeck gefahren, Eis essen. Am Abend war dann in Nimbschen die Walpurgisnacht und wir hatten Spaß. Ich hatte einen Fressanfall und habe eine Bratwurst und ein halbes Hähnchen verdrückt.

Di., 1. Mai. In der Nacht hatte ich wieder das typische Aufstoßen, der Geschmack und der Geruch sind ekelig! Frühstück. Eigentlich wollte ich was unternehmen, aber mir war so schlecht, dass ich Gartenarbeit vorgezogen habe. Zum Mittag Schinkennudeln, danach war mir immer noch elend. Nicht ins Kino zu *Mister Bean.*

Mi., 2. Mai. Nicht aus dem Bett gekommen, spät gefrühstückt, nach Leipzig zur Blutkontrolle: Wie zu erwarten, gehen die Werte wieder nach unten. Rezept für meine Granocyte vergessen, nahrungsergänzende Mittel vergessen einzukaufen – dafür in der Karli Eis gegessen. In Grimma im Büro für Tobi ein neues, aktuelles Namensschild gebastelt und für ihre Danksagungen einen Einleger, Spruch auf Pergament, hergestellt. Mit Lisa in der Motorradwerkstatt gewesen.

Do., 3. Mai. Wieder nicht aus dem Bett gekommen. Vorm Frühstück hatte ich einen Krampf in der Brust, sehr intensiv. Maria wollte mir helfen bei der Frühstücksvorbereitung, aber ich habe sie angebrüllt. Ich bin ein Arsch und es tut mir leid. Nur muss ich es ihr sagen! Fahrrad gefahren, Picknick gemacht und etwas geschlafen, zurück nach Grimma. Auf dem Markt Spargel und Eier gekauft. Im Garten für die Mohnblumen eine Halterung gebaut und Gleiches für die Rosen am Bogen. Zum Abendbrot habe ich Omelett mit Spargel und Schinken zubereitet.

Fr., 4. Mai. Mit Maria aufgestanden und an der Mulde 3 km laufen gewesen. Es ist schwer, sehr schwer! Aber ich denke, es ist der richtige Weg, den ich gehen muss.

Blutkontrolle bei Dr. E.: Die Werte sinken wieder rapide, ich bekam eine Ladung Thrombozyten. Ich habe Angst vor dem Wochenende, in dieser Situation ging es meistens am Sonntagabend ab in die Klinik. In zehn Tagen ist Mutters 85. Geburtstag und da will ich gern dabei sein. Einkaufen musste Maria erledigen. Das Essen will auch nicht schmecken. Mein Geschmack ist gestört. Ich habe Appetit auf etwas, aber dann schmeckt es mir gar nicht.

Sa., 5. Mai. Früh mit dem Fahrrad zum Fleischer. Das ist eine gute Tat und gut für die Fitness. Als ich zurückkomme, backt Maria gerade die Brötchen vom Vortag mit dem Toaster auf. Das ist doof, denn da werden die nicht so schön knusprig wie im Backofen. Ich mache meinem Unmut Luft und das ist natürlich verkehrt. Eigentlich wollte ich mich um das Motorrad kümmern, aber es reicht nur zum Batterieladen. Vielleicht Fahrrad putzen? Auch das wird nichts. Maria braucht fürs Abtauen des Tiefkühlschranks einen Wärme gedämmten Behälter. Ich fahre in die Firma und baue den, fahre in die Apotheke und hole meine Spritzen. Dabei merke ich, dass meine Leistungsfähigkeit sehr beschränkt ist. Zum Mittag gibt es marinierten Hering und der schmeckt mir! Neues Regenfass geholt und montiert. Ich bin wieder einmal an meine Grenzen gestoßen. Mit Maria bespreche ich dann noch Teilrenovierung von Bad und Schlafzimmer. Die Heizungen bekommen neue Thermostate im gesamten Haus. Das können wir zum größten Teil aus dem Modernisierungskredit der Volksbank finanzieren. Über diesen Entschluss sind wir beide sehr froh! Zum Abendbrot mache ich Strammer Max und es schmeckt wieder nicht.

So., 6. Mai. Kirchgang fällt für mich aus. Zum Mittag Kartoffelsuppe. Die schmeckt wieder nicht schlecht. Es ist schönes

Wetter und ich versuche mich im Garten mit Abruhen im Liegestuhl. Sven und Lisa kommen auf einen Sprung vorbei. Mitten im Gespräch fängt dann meine Nase an zu bluten. Es ist so weit! Die Thrombozyten müssen weit unten sein. Ich versuche, es hinzuhalten, und es gelingt mir. Hoffentlich schaffe ich es noch bis Montag bei Dr. E.

Mo., 7. Mai. Es kommt, wie es kommen musste. Um 2 Uhr beginnt meine Nase zu bluten und ich kann das nicht stoppen. Also Rettungsstelle und das alte neue Spiel! Im Krankenhaus bekomme ich wegen meiner geringen Leukozyten ein Einzelzimmer. Ich erhalte zweimal Thrombozyten und alle möglichen Antibiotika. Es geht mir sehr schlecht. Starke Halsschmerzen, ich kann kaum reden und essen. Mutters Geburtstag ist für mich nicht realisierbar. Tagsüber schlafe ich viel. Es ist wieder der totale Zusammenbruch. Die entnommenen Blutkulturen sind mit Keimen behaftet. Der Port muss sobald wie möglich raus.

Di., 8. Mai. Ganz schlecht geschlafen. Ich bin total verkabelt und am Tropf. Ich habe starke Schmerzen im Hals und manchmal würgt es mich, als müsste ich erbrechen. Wenn ich versuche zu trinken, dann tut es höllisch weh und es kommt teilweise zur Nase wieder heraus. Maria hat den Rechtsanwalt eine Generalvollmacht aufstellen lassen und die musste ich noch unterschreiben. Da haben wir das im Moment nur einseitig, aber sauber geklärt. Wenn es so weit ist, machen wir das Gleiche andersherum.

Mi., 9. Mai. Ich beginne in kleinen Mengen wieder zu essen. Das mit der Entzündung am Gesäß hat sich geklärt als Eiterpickel. Dr. X kam zu mir und hat alles besprochen. Der Port muss raus. Wir warten, bis die Thrombozyten einen Wert von ca. 100 erreicht haben. Maria und Lisa kommen zu Besuch. Es ist wieder Licht am Ende des Tunnels zu sehen.

Do., 10. Mai. In dieser Nacht konnte ich ohne Schläuche schon ganz gut schlafen. Habe Internetzugang. Felix und Manu kamen von einem kurzen Italientrip noch bei mir vorbei. Das fand ich super! Maria und Michi waren auch da. Es ging mir den ganzen Tag gut und ich war längere Zeit außerhalb meines Bettes. Morgen werde ich mich schon nicht mehr im Schlafanzug bewegen. Das Essen schmeckt auch wieder, es geht bergauf! Die Ärzte habe ich gefragt, ob eine Chance besteht, dass ich an Mutters Geburtstag raus könnte, und sie wollen eine Lösung finden. Das wäre eine super Sache!

Fr., 11. Mai. Eine wirklich gute Nacht, habe heute das erste Mal Klamotten angezogen. Auch das Frühstück war wieder sehr gut. Mit Internet und Lesen die Zeit bis Mittag überbrückt. Der Tropf ist ab, die Antibiotika auf Tabletten umgestellt und so ist alles auf eine morgige Entlassung vorbereitet. Am Nachmittag Röntgen der Lunge. Beim Spazieren bin ich doch zufällig in meiner Firma gelandet. Zum Abendbrot wieder ins KH.

Sa., 12. Mai. Mutters 85. Geburtstag. Gut geschlafen. Am Morgen Kopfschmerzen, aber sonst ging es mir gut. Mit dem Chefarzt geeinigt, dass ich heute beurlaubt bin und zum Schlafen wieder im KH erscheine. Der Hb-Wert ist nicht so toll, werde wohl morgen eine Bluttransfusion bekommen. Ich bin aber sehr dankbar, dass ich zu Mutters Geburtstag fahren kann. Mit Maria, Tobias, Peggy, Elias, Elisabeth und Sven nach Kamenz, haben schon mal mit dem Brunch angefangen. Die Cottbusser und Mutter kamen. Wir haben unser Programm aufgeführt, hat viel Spaß bereitet. Ich war natürlich geschwitzt, aber glücklich. Wie Mutter es aufgenommen hat, ist schwer zu sagen. Ich hatte ihr ihre Zeitung schon am Anfang übergeben und darin hat sie ständig geblättert und gelesen. Ich denke, sie wird sich zu Hause noch damit beschäftigen und vielleicht stimmt sie das eine oder andere nachdenklich. Natürlich waren die Gespräche am Rande sehr gut. Man sieht sich doch viel zu wenig! Das Essen war einsame Spitze. Um 20 Uhr bin ich in meinem KH-Zimmer aufgeschlagen.

So., 13. Mai. Muttertag. Richtig gut durchgeschlafen, mit ein wenig Kopfschmerzen aufgewacht. Blutkontrolle: Der Hb-Wert ist weiter gefallen, aber eine Bluttransfusion war nicht notwendig. Da Maria und Michi in der Kirche waren, bin ich mit Sack und Pack nach Hause gelaufen. Es war schöner Sonnenschein und langsam gelaufen kam ich meinem Zuhause näher. Ich habe mich dann auf die Terrasse gesetzt und gewartet. Zum Mittag gab es Eierkuchen, die ich gemacht hatte. Am Abend kamen Raphi mit Noah, Lisa, Tobi, Peggy und Elias.

Mo., 14. Mai. Eine gute Nacht. Geduscht, Maria hat Po und Hals versorgt, Körnerfrühstück. Um 11 Uhr Blutkontrolle in Leipzig. Bis auf die Hb-Werte kann ich zufrieden sein. Durch das schwüle Wetter war ich geschafft, als ich zu Hause ankam.

Di., 15. Mai. Bei Dr. E. bekam ich zwei Bluttransfusionen. War auch Zeit, denn ich war ständig müde und habe viel geschlafen. Zurück in Grimma habe ich für Reinhard zum Geburtstag Fahrradkleidung gekauft und dann noch einen neuen Toaster. In der Firma konnte ich endlich die Bilder von Michis Firmung ausdrucken und von Mutters Geburtstag.

Mi., 16. Mai. Nachts siebenmal raus. Keine Ahnung, warum, getrunken habe ich nicht mehr als sonst. Sind das Auswirkungen der Antibiotika? Blutkontrolle: Die Werte steigen langsam, aber kontinuierlich. Am späten Nachmittag mit Maria den Einkauf erledigt. Ich habe vorgeschlagen, an den freien Tagen wegzufahren. Ich dachte an den Spreewald, aber Maria will an die Havel, weil wir da näher an Potsdam sind, wo ich am Sonntag zu Reinhards Geburtstag möchte. Recht hat sie. Habe eine FeWo gebucht.

Christi Himmelfahrt. Richtig ausgeschlafen. Den Sprinter ausgeräumt und für die Fahrt vorbereitet. Zum Mittag gab es Spargel und Zunge. Bei Edda Geburtstagsparty, anstrengend, aber auch schön. Hin und zurück sind wir gelaufen und so hatten wir wenigstens ein bisschen Bewegung.

Fr., 18. Mai. Mit frischen Brötchen, Schabefleisch und Leinöl hatten wir einen guten Start. Nach dem Frühstück den Transporter beladen und dann ging's für Maria, Michi und mich auf Tour Richtung Berlin. Als wir eingeräumt hatten, ging es gleich mal mit den Rädern auf Tour. Mit einer Bockwurst haben wir uns gestärkt. Dann zur Krummen Lanke, von da aus zur Havel. Bei dieser Tour habe ich gemerkt, dass ich noch lange nicht fit bin und es Anstrengungen bereitet. Ich war froh, als wir wieder unser Quartier erreicht hatten.

Sa., 19. Mai. Schönes Frühstück. Tour in Richtung Wannsee. Sehr schöne Fahrt mit dem Schiff, zwei Stunden über sieben Seen. Michi fuhr auf eigene Faust ins Zentrum, Maria und ich fuhren Richtung Quartier und haben im Biergarten (Fischerhütte) erst ein Bier getrunken. Im Quartier musste ich erst einmal schlafen. Mit Zeitungsschau beendeten wir den schönen Nachmittag.

So., 20. Mai. Ich habe wieder frische Brötchen (Schrippen) geholt und wir haben fürstlich gefrühstückt. Gepackt und ab nach Potsdam. Mit den Rädern durch Potsdam gefahren, in der Nikolaikirche haben wir noch den Schlusssegen mitbekommen. Nach ausgiebiger Besichtigung auf der Freundschaftsinsel unser Mittag verspeist. Dann zum Reinhard – zum Geburtstag gratuliert, schön Kaffee getrunken und Kuchen gegessen. Zu Hause war ich nach dem Ausladen und Transporter wieder Beladen erledigt. Noch duschen, Garten wässern.

Mo., 21. Mai. Gut geschlafen. Um 10 Uhr Blutkontrolle. Um 13 Uhr in Leipzig zwei Blutkonserven bekommen. Unser Firmenlogo als Wandtattoo in Auftrag gegeben. Ich bin gespannt, wie es wirken wird. Spargel und Steaks bei Fleischer Mai geholt für das Abendbrot. Es hat mir Spaß gemacht und toll geschmeckt. Maria möchte ihr Steak jedoch lieber durchgebraten haben. Muss ich beim nächsten Mal daran denken!

Di., 22. Mai. Heute Morgen mit starken Kopfschmerzen aufgewacht. Wenn ich eine Weile in der Senkrechten bin, ist es wieder gut. So bin ich aufgestanden und an die Mulde laufen. Ein herrlicher Morgen mit Sonnenaufgang, was will man mehr?

Ortstermin in N. mit dem Ziegelhersteller, es ging wieder einmal um die Scheune. Der Ziegelfritze hat was von drei bis fünf Prozent beschädigten Ziegeln erzählt. Da war es an der Zeit, ein paar deutliche Worte zu sagen. Es geht nicht um irgendwelche Prozente, sondern darum, dass der Kunde endlich seine Ruhe hat. Mal sehen, ob meine Worte wirken und er Abhilfe schafft. Am Computer eine Kranbeschriftung vorgenommen und zur Diskussion gestellt. Tobias meint, die Logos Innung und *100 TOP* sollten verwendet werden und der Hinweis „Miet mich" auch von der Seite erkennbar sein. Diese Vorschläge habe ich eingearbeitet. Jetzt werde ich im Werbestudio ein Kostenangebot einholen. Zu Hause habe ich noch die Kübelpflanzen gegossen.

Mi., 23. Mai. Früh an die Mulde laufen, 3 km gegangen. Firma, Ines und Sohn mittags zu Besuch. Nach dem Mittagsschläfchen habe ich dann ein paar Blumen gegossen. Ruhiger Tag.

Do., 24. Mai. Durchgeschlafen, aber wieder sehr geschwitzt. 3 km Lauf. Um 9 Uhr Blutkontrolle: Die roten sind gut, Leukos stabil niedrig, Thrombos leicht rückläufig. An meiner Stimmung merke ich, dass die roten Blutkörperchen gut sind. Ich habe mehr Lust und Unternehmungsgeist und muss mich nicht so zu allem zwingen. Zum Mittag gab es Erdbeeren mit Joghurt, was sehr gut geschmeckt hat. Bei Klaus die abgeschwächte Badsanierung besprochen. Am Abend gab es Pizza. Wir haben dann noch Organisatorisches für Pfingsten besprochen. Alles in allem eine volle Bude. Das wird sicher anstrengend, aber auch schön, wenn alle mal wieder zusammen sind.

Fr., 25. Mai. Nicht aus dem Bett gekommen. Aber dann ist der Tag eigentlich gut gelaufen. Die Clematis im Garten braucht einen Zaun. Zwei Abschnitte à drei Meter muss ich bauen und los ging es. Habe ich im Keller gemacht, da sind angenehme Temperaturen. Als Maria Feierabend machen wollte, hatte ich fast die ersten drei Meter montiert und für die zweiten drei Meter alles vorbereitet. Ich hätte noch weiter gemacht, aber meine

Beine haben weh getan und wir wollten um 17 Uhr in die Schiffmühle zur Veranstaltung *Grimma sagt Dankeschön*. Auf dem Weg in die Schiffmühle kamen wir in einen kräftigen Hagel. Wir hatten Bedenken, dass Schäden am Auto sein könnten, aber so schlimm war es dann doch nicht. Die Veranstaltung war gut und wir haben viele gute Bekannte getroffen, das Interesse an meiner Krankheit ist weiterhin groß.

Sa., 26. Mai. Mit Schabefleisch und Leinölbrötchen waren wir für den Tag gut vorbereitet. In der Firma den Zaun montiert und vorgestrichen. Für Mittag machte Maria Bratwurst mit Sauerkraut. Ich wollte dazu Rührkartoffeln und Soße. Rührkartoffeln durfte ich machen. Als ich die Soße machen wollte, meinte Maria, wenn sie kocht, dann kocht sie! Ohne Kartoffelwasser und mit zu wenig Fett ist es schwer, eine ordentliche Soße zu machen! Das Ergebnis war entsprechend. Ich habe dann keine Soße gegessen. Die Stimmung danach war dementsprechend. Ich bin nach einer kurzen Ruhepause wieder in die Firma und habe den Zaun ein zweites Mal gestrichen und die Werkstatt aufgeräumt.

Pfingstsonntag. Zu Pfingsten ging es in die Kirche. Ich war anwesend, aber mehr nicht. Den Rest musste der Heilige Geist tun. Mehr war nicht drin. Maria ist anschließend zu ihrer Mutter gefahren und ich habe den Zaun und eine Bierzeltgarnitur nach Hause gefahren. Das wollte ich eigentlich mit Michi machen, aber der hat bis zum Mittag mit Schlafen und Körperpflege zu tun gehabt. Zum Mittag kam er auch erst fünf Minuten nach dem Klingeln und setzte sich an den gedeckten Tisch. Da habe ich ein paar passende Worte gesagt. Funkstille! Den Zaun habe ich gleich montiert und ich finde, er sieht ganz gut aus. Ich stelle mir schon gut vor, wie es aussehen wird, wenn im nächsten Jahr die Blüten auf der ganzen Länge sich ausfalten werden. Dann habe ich noch den Springbrunnen in seine Einzelteile zerlegt. Die Rosenpflanzen sind ersoffen. Mittagsschlaf. Maria kam dann mit den Worten, Keule ist da und hat mich geweckt. Bis ich begriffen hatte, wer Keule ist, hat eine Weile gedauert. Also waren Tobias und Peggy mit Keule schon mal da und das bedeutete Kaffee und Erdbeertorte. Keule (Elias) ist ein süßer kleiner Fratz, der besonders gut Grimassen schneiden kann und versucht, den Kopf auf seinem kleinen Hals zu balancieren. Dann kamen so langsam alle anderen und um 18.30 Uhr haben wir dann zu Abend gegessen. Es gab Soljanka und die war echt lecker. Tobias und Peggy waren zwischendurch bei Herrn S. und haben eine Hausbesichtigung durchgeführt. Sie sehen die ganze Sache positiv und können sich gut vorstellen, das Haus zu kaufen. Die Einzelheiten werden sicher noch besprochen werden müssen, aber die Chancen, dass man sich einigt, sind gut! Nach dem Abendbrot haben wir noch schön zusammengesessen, obwohl es Gewitter und Regen gegeben hat. Zu später Stunde haben wir dann noch eine Zigarre geraucht und es war ein sehr schöner Abend.

Pfingstmontag. Um 7 Uhr war Aufstehen angesagt und in der Küche mussten noch die Hinterlassenschaften des gestrigen Abends beseitigt werden. Bis zum Frühstück war alles erledigt. Raphi ist mit Noah wieder da. Als Noah gestern ankam und seinen Sandkasten sah, leuchteten seine Augen und er hat sich sichtlich gefreut. Er wird jetzt auch für mich immer interessanter. Sie bleiben eine Woche und Raphi möchte in dieser Zeit die Wohnung reinigen und renovieren. Gegen 10 Uhr hatte es dann aufgehört zu regnen und so konnten wir nach Naunhof fahren auf den Töpfermarkt. Wir wollten nur mal schauen, aber dann kauften wir einen großen Weidenkorb für das Holz auf der Terrasse, drei kleine Vögel und eine Schale für den Bau einer Vogeltränke. Danach sind wir gemütlich über die Dörfer gefahren und waren nach 13 Uhr wieder zu Hause. Der Korb wurde sofort seiner Bestimmung zugeführt und die Vogeltränke habe ich auch gleich zusammengebaut. Am Nachmittag war dann Faulenzen angesagt. In den letzten Tagen habe ich sehr darunter zu leiden, dass ich bei der kleinsten Bewegung anfange zu schwitzen.

Oder ich mache gar nichts und schwitze auch. Es ist ein kalter Schweiß und sehr unangenehm. Selbst nach dem Duschen kann es sein, dass ich gleich wieder schwitze und die neuen Sachen, die ich anziehe, kleben auf der Haut.

Di., 29. Mai. Heute Morgen konnte ich mich endlich wieder überwinden, doch zu laufen. Ich muss das jetzt regelmäßig machen und vielleicht gelingt es mir, auch abends noch auf dem Rad im Keller eine halbe Stunde zu trainieren. Es gelingt mir einfach nicht, unter die 120 kg zu kommen. Dann ging es in die Firma und ich habe einige Sachen erledigen können. Noch vor dem Frühstück bin ich beim Arzt gewesen und habe Blut abnehmen lassen. Am Nachmittag habe ich das Motorrad nach Naunhof zu Scheunenpflug gebracht, da ich morgen keine Zeit habe wegen der CT-Untersuchung. Maria hat mich abgeholt und dann war Feierabend. Unsere Blumen im Garten nehmen langsam Schaden wegen dem vielen Regen. Aber es soll jetzt bald aufhören und das Wetter soll besser werden.

Mi., 30. Mai. Heute Morgen bin ich wieder gelaufen und es ging mir dabei richtig gut, so dass ich mich entschieden habe, bis zur Eule zu laufen, 6 km! Ich bin richtig froh, dass ich das geschafft habe. Vielleicht geht es jetzt doch steil bergauf mit meiner Kondition. Dann bin ich nach Leipzig gefahren zur CT-Untersuchung. Dabei stellten wir fest, dass ich die Laborwerte (Nieren und Schilddrüse) vergessen hatte. Es wurden dann noch Werte in meiner Akte gefunden, so dass die Untersuchung doch durchgeführt werden konnte. Ergebnisse bekomme ich dann am 14.06. von Dr. E. Weil es mir derzeit wirklich gut geht, bin ich an die Scheune gefahren und habe Holz gehackt. Das hat richtig Spaß gemacht. Beim Stapler Herausfahren habe ich gemerkt, dass die Schwelle sehr groß geworden ist, und so habe ich diese mit Mineralgemisch aufgefüllt. Auf das Blechdach der Holzscheite hat jemand Europaletten gestellt, damit sie nicht so klappern, wenn Wind ist. Diese habe ich ausgetauscht mit Paletten, die nicht zurückgenommen werden, bzw. mit kaputten Paletten. Es war noch Zeit und so habe ich zu Hause den Rasen gemäht. Michi hatte das vor geraumer Zeit gemacht, aber sehr oberflächlich. Bei der Gelegenheit habe ich dann gleich noch den Rasen vor dem Zaun geschnitten. So hatte ich heute wirklich viel Bewegung und ich freue mich, dass ich alles so geschafft habe. Es hat dann aber auch gereicht!

Do., 31. Mai. Heute Morgen habe ich mit mir gekämpft, ob ich nach der vielen Bewegung von gestern trotzdem laufen, 3 km, soll. Es hat das Laufen gewonnen und so habe ich auch heute die 3 km gemacht. Darüber bin ich sehr froh! Die Sonne ist jetzt schon weit oben, so dass man den Sonnenaufgang gar nicht mehr sieht um 5.30 Uhr. Es war aber sehr schön, der Sonne entgegenzulaufen und die Nebelschwaden auf der Mulde zu beobachten. In der Firma habe ich wieder einiges erledigen können. Für *mz* konnte ich nach einem Anruf des Tankstellenpächters aus Coswig gleich das Angebot machen und habe mir die Fahrt dorthin gespart. Ist dann alles per E-Mail zu *mz* rausgegangen. Mit jedem Brief, den wir verschicken, werden wir ab heute für die Liederflut Reklame machen. Ich habe einen kleinen Zettel vorbereitet und fertig. Danach werden wir in gleicher Weise das Stadtfest und die Handwerkerstraße bewerben. Für das kommende Stadtfest (5.-7.10.) habe ich mir schon ein paar Gedanken gemacht. Ein Konzept ist in Arbeit und die Checkliste ist auch angefangen. Klempner Naumann war zu Hause und jetzt wird es ernst. In ca. 3 Wochen sind die Sachen da und werden montiert. Darauf freue ich mich schon. Im Copyshop habe ich neues Papier ausgesucht und nun werden wir auch damit zurechtkommen. In Naunhof konnte ich mein Motorrad abholen und da habe ich gleich eine Spritztour angehangen. Zu Hause gab es Pizza. Die FW haben heute getagt und da bin ich dann um 20 Uhr noch hin. Es war sehr schön und wir haben Zukunftspläne gemacht. Ich denke, dass ich ab September wieder aktiv mitmachen werde.

Über die Möglichkeit, dass Matthias Berger zu uns kommt, haben wir auch spekuliert. Wir werden es mit ihm besprechen müssen. Mal sehen, was sich da entwickelt. Ich habe heut Abend gemerkt, dass ich wieder Lust und Laune habe, in der Kommunalpolitik mitzumischen. Ich muss nur aufpassen, dass erst einmal die Firma im Vordergrund steht und dann alles andere.

Fr., 1. Juni. Es war wieder schön an der Mulde und ich bin froh, dass ich es wieder geschafft habe, 3 km. In der Firma Stadtfest vorbereitet: Wir bespannen das Festzelt mit grünem Stoff, darauf das Logo und an den Überhängen unsere Tätigkeitsfelder. Fahne entworfen, so wie man es bei den Autohäusern sieht. In Waldheim wegen Paneele geschaut.

Sa., 2. Juni. Länger geschlafen, Morgenlauf, erst gegen 9 Uhr Frühstück. Einkaufen. Brunnen neu bepflanzt und gestaltet, nun hat er Löcher, damit das überflüssige Wasser ablaufen kann. Ist mir ganz gut gelungen. Um 16 Uhr die Bierzeltgarnituren, Zelt und Sonnenschirm fürs Gemeindefest zur Kirche gefahren, Michi hat geholfen. Wasserfass im Hof abgedichtet, nun muss es wieder regnen, damit ich sehe, ob es dicht ist. Keine Lust mehr wegzugehen und die DVD *Das Parfüm* haben wir uns dann mehr oder weniger angeschaut.

So., 3. Juni. Weil es mir recht gut ging, bin ich mit zur Kirche, wir blieben auch zum Gemeindefest. Das war gestern noch nicht so klar, aber heute war mir danach. Und es war richtig gut. Am besten haben mir die *Vox akkort* (ehemalige Kapellknaben) gefallen. Es ist ein Genuss, denen zuzuhören, egal ob geistliche, weltliche oder witzige Lieder. Auch so war eine Gemütlichkeit, man hat Bekannte getroffen und geschwatzt oder einfach nur zugehört. Mit Michis Hilfe war unsere Ausstattung schnell weggeräumt.

Mo., 4. Juni. Morgenlauf, Zeitungsschau. Nach Leipzig zur PET-Untersuchung, eine sehr unangenehme Untersuchung. Über eine Stunde muss man auf einem Brett liegen, darf sich nicht bewegen, und weil der Durchmesser für mich zu klein ist, muss ich die Arme die ganze Zeit über den Kopf halten. Danach bin ich immer fix und fertig. Ein Ergebnis habe ich nicht gesagt bekommen. Also warten wir auf den 14. Juni bei Dr. E. In der Firma am Angebot für das Sportforum gearbeitet.

Am Abend bin ich zum Elfer-Rat bei Fred im Garten. Es wurde gegrillt, gequatscht und Lagerfeuer gebrannt. Es war ein schöner Abend und es war gut, wieder mal ein paar Leute zu treffen. Das Sommerlager wurde besprochen, ob ich da mitfahren kann, weiß ich noch nicht.

Di., 5. Juni. Verschlafen, nicht gelaufen. Frühstück, Motorrad geputzt. Zwischendurch Blutkontrolle beim Arzt. Um 12 Uhr in der Klosterschänke mit Fred zum Mittag verabredet. Mit Uwe und Fred sind wir dann mit den Motorrädern zum Uli nach Kamenz gefahren. Es war eine Fahrt wie früher. Uwe vorn als Führer, dann Fred und zum Schluss ich. Ich habe mich sehr gefreut, dass wir wieder so unterwegs waren. Als wenn ich zwischendurch nicht krank gewesen wäre. Der Tag hat mich angestrengt und ich bin geschafft, aber glücklich!

Mi., 6. Juni. Wieder mit Schwierigkeiten aufgestanden, aber dann 6 km gelaufen. Das war natürlich super. Katrin hat Stoff fürs Zelt gefunden, sie wird mit der Arbeit beginnen. Damit das neue Zelt nicht wieder bloß im Schuppen liegt, hab ich gleich am Nachmittag mit dem Bau einer Kiste begonnen. Das macht wieder Spaß.

Do., 7. Juni. Zum Schwimmen sind wir heute nach Wurzen gefahren und haben uns eine 3/4 Stunde im Wasser getummelt. Das ist anstrengend, vor allem wenn man lange nicht geschwommen ist. Aber ich habe durchgehalten und bin froh darüber. Beim Arzt angerufen: Meine Blutwerte steigen langsam, aber stetig. Meine Kiste fertig gebaut, das Material und die Zeit darf man gar nicht rechnen, kann keiner bezahlen. Am Abend nach über einem Jahr mal wieder in den LC gegangen.

Fr., 8. Juni. Pünktlich in die Firma, mit Lisa und Sven nach Engelsdorf, um nach Paneele zu schauen. Ich hatte eine Fahnenstange und zwei Fahnen fürs Motorrad bestellt, die kamen heute per Nachnahme und ich habe am Nachmittag das Teil montiert. Es war sehr mühsam und ich habe Stunden zugebracht. Jetzt ist es aber stabil am Topcase montiert. Jetzt fehlt nur noch die Probefahrt, aber heute ist es zu heiß (31 °C). Ich hatte mich gerade ins Wohnzimmer gesetzt und wollte ausruhen, da standen Thomas und Simone aus Cottbus vor der Tür. Ich habe mich sehr gefreut. Thomas geht es wieder gut und Nachuntersuchungen haben keine negativen Ergebnisse gezeigt. Es ist schön zu sehen, wie sie beide ihren Weg machen.

Sa., 9. Juni. Beizeiten aufgewacht und gleich an die Mulde, 3 km laufen. Das erste Mal in kurzen Hosen. Frühstück, mit allem was so am Sonnabend dazugehört. Michi hatte heute Kutterrudern. Ich finde, es ist eine super Idee, mit den Abschlussklassen so eine Veranstaltung zu machen. Mittagessen haben wir ausfallen lassen, bei der Wärme hat man doch nicht so den Hunger. Am späten Nachmittag bin ich dann mit dem Motorrad nach Belgern gefahren, Schiffe gucken. Ich werde jetzt öfter mal eine Tour machen. Meine Fahnenstange hält gut und sieht fetzig aus.

Fronleichnam. Um 5.45 Uhr aufgewacht. Da könntest du doch mal die 10 km in Angriff nehmen, dachte ich. Über den Gedanken bin ich dann noch mal eingeschlafen. Um 6.15 Uhr war ich wieder wach und dachte, wenn du das noch durchziehen willst, dann musst du aber los. Ich habe keine Probleme unterwegs gehabt und es war ein wunderschöner Morgen. Frühstück, die Fronleichnamsprozession musste ohne uns auskommen. Vormittag mit Abruhen ausgefüllt. Am Nachmittag bin ich mit dem Motorrad nach Meißen gefahren. Es ist wunderschön an der Elbe. Über Riesa nach Hause, hatte knapp 200 km auf der Uhr.

Mo., 11. Juni. Morgens ist es am schönsten. Die Sonne geht auf und die Temperaturen sind noch erträglich. Da muss man los! Und so fällt es mir gar nicht so schwer zu laufen, 3 km. In der Firma einige Anrufe getätigt. Mit dem Motorrad nach Reichenbach gefahren. Reichenbach ist eine komische Stadt. Die haben eine Fußgängerzone und die war von Menschen leer. In den Bereichen, wo man fahren konnte, da waren auch Menschen. Diesen Fehler konnten wir bei uns in Grimma vermeiden! Von Reichenbach bin ich nach Greiz gefahren. Dort habe ich mir die Häuser mit den Photovoltaikanlagen angeschaut. Von da aus wollte ich eigentlich über die Göltzschtalbrücke, aber das habe ich nicht gefunden. Es war sehr heiß und ich hatte keine Lust, lange zu suchen. Auf dem Rückweg hatte ich konditionell ganz schön zu tun! Ich werde das Motorradfahren ein wenig einschränken müssen. In der Firma das Angebot fertig gemacht und nach dem Abendbrot nach Leipzig geschafft.

Di., 12. Juni. Heute Morgen wieder 3 km an der Mulde gelaufen. In der Firma habe ich einige Sachen erledigt, am LKW einige Reparaturen durchgeführt. Zum Feierabend haben wir noch für den nächsten Tag vorgeladen und morgen fahre ich auf Baustelle mit Norbert.

Mi., 13. Juni. Um 6 Uhr war ich mit Norbert an Vogels Ballhaus verabredet. Nach Coswig auf eine Tankstelle mussten wir. Ich war am Abend geschafft, aber auch ein wenig glücklich, dass ich auf der Baustelle sein konnte und das durchgehalten habe.

Do., 14. Juni. Schwimmen in der Wurzener Schwimmhalle. Heute ging es schon ein bisschen besser und ich habe ordentlich durchgezogen. Habe ich dann aber auch danach gemerkt. Aber ich freue mich, dass ich mich merklich verbessern kann. Zu Dr. E., um meine Ergebnisse zu erfahren: Das PET-Ergebnis ist negativ, das heißt, keine aktiven Krebszellen nachweisbar. Es hat sich also gelohnt und die 2. Chemotherapie war erfolgreich. Ich bin sehr froh und dankbar! Die CT-Untersuchung zeigt, dass die Metastasen an den Lymphknoten nicht geschrumpft sind. So gehe ich davon aus, dass eine Operation nicht mehr zu umgehen ist.

Das ist also mein nächstes großes Ziel! In der nächsten Woche werde ich einen Termin in Kassel vereinbaren. Auf das Gespräch mit dem Professor bin ich sehr gespannt. Ich habe viele Fragen, um das *Danach* zu erhellen. Meine Blutwerte sind zufriedenstellend. Die *Roten* und die *Weißen* klettern langsam, aber stetig nach oben. Bei den *Thrombos* ist die Einhundertmarke geschafft, aber sie tänzeln mal vor und mal zurück.

Maria sagte mir heute, dass die Aufträge nicht reichen. Es ist nur kleiner Mist und bei den Ausschreibungen sind wir immer zu teuer. Das beunruhigt mich sehr und ich muss mir Gedanken machen, wie wir zu Aufträgen kommen. Mitarbeiter in andere Firmen zu schicken kann auch nicht die Lösung sein. Es ist zum Verrücktwerden. Wir sind nur noch so wenige, aber die Arbeit reicht noch nicht.

Fr., 15. Juni. In dieser Nacht habe ich blöde Träume gehabt, ich glaube, das hängt mit unserer Auftragslage zusammen. Dann bin ich aber laufen gewesen und hoffentlich fällt mir heute was ein, das die Lage etwas entspannt. Hier merke ich, dass ich noch nicht fit bin. Probleme kann ich noch nicht richtig verarbeiten. Die belasten mich und machen mich zusätzlich unruhig und ich bin sofort gereizt. Zur Zeit brauche ich sozusagen noch eine heile Welt um mich herum. Dann war ich zur Auftaktveranstaltung *Tag der Sachsen* nächstes Jahr in Grimma. Die Verwaltung hat eine gute Veranstaltung gemacht und es wurde wirklich glaubhaft rübergebracht, dass der *Tag der Sachsen* in Grimma ein ganz besonderer und inhaltsvoller Tag werden muss. Alle Grimmaer Bürger sind aufgerufen, den Tag mit zu gestalten und Ideen mit einzubringen.

Mein Hilferuf an die *100 TOP-Dachdecker* hat Erfolg gehabt. Wir können zwei Kollegen nach Münster abstellen und bekommen Stundenlohn, Unterkunft und Frühstück. Da sind wir gut bedient. Mit Katrin die Gestaltung der Jacken besprochen. Auf dem Rücken unser Logo und vorne der Vor- und Familienname.

Sa., 16. Juni. Mit dem Fahrrad zu Bäcker und Fleischer, Frühstück. Im Betrieb einen neuen Ständer für die Vogeltränke gebaut. Bis zum Mittag war ich noch nicht fertig. In Zschoppelshain war Malerfest. Es ist einfach erstaunlich, was der Mann auf die Beine stellt. Maria und ich haben auch den Eindruck gehabt, dass die Mitarbeiter gerne mitmachen und ihre Freizeit opfern. Für Lisa freue ich mich, denn in der Firma kann sie eine Zukunft haben. Von dort aus ging es gleich nach Leipzig zum nächsten Event: Pyro-Weltmeisterschaften. Wir hatten uns mit Tobi, Peggy und Elias verabredet. Zusammen sind wir zum Stadion gefahren. Ich hatte Gläser, Wein, Saft und zwei Zigarren eingepackt. Auf Klappstühlen konnten wir gut sitzen und das Feuerwerk betrachten. Es war einfach wundervoll. Erst waren die Italiener dran und danach die Polen. Ich kann gar nicht sagen, wer besser gewesen ist. Ob man so etwas noch einmal zu sehen bekommt? Gegen Mitternacht sind wir dann auf dem Heimweg gewesen. Es war ein herrlicher Tag, der uns gutgetan hat. Danke!

So., 17. Juni. Erst einmal ausschlafen nach so einem ereignisreichen Tag. Zur Kirche mit dem Fahrrad gefahren und danach noch Brücke-Brücke, sportliche Betätigung! Zum Abendbrot kamen Lisa und Sven und wir besprachen die Deckengestaltung im Bad. Sven will jetzt das Material bestellen und dann geht's los!

Mo., 18. Juni. Heute war ein richtiger Arbeitstag für mich. Um 5 Uhr aufstehen und um 7 Uhr musste ich in Wurzen sein, zur Dachinspektion. Es regnete, aber ich habe es trotzdem durchgezogen. Um 10 Uhr war ich mit den Dächern durch. Es war doch tatsächlich keiner auf die Idee gekommen, mal eine Klebeprobe zu machen. Morgen früh werden wir sehen, was passiert ist. Im Betrieb habe ich den Bericht geschrieben und das Kostenangebot und die Sachen per E-Mail verschickt. In das Problem B. kommt auch Bewegung, sie möchten noch dies Woche ein Kostenangebot für die Neudeckung der Scheune. Na, aber klar, wird er bekommen. Bin dann nach Hause und habe die Vogeltränke eingerichtet und mit einer Pflanzschale erweitert. Gefällt mir gut, auch wenn Maria gelacht hat. Aber vielleicht freut sie sich auch nur über meine Aktivitäten im Garten.

Di., 19. Juni. Der Tag heute fing wieder sehr gut mit einem Lauf an, 3 km. Frühstück. Im Garten die Hecke und den Strauch mit den gelben Blüten geschnitten. Sieht ein wenig radikal aus, aber ich denke, dass es gut so ist. Da war ich das zweite Mal durchgeschwitzt. In der Firma einige Sachen bearbeitet. Ich muss aufpassen, dass mir nicht zu viel auf den Tisch gelegt wird. Ich habe spöttisch bemerkt: „Ich muss wohl mal meinen Krankenschein an die Tür nageln." Aber es ist ja gut, wenn ich wieder mehr arbeiten kann. Ich kann ja immer noch nein sagen! Michi kam heute mit der guten Nachricht, seine Prüfungen alle geschafft zu haben, und darüber ist nicht nur er froh. So haben wir unseren Jüngsten auch durch die Schulzeit gebracht. Eine Lehrstelle hat er auch, also sind die Weichen gestellt. Was er daraus macht, liegt nun an ihm! Nach dem Abendbrot bin ich noch 10 km mit dem Rad gefahren. Das möchte ich jetzt öfter machen.

Mi., 20. Juni. Am Morgen 3 km laufen. Es ist wieder herrliches Wetter und da macht es besonderen Spaß. Ich merke, dass ich konditionell Fortschritte mache, und das spornt nochmals an. Eine Bambusmatte für 8 € gekauft und die hängt jetzt vor der Terrasse. Die Nachbarn können jetzt nicht mehr auf unseren Tisch gucken, aber wir können durch die Matte durchsehen. Das war die Lösung! Für Ine habe ich einen keramischen Untersetzer, eine Ente und einen Spatz aus Gusseisen gekauft und daraus eine Vogeltränke gebastelt. Sieht sehr gut aus, war preiswert und bereitet hoffentlich viel Freude. Nach dem Abendbrot bin ich mit dem Mountainbike gefahren, 10 km. Das war seit über einem Jahr das erste Mal und es hat riesigen Spaß gemacht. Das Rad werde ich mir wieder richtig in Ordnung bringen lassen und dann wieder jeden Tag fahren. Meine Kondition ist wirklich recht gut und so werde ich zur Operation fit genug sein.

Do., 21. Juni. Gleich früh sind wir nach Wurzen in die Schwimmhalle gefahren. Es war heute das letzte Mal, die Halle macht Sommerpause. Jetzt müssen wir uns was Neues suchen. Aber eben Freibad! Den Rest des Tages Büroarbeit. Es hat immer wieder geregnet. Bei Prof. A. habe ich angerufen, aber die Unterlagen waren gerade erst mit der Post gekommen. So werde ich morgen früh noch einmal anrufen. Am Abend gab es dann wieder Pizza und Lisa kam zum Abendbrot.

Fr., 22. Juni. Heute wieder gelaufen und das mit Freude, 3 km! Büroarbeiten. Die Restbestände der Ziegelständererneuerung beseitigt, dazu mit großem LKW unterwegs gewesen, mit Kranbetrieb u.s.w. Das hat Spaß gemacht und war natürlich auch anstrengend. Natürlich gab es das typische Freitags-Abendbrot. Maria war damit beschäftigt, die Sauerkirschen zu entsteinen, die Michi gepflückt hatte. Eigentlich wollten wir noch nach Seelingstädt zum Dorffest, aber wir waren dann doch zu müde.

Sa., 23. Juni. Heute sind wir beizeiten aufgestanden und nach Berlin zu Ine und Bernd gefahren. Wir haben uns die Hackeschen Höfe angeschaut und um 12.30 Uhr waren wir mit Bernd im Bode-Museum verabredet. Der Professor persönlich hat uns durch die heiligen Hallen geführt, bis hin ins Allerheiligste, den Tresor, wo Münzen von 700 v. Ch. bis zum Euro lagern. Eine hoch interessante Geschichte, die nicht allen geboten wird. Danke für dieses Erlebnis! Danach haben wir uns die Sandskulpturen am Hauptbahnhof angeschaut. Es ist nicht zu glauben, was man mit Sand alles machen kann. Hochachtung vor den Künstlern! Dann ging es zu Ine und Bernd nach Hause und wir waren die Ersten, die im Gartenhaus nächtigen durften.

So., 24. Juni. Geschwistertreffen der Klinksippe und bis auf Wolfgang waren alle da. Es wurde viel gegessen, gequatscht und gelacht. Ine hat ein ganz bezauberndes Mittagessen angerichtet und es hat wunderbar geschmeckt. Als wir wieder in Grimma waren, ging es noch zum Johannisfeuer auf die Muldenwiese.

Auch das war schön und wir haben mit vielen Leuten gesprochen, Bratwurst und Kuchen gegessen.

Mo., 25. Juni. Nach so viel Völlerei war heute wieder Laufen angesagt, 3 km. Bei schöner Sonne ging es an der Mulde entlang und hat Spaß gemacht. Blutkontrolle bei Dr. E.: Die Werte sind merklich schlechter geworden. So geht es jetzt wieder los mit dem Auf und Ab. Lampen fürs Bad gekauft. Einbaulautsprecher habe ich auch bestellt. Um 17 Uhr hatte ich mein erstes Kundengespräch, in Nerchau. Es sah erst so aus, dass es nur um Informationen geht, aber es geht ganz gezielt auf eine Neudeckung von einem Doppelhaus mit Aufdachdämmung. Da habe ich jetzt ganz gezielt eine Aufgabe zu erfüllen! Nach dem Abendbrot habe ich im Bad bis 22 Uhr die Beleuchtung installiert. Es ist so, wie ich es mir vorgestellt habe. Besonders gut ist die Beleuchtung in der Duschkabine. Bei dieser Arbeit habe ich festgestellt, dass ich noch nicht so richtig fit bin. Aber es ist ein Training für Ausdauer und Durchhaltevermögen. Da muss ich dranbleiben!

Di., 26. Juni. Das Wetter ist schön, aber frisch und ich bin wieder gelaufen und es hat mir gutgetan. In der Firma habe ich heute die zwei Angebote für das Doppelhaus in Nerchau geschrieben und bin in der Nicolaistr. gewesen, wo noch Restarbeiten zu machen sind. Auch dieses Angebot habe ich noch gemacht. Es hat mir Spaß gemacht, aber es hat mich auch sehr angestrengt. Mehr als einmal wollte ich hinschmeißen! Es fällt mir schwer, mich über einen längeren Zeitraum zu konzentrieren. Und ich möchte alles perfekt machen. Vielleicht ist das übertrieben, aber wir müssen zeigen, dass wir die Besten sind, denn die anderen sind billiger! Technisch habe ich es auch weiterhin drauf und keine Schwierigkeiten. Auch hier muss ich Geduld haben, denn nur die Zeit kann es bringen. Am Abend zu nichts mehr Lust gehabt und nur vor dem Fernseher gesessen.

Mi., 27. Juni. Es ist schönes Wetter, die Sonne scheint, aber sehr frisch – 3 km Lauf. In Kassel habe ich niemand mehr erreicht und so muss ich morgen anrufen. Am Nachmittag habe ich noch einen Termin in Nerchau mit dem Heizungsbauer. Bin gespannt, ob wir dort zu Potte kommen. Am Abend schau ich mir von Hape Kerkeling zwei CDs an und dann ab ins Bett.

Do., 28. Juni. Lisas Geburtstag. Heute Morgen hat der Schweinehund in mir gesiegt und ich bin nicht laufen gewesen. Um ½ 8 hatte ich einen Zahnarzttermin und da war sowieso wenig Zeit. Aber das gilt nicht als Entschuldigung. Ein Anruf in Kassel hat nun dazu geführt, dass ich am 12. Juli einen Vorstellungstermin habe bei Professor A. Besorgungen gemacht. Nach über einem Jahr bin ich dann mal wieder zur Innungsversammlung gegangen. War interessant, aber ein verdammt kleiner Haufen. Am Ende habe ich ein wenig über mich und meine Krankheit berichtet. Zu Hause Lisas Geburtstagsfeier mit Pizza. Simone, Felix mit Manu, Tobi und Sven waren da und es war ein lustiger Abend.

Fr., 29. Juni. Es klingelt der Wecker und man könnte eigentlich aufstehen und laufen. Das Radio geht an. Nun müsste man spätestens aufstehen. Die Nachrichten beginnen, nun aber schnell, sonst ist es zu spät! Und es geht runter an die Mulde. Ein herrliches Morgenrot erwartet mich und ich bin froh, dass ich es geschafft habe, 3 km. In der Firma die Angebotsmappe Nerchau zusammengestellt. Für die Deckenmontage im Bad noch 40er Latten besorgt. Um 14.30 Uhr war ich mit Sven verabredet und wir haben die Unterkonstruktion an der Decke montiert. Einkaufen mit Maria. Abendbrot, Maria hat noch das Bad ausgeräumt.

Sa., 30. Juni. Lisa und Sven, Tobi, Peggy und Elias (Keule) kamen und so wurde es eine große Frühstücksrunde. Dann war Einweisung im Bad und die Arbeit konnte beginnen. Mit dem Fahrrad nach Förstgen zu Matthias Berger. Dort traf ich so quasi zufällig auf seine Schwiegereltern. Der Schwiegervater ist an Prostatakrebs erkrankt und sehr pessimistisch. Wir wollten probieren, ob ein Gespräch zustande kommt. Es war leichter, als wir dachten, und so haben wir uns intensiv unterhalten. Ob es geholfen hat, weiß ich nicht. Als ich wieder nach Hause kam, hatten Sven, Tobi und Michi das Bad zum großen Teil fertig. Besonders habe ich mich über Michi gefreut, dass er so fleißig geholfen und Ausdauer gezeigt hat. Gemeinsames Abendbrot und danach aufräumen.

So., 1. Juli. Heute Morgen kein Sport, nur ausschlafen und Ruhe. Nach dem Frühstück sind Maria und Michi allein in die Kirche gegangen. Ich habe meine Blumen gepflegt, gelesen und gefaulenzt. Am Nachmittag war am Schwanenteich eine Veranstaltung *Pro Grimma* wegen der Verwaltungsreform, die eigentlich gar keine ist. Erstaunlich viel Leute da und Bürgermeister und Landrat haben gut gesprochen. Ein Eis und ein Eiskaffee gaben uns die nötige Stärkung. Auf dem Markt haben wir noch die Oldtimer angeschaut. Treffen mit Lisa in Raphis Wohnung zum Fenster Ausmessen. So war auch der Sonntag schnell gelaufen. Ein wenig traurig war ich schon, denn es war auch Drehorgeltreffen und da wollte ich eigentlich hin.

Mo., 2. Juli. Heute Morgen wieder 3 km gelaufen. In der Firma ein paar Sachen erledigt, zu Hause im Bad zwei Halterungsprovisorien für die Dusche und den Duschvorhang gebastelt, denn die Badmöbel können erst am 17. Juli montiert werden. Werbeplanen in der Firma montiert. Eigentlich war noch Elfer-Rat, aber ich war geschafft. Seit einiger Zeit habe ich Schmerzen im linken Schultergelenk. Nicht immer, aber in bestimmter Haltung. Manchmal kann ich die Bewegung gar nicht zu Ende führen, so schmerzt das. Ich dachte, es geht wieder weg, wenn ich mich nur wieder mehr bewege. Aber jetzt habe ich die gleichen Symptome auch im rechten Schultergelenk. Am Mittwoch werde ich Dr. E. fragen und, wenn nötig, zum Orthopäden gehen. Im Internet habe ich schon mal nachgelesen. Könnte sich um Kalkablagerungen handeln.

Di., 3. Juli. Gestern Abend habe ich meine Sportsachen zurechtgelegt und da gab es heute Morgen gar kein Überlegen. 3 km. In der Firma einige kleine Probleme organisatorischer und fachlicher Art, wo ich mal ein wenig eingreifen musste. Es wird Zeit, dass ich wieder das Ruder in die Hand nehme, aber ein wenig dauert es noch. Bis dahin muss es so gehen, wie es geht. Wenn jeder ein wenig mitdenkt, dann klappt das schon. Lisa kam mit dem Muster der Flächengardine für das Bad. Wir wollten mit Bambus-Holzleisten haben, aber der Preis von 570 € war dann doch zu heftig. Jetzt werden wir es mit Stoff machen.

Mi., 4. Juli. Wie gestern Sachen zurechtgelegt und ab ging es heute Morgen, obwohl es genieselt hat. Am Vormittag Blutkontrolle bei Dr. E.: Hb 7,1; Leukozyten 3,5; Thrombozyten 68. Die Leukozyten und der Hb-Wert sind relativ stabil, müssten aber noch besser werden. Besonders die Leukozyten. Die Thrombozyten hatten am 5. Juni den höchsten Wert mit 119 und seitdem fallen sie: 106, 103, 87 und 68. Das macht mir ein wenig Sorge, denn für die anstehende OP sollte ich bessere Werte haben. Die Möglichkeit, dass die Schmerzen in den Schultergelenken auf die Chemotherapie zurückzuführen sein können, hält E. für unwahrscheinlich. Er hat mich zum Röntgen geschickt, was ich gleich erledigen konnte. Weiter soll ich zur Skelettszintigraphie. Am Nachmittag den Heizkörper im Bad gestrichen. Wir wählten ein getöntes Weiß und es sieht sehr gut aus. Ich hatte mir die Arbeit schwieriger vorgestellt. Die Einbaulautsprecher kommen einfach nicht ran. Aber jammern, dass der Umsatz zurückgeht. Ich werde sie jetzt übers Internet bestellen und dann können sie mich mal gerne haben. Eine Arroganz der Händler, die ist bemerkenswert. Kein Wunder! Lisa kam und hat mit uns die Fenstergestaltung besprochen. Es wird ein sehr schönes Fenster werden.

Do., 5. Juli. Heute Nachmittag wollen wir schwimmen, darum kein Morgenlauf. In der Firma Formulare durchgesehen, einen neuen Ordner angelegt und überarbeitet. Zahnarztbesuch – nun noch eine Zahnreinigung und meine Zähne sind wieder in Ordnung. Im Bürgerbüro meinen Behindertenausweis abgeholt. Jetzt ist es amtlich, dass ich zu 80 Prozent schwerbehindert bin. Eine Steuerersparnis ist aber alles, was es mir bringt. Bei der Gelegenheit habe ich Matthias Berger besucht und wir haben uns über die Krankheit seines Schwiegervaters unterhalten und wie man mit ihr umgehen kann. Es ist für die Familie schon ein ordentlicher Schock. Er liegt im Klinikum auf der Palliativstation. Man kann nur hoffen, dass er die Station wieder verlassen kann, aber er will nicht operiert werden und gelähmt bleibt er auf jeden Fall. Am Sonnabend habe ich noch mit ihm gesprochen. Krebs ist schon eine so heimtückische Krankheit! Matthias wollte mich mit 5 € zum Essen einladen, aber das habe dann ich gemacht, weil mir meine Mutti mehr Geld mitgegeben hat. Bei Heinz für Bernhard ein Geburtstagsgeschenk gekauft, einen Weinflaschenhalter aus Naturholz. Sieht sehr gut aus. Noch eine Weinflasche vom Sächsischen Weinanbau und das Geschenk ist originell und fertig. Zu Hause den Badheizkörper ein zweites Mal gestrichen. Als Nächstes ist das Fenster dran. Um 21 Uhr waren wir in Leipzig in der Schwimmhalle. Viele Leute, aber es war noch gerade so möglich, die Bahnen zu ziehen. Die Halle macht schon um 7 Uhr auf, wir werden mal ausprobieren, ob das besser ist. Von der Zeit her sind wir nicht länger unterwegs als nach Wurzen, ist nur die doppelte Entfernung. Es hat Spaß gemacht, nur konnte ich nicht gleich einschlafen.

Fr., 6. Juli. Heute aufs Laufen verzichtet. In der Firma weiter an den Formularen gearbeitet und wegen einem Angebot einen Hausbesuch gemacht. Mit Schlichter Jun. gesprochen wegen Verwaltung von Wartung und Inspektion. Er sagt, dass der Kunde aus Nerchau (Doppelhaus) sich für uns entscheiden will, obwohl wir nicht die Billigsten sind. Das wäre sehr schön! Habe unsere Wartungs- und Inspektionsverträge in meine *Aufgaben* eingetragen. Mal sehen, wie das geht und ob das sinnvoll ist. Nach dem Abendbrot einkaufen und dann war Faulsein angesagt. Mit Mutter telefoniert, da wir sie morgen abholen wollen zum Bernhard. Sie war sehr gereizt und aggressiv. Das wird wohl mit zunehmendem Alter noch schlimmer werden. Das macht mich immer wieder sehr traurig. Wenn meine Mutter so lange leiden müsste wie Mutter Klink, dann wage ich gar nicht daran zu denken. Matthias Berger hat am Abend noch einmal angerufen wegen seinem Schwiegervater. Es muss eine schlimme Situation sein, in der sie sich befinden, und der Oberarzt ist nicht gerade hilfreich. Ich konnte den Kontakt zu Schwester Simone herstellen und vielleicht konnte ich wirklich helfen.

Sa., 7. Juli. Heute feiern wir Bernhards Geburtstag im neuen Haus und deshalb habe ich auf den Morgenlauf verzichtet. Gegen 11 Uhr sind wir los nach Cottbus und haben Mutter abgeholt und sind mit Norbert und Uschi gemeinsam nach Müschen gefahren. Haus und vor allem der Garten sind sehr schön. Die Vorbesitzerin hatte ein gutes Händchen, so dass der Garten nicht einmal viel Arbeit machen wird. Wir wünschen dem Bernhard, dass es jetzt für immer hält und dass er nun endlich angekommen ist! Reinhard kam aus der Landeshauptstadt, womit ich nicht gerechnet hatte. Es fehlte nur noch Uli, aber der hat am Wochenende Hochkonjunktur. Von Anett kamen die Söhne auch kurz zum Kaffee. Zwei ordentliche Burschen.

Mutter war ganz friedlich – auf der Hinfahrt hatte sie geschnattert und geschimpft, dass ich Schlimmes befürchtet habe. Ich glaube, sie hat es genossen, einfach in der Runde dabei zu sein. Die Madlower warten jetzt auf ein Zeichen von mir, damit das Sommerfest gefeiert werden kann. Ich habe versprochen, dass ich am 12. nach dem Besuch beim Professor anrufen werde. Auch das sollte noch klappen vor der großen OP.

So., 8. Juli. Ausgeschlafen und gemeinsam gefrühstückt. Auf Kirche verzichtet. Michi nach Leipzig zur Tuningmesse gefahren, das war eigentlich meine einzige Aktivität. Mit Maria im Café am Markt Eis essen. Also ein rundherum fauler Sonntag.

Mo., 9. Juli. Heute Morgen hat es stark geregnet, so bin ich im Keller auf dem Hometrainer 25 Minuten geradelt. Mit 130 Watt und über 85 Umdrehungen/Minute! Ich hätte auch die 30 Minuten geschafft, aber dazu reichte die Willenskraft nicht mehr aus. Trotzdem ist das eine Leistung, von der ich vor Wochen nur geträumt habe. In der Nacht hatte ich wieder Rückenschmerzen. Das war in der vorigen Nacht auch. Am Tage habe ich keine Probleme. So mache ich mir jetzt schon wieder Sorgen. Ich werde die Sache weiter beobachten.

In der Firma bis Mittag an einem Angebot gearbeitet. Das Angebot von einem Kollegen aus Leipzig wurde geschwärzt und so uns weitergeleitet. Es ist kein Niveau mehr zu erkennen, man ist nur auf der Suche nach dem Billigsten. Über Qualität und Zuverlässigkeit wird nicht nachgedacht. Mal sehen, was wir erreichen können.

Danach bin ich in der Werkstatt abgetaucht, hab an einem Insektenhotel gebastelt. Es sieht schon recht gut aus und gefällt mir. Meine Haare wachsen wieder und sind natürlich erst einmal wie Flaumfedern. Heute rief Dr. E. an und hat mir das Ergebnis der Röntgenaufnahmen mitgeteilt: Es sind in den Schultern altersbedingte Gelenkentzündungen und Kalkablagerungen, aber keine tumorbedingte Ursache. Es wird eine Vorstellung beim Orthopäden werden und Physiotherapie. Also wieder eine zusätzliche Aufgabe, mich mit meinem Körper zu beschäftigen.

Di., 10. Juli. Heute bin ich wieder gelaufen, 3 km. Es war anstrengend und ich merke, dass meine Form nicht so toll ist. Auch habe ich wieder Gewichtsprobleme. Sobald ich das Training etwas lockerer angehe, nehme ich zu. Es ist ein Teufelskreis. Vielleicht ist deshalb meine Stimmung nicht so toll. Ich muss die Zähne zusammenbeißen, ergänzend zum Morgenlauf werde ich am Abend wieder mit dem Rad fahren oder auf dem Hometrainer. In der Firma weiter an dem Insektenhotel gebaut. Doch bevor ich damit anfangen konnte, sollte ich mich um den Schieferwechsel an unserer Fassade kümmern. Es war so, wie ich es erwartet hatte: Kein Gerüst gestellt, von der Leiter aus gearbeitet und alles war erledigt. Jetzt haben wir kein Foto vom Schaden und das Lüftungsgitter konnte ich auch nicht reinigen. Ich war stinksauer! Es zeigt mir aber auch, dass ich sofort auf hundert bin, wenn etwas nicht so funktioniert, wie es eigentlich soll. Durch meine Bastelarbeiten trainiere ich Ausdauer, Geschicklichkeit und mit Schwierigkeiten fertig zu werden, auch lenkt mich das Basteln ab. Ich glaube, das ist ganz wichtig, denn ich habe ja noch einiges vor mir.

Das Insektenhotel ist fast fertig und muss noch montiert werden. Mir gefällt es sehr gut. Erst spät nach Hause und da war mit Radfahren nichts mehr. Außerdem war ich auch ganz schön geschafft vom Tag.

Mi., 11. Juli. Den Sonnenaufgang heute wieder live beim Laufen an der Mulde gesehen. Heute kam mir das Laufen leichter vor. In der Firma fürs Insektenhotel eine Halterung aus Zinkblech konstruiert und gefertigt, mit der ich das Insektenhotel auf dem Holzzaun befestigen kann. Das war einerseits eine Denkaufgabe und andererseits eine praktische Leistung. Ich habe mich ein bisschen vermessen bzw. verrechnet und muss nun sehen, ob es passt oder ob ich es verwerfen muss. Es ist schon richtig gut, dieses Training, denn nur so kann ich mich fit machen für die kommenden Aufgaben in meiner Firma.

Kapitel 13.

Tumor-OP ohne Alternative

Rund sechs Wochen bleiben, um so fit wie möglich für die Operation zu werden: Die Tumorreste müssen raus. Noch mehr Sport: laufen, Rad fahren. Mit den Brüdern im Cabrio Fahrt ins Riesengebirge. Wir sanieren unser Bad. Und ich beobachte Biber. Letzte ausgedehnte Motorradtour des Jahres.

Do., 12. Juli. Kräftiges Frühstück, dann stressfreie Fahrt nach Kassel. Professor A. hat ein ausführliches Gespräch mit mir geführt. Es ist eine schwierige Aufgabe, die zu erfüllen ist. Der Tumor umschließt die Aorta und berührt die Wirbelsäule. Bei der Entfernung des Tumors kann die Aorta beschädigt werden und die linke Niere überlebt es möglicherweise nicht. Wenn die Aorta in Mitleidenschaft gezogen wird, muss eine Prothese eingesetzt werden. Und mit einer Niere kann man noch gut leben. Dem Eingriff gegenüber habe ich aber keine Alternative. Die Tumorreste müssen entfernt werden, will man eine Neuerkrankung nicht riskieren und das darf nicht passieren. Es wäre dann eine Hochdosis Chemotherapie notwendig, wobei ein Erfolg sehr fraglich erscheint. Hinzu kommt noch, dass der Organismus von den vorhergehenden Chemos geschwächt ist. Am 20. August werde ich aufgenommen, und wenn alles passt, ist am 22. die Operation. Ich halte die Operation für ein kalkulierbares Risiko und habe dem Professor gesagt, er soll sein Bestes geben, ich tue es auch! Er hat dann auch Maria begrüßt und ihr Mut gemacht, indem er sagte, es sei eine große und schwere Operation, aber mit kalkulierbarem Risiko. Auf der Rückfahrt haben wir in Heiligenstadt einen Zwischenstopp eingelegt. Wir waren zu unserer Hochzeitsreise das letzte Mal dort und so gab es nach 30 Jahren ein Wiedersehen. Wir haben uns an so manche Begebenheit erinnert, das Hotel (die damalige Bruchbude) wiedergefunden und in der Klosterkirche der Redemptoristen waren wir ebenfalls. Eine schöne Erinnerung! Dann fuhren wir nach Hause und waren gegen 19.30 Uhr zum Pizzaessen angekommen.

Fr., 13. Juli. Jetzt heißt es, die verbleibende Zeit bis zur OP zu nutzen und mich weiter fit zu machen. Mein Laufpensum ist ab heute verdoppelt und so habe ich morgens 6 km abgespult. Das war gut so und hat Spaß gemacht. Hoffentlich kann ich es beibehalten. Blutkontrolle bei Dr. E.: mit dem Ergebnis, dass die Werte leicht besser werden. Matthias Berger angerufen und nachgefragt, wie es dem Schwiegervater geht. Man macht wieder ein wenig Hoffnung und sagt, dass er womöglich wieder nach Hause entlassen werden kann. Er bekam ein Korsett. Mit der Schwester Simone haben sie auch gesprochen und das war wohl ganz gut. Matthias ist ziemlich fertig und geschafft. Ich habe ihm gesagt, er soll mal laufen oder Rad fahren, da kann man Aggressionen abbauen und Kraft schöpfen. Dazu hat er wenig Lust und meinte, wir sollten es gemeinsam tun. Mal sehen, ob wir am Wochenende Zeit dazu finden. Um 14 Uhr Zahnreinigung. Wochenendeinkauf, kleine Ruhepause und dann Zeugnisübergabe von Michi. Die war sehr feierlich und dauerte fast zwei Stunden. Nun haben wir das Kapitel Schule erledigt und sind sehr froh darüber. Die Grundlagen sind gelegt, vielleicht begreift er während der Lehre, wofür er lernt und gibt sich mehr Mühe. Drauf hat er es, er muss es nur wachrufen. In Nimbschen haben wir bei einem Glas Wein und einer Trinkschokolade den Tag ausklingen lassen.

Sa., 14. Juli. Bei herrlicher Sonne 6 km auf die Strecke. Mit dem Fahrrad zum Fleischer und Bäcker, zum Frühstück kam Felix aus Leipzig mit dem Rennrad. Rasen gemäht, einige Reparaturen erledigt bis Mittag. Am Nachmittag die Lautsprecher im Bad eingebaut.

So., 15. Juli. Wieder 6 km gelaufen. Frühstück, per Rad zur Kirche, über Hängebrücke und Golzern nach Hause. Ich habe dann Mittag gekocht. In der Firma Michis Bilder ausgedruckt und Mützen gestaltet für die Brüderfahrt.

Mo., 16. Juli, bis Do., 19. Juli. Brüderfahrt. In Kamenz haben wir uns bei Uli getroffen, sind mit einem geliehenen Cabrio ins Riesengebirge gefahren und haben dort sehr schöne Tage erlebt. Auf der Schneekoppe sind wir auch gewesen. Die Tage waren weder zu lang noch zu kurz. Ich glaube, wir können das in ein paar Jahren mal wiederholen.

Fr., 20. Juli. Ab heute bereichern Raphi und Noah unser Zuhause in Grimma. Blutkontrolle: wieder leichtfallende Tendenz. Es ist zum Verrücktwerden. Immer diese Rückschläge! Wenn ich nur wüsste, was ich tun könnte, um die Blutbildung zu verbessern. Auf dem Rückweg habe ich im Baumarkt einen Badewannengriff gekauft, den Maria zum Geburtstag bekommt.

Sa., 21. Juli. Heute Morgen wieder gelaufen. Damit ich nicht gleich in die Vollen gehe, wurden es nur 3 km. Das Insektenhotel hab ich heute richtig fertig gebaut und montiert. Den ganzen Tag hab ich geschwitzt und mich nicht so wohl gefühlt. Mein Stimmungsbarometer hängt ziemlich tief. Ich weiß nicht so recht, was der Auslöser ist. Es könnte die Unruhe im Haus sein. Wenn ja, dann werde ich wohl alt. Am Nachmittag habe ich gefaulenzt und ein wenig geschlafen. Am Abend waren wir zu Manfreds Geburtstag eingeladen. Es war ein lustiger Abend.

So., 22. Juli. Maria hat heute Geburtstag. Ich habe ihr den Wannengriff geschenkt und Blumen bekommt sie später. Die hatte ich schlichtweg vergessen. Ich habe meine Gedanken nicht beisammen. Nach dem Frühstück in die Kirche, aber ohne jegliche Motivation. Es fällt oft das Wort Urlaub. Davon sind wir weit weg. Alles andere muss erst erledigt sein. Vielleicht können wir dann mal an Urlaub denken. Wir kommen aus der Kirche und es regnet in Strömen, nachmittags trotzdem Bootsfahrt in Leipzig, sehr schön und interessant. Abendessen mit unseren Kindern und Partnern und ihrem Nachwuchs, es war eine lustige Runde. Am

Abend war mein Stimmungsbarometer um einige Striche nach oben gestiegen.

Mo., 23. Juli. Der Wecker war gestellt, die Sachen zurechtgelegt und so war der Lauf an der Mulde ein Muss. Frühstück. Dem Klempner im Bad geholfen, allein hätte er sich arg schinden müssen mit dem Spiegelschrank. Aber ich war heute nicht so richtig gut drauf. Es hat mich sehr angestrengt. Nach dem Abendbrot habe ich die Paneele abgebaut, wo der Schrank montiert werden soll. Wir sind zeitig zu Bett, aber an Schlaf war nicht zu denken. Einerseits die Wärme und andererseits war mir in der Magengegend nicht gut. Warum, weiß ich nicht.

Di., 24. Juli. Heute morgen ohne Magenbeschwerden aufgewacht und gleich an der Mulde laufen gewesen, wieder 6 km. So richtig fit fühle ich mich nicht, aber Durchhalten ist angesagt, das kommt schon wieder. Einiges in der Firma erledigt. Heute kam die Nachricht, dass wir den Zuschlag bekommen werden für einen größeren Block in Leipzig. Darüber freue ich mich sehr, denn das Angebot habe ich gemacht.

Mi., 25. Juli. Heute die kurze Distanz gelaufen, weil in Leipzig Termin bei der Nuklearmedizin anstand, es wurden nochmals meine Knochen untersucht. Ein Mittel mit radioaktiven Bestandteilen wurde mir gespritzt und dann musste ich bis 11 Uhr warten. Da bin ich spazieren gegangen und habe mir die Baustelle der Uni angesehen. Spannend, was da passiert. Nach der Untersuchung war ich bei Dr. E.: Der Hb-Wert bewegt sich fast gar nicht, die Thrombozyten sind leicht gestiegen und die Leukozyten wieder gefallen. Wenn das nicht besser wird, geht er mir ans Knochenmark. Davor habe ich Schiss. Aber vielleicht hilft ja schon die Drohung! In den Nachrichten habe ich dann vom Tod des Ulrich Mühe erfahren. Er ist bereits am Sonntag verstorben. Das hat mich betroffen gemacht. Es sind schon sehr viele Menschen, die während meiner Krankheit an Krebs gestorben sind und nicht so viel Glück hatten wie ich. Heute habe ich eine Motorradtour geplant, die vom 2. bis 5. August gehen soll. Ich möchte mal den Nord-Ostsee-Kanal entlangfahren und die dänischen Inseln Lolland und Falster besuchen. Maria hat mir freigegeben. Wir sollten aber auch noch etwas gemeinsam unternehmen, vor meiner OP. Da wird mir schon etwas einfallen!

Do., 26. Juli. Herrlich! 6 km! Der aufgehenden Sonne entgegen zu laufen ist schon was Schönes. Die Ausdauer und Mühe werden sich schon auszahlen! Der Klempner ist fertig. Im Keller wurden die Absperrventile gewechselt, die Therme und der Warmwasserboiler gewartet. Im Bad sind der Waschtisch, der Spiegelschrank, der Hängeschrank und die Dusche montiert. Die restlichen Heizventile an den Gussheizkörpern wurden durch Thermostate ausgetauscht. Am Abend sind wir im Ammelshainer See schwimmen gewesen. Eine Stunde schwimmen, ohne gerempelt zu werden und ohne dass man nach 25 m schon wieder kehrtmachen muss. Es war einfach nur schön. Zu Hause gab es Pizza und wir haben ganz gemütlich mit Lisa auf der Terrasse gesessen und gequatscht. Ich habe eine Zigarre geraucht und so war es alles in allem ein sehr schöner Tag.

Fr., 27. Juli. Nach dem großen Sportpensum gestern heute nur die kleine Laufrunde. Danach habe ich wieder sehr geschwitzt, es wollte gar nicht aufhören. Aber nach kurzer Gartenarbeit war es wieder in Ordnung. In der Firma für die Erfurter Hausverwaltung ein Exposé angefertigt, vielleicht entsteht da eine gute Geschäftsbeziehung. Um 13 Uhr Feierabend und Wochenendeinkauf.

Raphi hat sich ihren Traum erfüllt und tatsächlich den Laster für ihren Umzug nach Grimma selbst gesteuert. Oma und Opa haben auf Noah aufgepasst, Kartoffelsalat gemacht und dann das Abendbrot in Raphis Wohnung gebracht. Sie hatte wirklich viele Helfer, schön, wie sich die jungen Leute gegenseitig helfen. Ich habe am Nachmittag den Badewannengriff und den Griff in der Dusche montiert.

Sa., 28. Juli. Wenigstens die kleine Runde habe ich heute absolviert. Mit Maria alles, was fürs Bad noch fehlt, besorgt, den Rest des Tages habe ich damit verbracht, die Sachen zu montieren. Abends war ich doch etwas geschafft.

So., 29. Juli. Es war wieder schwer mit der eigenen Motivation, aber ich habe es geschafft und bin gelaufen. Dabei habe ich drei Biber beobachtet, wie sie mit einem großen Ast im Wasser gearbeitet haben. Die waren so mit ihrer Aufgabe beschäftigt, dass ich sehr nahe an sie herankam. Ich war mir nicht sicher, ob es Biber oder Wasserratten waren, aber wenn die Tiere abgetaucht sind, konnte man deutlich den breiten Schwanz sehen. Felix kam für den Triathlon und Maria, Noah und ich sind an die Strecke gegangen. Wegen des Regens sind wir nach Hause. Was wir nicht wissen konnten, Felix hat den ersten Platz in seiner Altersklasse belegt. Herzlichen Glückwunsch! Nachmittags kamen Tobias, Peggy und Elias (Keule), so hatten wir ein volles Haus und es wurde anstrengend, aber auch schön!

Mo., 30. Juli. Heute nun hat der Schweinehund gesiegt und ich war nicht laufen. Aber ein Tag Ruhepause ist sicher auch nicht ganz schlecht. In der Firma bis 16 Uhr gearbeitet. Zum Abendessen waren wir bei Raphi und Noah eingeladen. Es sieht noch ein wenig wüst aus, aber so langsam wird es schon werden. Noah macht den Eindruck, er hat da schon immer gewohnt.

Di., 31. Juli. Gestern Abend habe ich meine Sportsachen rausgelegt und so sind die 3 km an der Mulde heute zustande gekommen. Es ist jetzt schon deutlich weniger Licht, die Tage werden wieder kürzer. Die Jahreshälfte, wo die Tage länger werden, habe ich lieber. Nach dem Frühstück in der Firma bin ich wieder nach Hause und habe im Bad die Paneele angepasst und wieder angebaut. Einen Elektrostrahler habe ich gekauft und über der Badtür angebaut. Vorher hatte ich einige Besorgungen erledigt, dabei Leute getroffen und mit ihnen gequatscht. Dadurch ist alles ein wenig schleppend angelaufen und natürlich war ich danach breit auf den Reifen, aber auch wieder froh, etwas geschafft zu haben.

Mi., 1. August. Der Wecker klingelt, ich müsste aufstehen und laufen gehen, aber meine Knochen tun noch von gestern weh. Dann ist es bestimmt sehr kalt und ich habe nur kurze Sportsachen draußen. Also bleibe ich liegen. Um 10.15 Uhr Vergabetermin in Leipzig, es läuft alles sehr gut und die Verträge werden unterzeichnet. Ein guter Auftrag! In der Firma einige Sachen geregelt. Besuch von Gisela und Ernst, wir fahren zu Raphi und Noah in ihre neue Wohnung, besichtigen die Altstadt, zu Hause warten dann schon Tobi, Peggy und Elias, Felix mit Manu und Elisabeth kommen auch noch – so sind alle Kinder da.

Am Nachmittag Anruf Schwester Kathleen, Dr. E. möchte ein MRT machen lassen, bei der Skelettszintigraphie sind Auffälligkeiten sichtbar. Ich sage, dass ich wegfahre, wir einigen uns auf Montag, 9 Uhr. Wer weiß, was da nun wieder rauskommen wird. Ich lasse mich aber nicht verrückt machen und fahre morgen meine geplante Tour.

Do., 2. August, bis So., 5. August. Noch vor der OP und vielleicht das letzte Mal in diesem Jahr eine ausgedehnte Motorradtour. Los ging es damit, dass ich das Motorrad vor der eigenen Haustür auf die Seite gelegt habe. Wenn mir nicht ein Nachbar geholfen hätte, dann wäre es mir nicht möglich gewesen, die Maschine allein wieder aufzustellen. Ich hatte es versucht und am linken Arm habe ich mir dabei wohl einen kleinen Muskelfaserriss zugezogen. Der hat mich dann auf der Tour begleitet. Das Ziel für Montag war Brunsbüttel, ca. 510 km, davon 300 km im Dauerregen. Das Quartier war ausreichend und ich bin dann zu den Schleusen an den Kanal und habe dort zu Abend gegessen. Am Freitag fuhr ich Richtung Kiel entlang des Kanals durch eine bezaubernde Landschaft, bei herrlichem Wetter. In Rendsburg habe ich dann Pause gemacht an der Schiffsbegrüßungsstelle und ein schönes Eis gegessen. Die vorbeifahrenden Schiffe werden erklärt, woher und wohin sie fahren und unter welcher Flagge. Dann erschallt die Nationalhymne. Ein lustiges und informatives Schauspiel. In Kiel habe ich mein bestelltes Quartier gesucht, bin dann zu Gisela und Ernst auf den Campingplatz nach Gammeldamm an der Ostsee gefahren. Wir haben geschwätzt und Bohnen zu Abend gegessen. Ich habe angesprochen, mal zusammen durch Irland mit einem Hausboot zu fahren, wenn meine Scheiße vorbei ist. Ernst war nicht abgeneigt und Gisela kommt mit. Wir werden die Sache weiterverfolgen. Am Sonnabend auf die Insel Fehmarn, weiter mit der Fähre nach Lolland. Dort merkte ich, dass ich gar kein Kartenmaterial hatte und dass Dänemark keinen Euro hat. Schade, hätte mir den Tag besser gestalten können, aber nicht zu ändern. Auf deutschem Boden wieder angekommen, wollte ich gleich nach Hause fahren, aber dazu war es zu spät und ich hätte es körperlich wahrscheinlich nicht geschafft. Also habe ich mir in Hamburg Quartier gesucht und einen gemütlichen Fernsehabend gemacht. Geschlafen habe ich nicht besonders. Ich musste immer an die MRT-Untersuchung am Montag denken. Nach 9 Uhr bin ich dann auf die Piste, das Wetter war gut und gegen 14 Uhr war ich zu Hause. Alles weggeräumt, und am Abend sind Maria und ich schwimmen gewesen. Schön, dass ich diese Tour machen konnte.

Mo., 6. August. Heute Morgen ist Maria um 5 Uhr aufgestanden, weil sie in der Firma das *Wort zum Sonntag* sprechen musste. Da bin ich mit aufgestanden und bin laufen gegangen, 6 km einem herrlichen Sonnenaufgang entgegen. Das kann nur ein schöner Tag werden, dachte ich. Um 9 Uhr MRT-Untersuchung – es deutet nichts auf einen Tumor hin, es sind wahrscheinlich Verschleißerscheinungen, die in meinem Alter normal sind. Mit Maria einige Pflanzen für den Garten gekauft. Nach dem Abendbrot schwimmen, wir haben eine ¾ Stunde durchgehalten.

Di., 7. August. Ohne Wecker, nur mit Radio, wird man nicht wach. Der Morgenlauf ist ausgefallen. Frühstück, Pflegearbeiten im Garten und die Pflanzen in die Erde gebracht. Im Büro einige Sachen erledigt. Am Nachmittag habe ich im Bad die restlichen Feinarbeiten an der Paneele ausgeführt. Einige Sachen muss ich noch anbauen und dann ist das Bad fertig.

Mi., 8. August. Wie gestern bin ich heute nicht aus den Federn gekommen, kein Morgenlauf. Aber dafür habe ich im Garten Rhabarber gegossen und geerntet. Blutkontrolle bei Dr. E. „Ihnen geht es besser, als Ihre Blutwerte zeigen?“ Diese Frage vom Doktor sagt alles. Gut ist nur, dass sich der Verdacht von Metastasen an der Wirbelsäule nicht bestätigt hat. Danach war ich bei zwei Kunden in Leipzig, im Büro habe ich noch ein Angebot bearbeitet. Uli rief am Abend an und spielte mir auf seinem Instrument ein Lied vor. Er hat jetzt ein Akkordeon und wir wollen am Montag mal zusammen spielen.

Do., 9. August. Ich hatte für heute Morgen einen Wecker gestellt, aber es war noch so dunkel um 5 Uhr, dass ich nicht aus dem Bett kam. Dann bin ich doch noch gelaufen, 3 km. Heute den ganzen Tag an meinem Liederbuch gearbeitet. Jeder Liedtext muss mit der Melodie überprüft werden und, wenn nötig, entsprechend nachgebessert werden. Wenn alles stimmt, kann das Blatt abgespeichert werden. Bei 400 Liedern eine große Arbeit. Am Abend gab es die traditionelle Pizza und Lisa war auch da.

Fr., 10. August. Weil wir heute noch auf die *Liederflut* gehen, muss ich meine Kräfte einteilen und das war die Entschuldigung dafür, nicht zu laufen. Um 8 Uhr Wochenendeinkauf. Für Noahs Sandkasten Sand geholt. Damit die Raffrollos in der Küche nicht immer runterfallen, habe ich einen Mechanismus gebaut, um sie aufhängen zu können. Tobi, Peggy und Elias und Simone kamen, wir sind gemeinsam auf die *Liederflut*. Am Einlass gab es Stau, weil alle ein Bändchen brauchten. Da lief schon der Film mit Ulrich Mühe. Es war sehr bewegend, weil sein Todestag noch gar nicht lange her ist. Zwei seiner Kinder nahmen in Vertretung die Ehrenbürgerschaft ihres Vaters entgegen. Dann war das

Konzert von Ute Freudenberg und es war sehr schön. Bei einigen Gläsern Rotwein und guter Musik verging die Zeit wie im Flug. Auch wenn es mal einige kräftige Schauer gab, tat es der guten Stimmung keinen Abbruch. In der Klosterkirche, bei spanischen Klängen, trafen wir Mitschkes, sie kamen mit ins Kino und wir haben Uli Mühes letzten Kinofilm *Mein Führer* gesehen. Nach einem schönen und erfüllten Tag war ich froh, als ich in meinem Bett lag.

Sa., 11. August, Noahs 2. Geburtstag. Liederflut. Gut ausgeschlafen mit dem Rad zum Bäcker und Fleischer. Am Vormittag war auf dem Markt Oldtimertreffen, alles *Skodas,* sehr viele Skoda Filicia Cabrio. Das Traumauto meiner Jugend, was für mich unerreichbar blieb. Heute kommt mir das Auto viel kleiner und schlichter vor als damals. Ich habe einige Fotos geschossen. Das Wetter war nicht so gut, es nieselte ununterbrochen. Um 18 Uhr war bei Noah der zweite Geburtstag angesagt. Es waren viele Leute da und es gab ein kräftiges Abendbrot. Raphi hatte alles gut organisiert. Danach wollten wir noch mal auf die Liederflut, aber es regnete jetzt richtig.

So., 12. August. Liederflut. Lange und gut geschlafen. Das Frühstück war gut und dann war es auf einmal zehn Minuten vor zehn. Um zehn fing der ökumenische Gottesdienst in der Frauenkirche an. Also schnell, schnell, ich komme ungern zu spät. Das sieht Maria ganz anders und so schwelt da zwischen uns ein Konflikt und den wird es wohl immer geben. Dann fehlte die Absprache, ich saß schon im Auto und Maria suchte mich überall. Es war schon mal zehn Uhr, als wir von zu Hause aus losfuhren. Es sang der Amani-Gospelchor. Sehr schön, sie rissen die Leute mit, nur meine Stimmung war ganz und gar nicht danach. Eigentlich schade!

Ja, und dann hatte ich heute Nacht allen möglichen und unmöglichen Mist geträumt. Ich glaube, die anstehende OP beschäftigt mich sehr. Ich will es nicht zulassen, aber im Unterbewusstsein ist es wohl da! Es ist jetzt noch eine Woche und ich merke, die Zeit wird knapp. Gerne wäre ich mit Maria noch ein paar Tage weggefahren, aber dazu haben wir wohl keine Zeit mehr. Ich möchte sie auch gar nicht mehr fragen. Dann ist es auch nicht sicher, ob es uns oder mir guttun würde. Vielleicht ist mein Stimmungsbarometer bis zur OP sowieso leicht geschädigt und wir hätten nicht die richtige Freude.

Wir leben im Jetzt und Heute, also Alter, reiß dich zusammen. In der Vergangenheit kannst du nichts mehr ändern und was die Zukunft bringt, das wirst du sehen. Aber heute und jetzt kannst du dein Leben gestalten! Also bitte, dann tue es auch! Schraub dein Stimmungsbarometer wieder nach oben, das Leben ist zu kurz, um es zu verplempern!

Wir sind gegen 13 Uhr wieder in die Stadt gefahren und haben uns einige Programme angeschaut und eine Thüringer Bratwurst verspeist. Es wurde dann doch noch ein schöner Nachmittag, das Wetter war super und die Stimmung schon besser. Zum Abschluss der *Liederflut* waren wir in der Frauenkirche bei der *Wittenberger Hofkapelle*. Ich hatte mir etwas anderes vorgestellt, aber es war schon eine gute Veranstaltung und man kam dabei etwas zur Ruhe.

Mo., 13. August. Es ist jetzt immer noch finster am Morgen, so hatte ich keine Lust auf den Morgenlauf. Die Waage zeigt mal wieder einen Sprung nach oben und so kann man nur unzufrieden sein! In der Firma drucke ich die Bilder von Noahs Geburtstag aus, rufe bei meiner Krankenkasse wegen der OP an und erledige noch sonstige Dinge. Um 15 Uhr fahre ich zu Uli nach Jesau, wir wollen zusammen musizieren. Es war einfach genial. Ulis Instrument hat 40 Töne und klingt natürlich viel voller. Meine Konzertina hat nur 20 Töne, aber wir können problemlos zusammenspielen. Wenn die Konzertina der Sender ist, dann spielt die Ziehharmonika auch nur mit zwanzig Tönen, aber umgekehrt ist es einfach super. Da fungiert die Konzertina als Begleitinstrument und ergänzt den Vortrag super. Egal, ob das Lied zum Programm gehört oder nicht. Sie spielt einfach alles mit. Wir sind so etwas von begeistert, das gibt es gar nicht! Schade nur, dass Jesau doch ein Stück weit weg ist, sonst könnten wir öfter mal was zusammen machen. Aber wenn man etwas richtig will, dann findet sich auch ein Weg.

Di., 14. August. Ich habe es aufgegeben, gegen meinen inneren Schweinehund zu kämpfen. Vielleicht laufe ich noch das eine oder andere Mal, aber so kurz vor der OP werde ich keine Bäume mehr ausreißen. Ich fühle mich fit und so werde ich die Tage einfach genießen und das machen, was mir Spaß macht. Heute restliche Montagearbeiten im Bad erledigt, es müssen noch die Vorhänge angebaut, die Türen bestellt und eingebaut werden und die Tür in der Duschkabine ist noch zu montieren. Es ist irgendwie beruhigend, dass so weit alles erledigt ist.

Mi., 15. August. Erst nach 6 Uhr aufgestanden. Im Garten meine Blumen beschnitten und gegossen, es begann zu regnen. Die Blutkontrolle hat heute ergeben, dass die Thrombozyten leicht gestiegen sind (78 auf 87), auch die roten BK (7,2 auf 7,4) und die Leukozyten sind konstant niedrig (2,7). Das sind natürlich alles sehr niedrige Werte, aber Dr. E. hat von Prof. A. die Mitteilung erhalten, dass der Termin zur OP bestehen bleibt. Das bekomme man mit Bluttransfusionen schon auf die Reihe. Ich habe einen Brief mitbekommen und die CD mit den Untersuchungen des MRT. Von der Seite habe ich alles erledigt. Auf dem Bahnhof noch Vitamine gekauft. Am Abend hatten wir Elias (Keule) bei uns, weil seine Eltern zum Polterabend unterwegs waren. Elias ist aber noch ein Fall für Oma, denn außer große Augen kann der noch nichts. Bei Noah ist das schon etwas anderes. Der kann schon Fratzen nachmachen und so.

Do., 16. August. Am Abend kam Lisa und hatte die Gardine fürs Bad mit, die wir dann noch nach dem Pizza-Abendbrot montiert und aufgehängt haben. Lisa hat eine gute Arbeit gemacht. Nun passt die Schiebetür, so wie sie ist, farblich nicht in das Bad. Also Tür streichen!

Fr., 17. August. Beizeiten aufgestanden – Schiebetür ausbauen, schleifen, streichen. Bis zum Abend hatte ich das Türblatt und den Rahmen vorgestrichen und ich war geschafft. So einen Aufwand, aber immer noch billiger als 1000 Euro. Die haben wir auf alle Fälle gespart und mit der Farbe wird auch die Tür besser aussehen.

Sa., 18. August. Zum Bäcker und Fleischer und mit Raphi, Noah und Maria gefrühstückt. Eine Seite Tür lackiert und den Garten gemacht. Rasen, Blumen, Holz und Vogeltränke (2. Versuch) aufgestellt. Am Abend zweite Seite Türblatt lackiert. Sieht sehr gut aus und passt in das Bad. Ich bin froh darüber, dass es noch fertig geworden ist. Ich hatte meine Beschäftigung und war abgelenkt. Seit einigen Tagen habe ich das Gefühl von Rückenschmerzen. Da mach ich mir natürlich wieder Gedanken und mit der Arbeit ging es mir dann besser. Für morgen habe ich Maria vorgeschlagen, auf dem Elberadweg von Pirna nach Bad Schandau zu fahren.

So., 19. August. Gut ausgeschlafen fuhren wir nach Pirna und dann mit dem Fahrrad los über Wehlen, Rathen, Königstein nach Bad Schandau. Es war eine wirklich herrliche Fahrt. Das Wetter war schön, aber nicht zu heiß. In Bad Schandau sind wir auf den Dampfer gestiegen und zurück nach Pirna gefahren. So kann ich ausgeglichen und fit zur OP nach Kassel fahren. Zu Hause noch schnell die Tür montiert, sieht wirklich gut aus, und dann Sachen gepackt und ab in die Falle. Raphi und ihr Freund haben sich noch verabschiedet bei mir, Felix hat die Internetkarte vorbeigebracht und so ist alles bestens i. O.

Kapitel 14.

Die Operation – aufgewacht als Klassenbester

Neun Stunden unter dem Messer: Metastasen an der Aorta entfernt, Niere gerettet, Blutungen – dann Zustand auf unterstem Level stabil. 25 Kilo sind weg. Diagnose zur Entlassung: geheilt! Es geht nur langsam aufwärts ...

Mo., 20. August. Um 4 Uhr sind wir aufgestanden und schon nach 5 Uhr gefahren. In Kassel ging es gleich los mit Aufnahme, Blutkontrolle und Ultraschall. Dann auf Station, es ist ein wunderschönes Zweibettzimmer mit Blick auf die Berge, wie im Hotel. Mein Zimmerkollege ist ein älterer Herr und ich finde, ganz o.k. Maria ist wieder gefahren. Ich bekam kein Mittagessen, muss hungern und bekomme morgen noch eine Darmspülung, damit auch das Letzte aus mir raus ist. Nach der OP gibt es dann auch nicht gleich was zu essen und so werde ich doch ein paar Kilo verlieren. Auch nicht schlecht! EKG und Lungenfunktion. Der Professor hat auch mal Guten Tag gesagt. Zum Abend durfte ich mir eine gekörnte Brühe machen und dann hungrig zu Bett. Einen wunderschönen Sonnenuntergang konnte ich von meinem Fenster aus beobachten und den habe ich genossen. Mit dem Balkon vor den Zimmern, das ist einfach klasse!

Vor der Operation gehen mir viele Sachen durch den Kopf. Die OP wird sechs Stunden dauern. Das Risiko, dass die Aorta verletzt werden kann, dass die linke Niere geopfert wird, ist kalkulierbar und sollte mich nicht beunruhigen. Die Entfernung der Metastasen und die Untersuchung auf aktive Krebszellen ist absolut wichtig und lässt keinen Kompromiss zu. Zu den Ärzten habe ich volles Vertrauen, dass sie ihren Job gut und mit Verantwortung erledigen werden. Also gehen wir es an, in der Hoffnung, danach wieder ein gesundes Leben führen zu können. Ich möchte schnell wieder auf die Beine kommen, um an meiner Fitness arbeiten zu können. Eine Kur werde ich wieder beantragen und dann soll der *Alltag* wieder einen Platz in meinem Leben haben. Vielleicht wird es Einschränkungen geben. Die Erfahrung einer lebensbedrohenden Krankheit wird mich begleiten. Ich werde sie akzeptieren müssen, aber sie soll mich nicht beherrschen! Danach werde ich das Arbeiten wieder lernen müssen, das heißt, Verantwortung zu übernehmen und planmäßig alle Pflichten abzuarbeiten. Das wird mir schon schwer genug fallen und wenn ich es richtig analysiere, dann habe ich davor am meisten Angst. Es kann mit meinen immer noch schlechten Blutwerten zusammenhängen, aber es ist ein Problem. Über eine Behandlung bei Dr. Spitzbart werde ich auch noch einmal nachdenken, wie ich es nach der ersten Chemotherapie schon einmal vorhatte. Dann muss ich sicher auch aufpassen, mich nicht von anderen Aufgaben einnehmen zu lassen, bis ich nicht meine Pflichtaufgaben hundertprozentig auf die Reihe bekomme.

Am Sonntag traf ich einen Bekannten und wir sprachen darüber, wie schwer es immer noch ist, selbstständig zu sein und genügend und gut bezahlte Aufträge zu bekommen. Der sagte: „Ich bin froh, dass ich krank geworden bin und mich das alles nichts mehr angeht!" Zu diesen Menschen möchte ich nicht gehören. Eine Krankheit annehmen und das Beste daraus machen ist eine ganz andere Sache, als eine Krankheit für einen bequemen Lebensstil ausnutzen und pflegen. Ich glaube aber, das kommt gar nicht so selten vor und ich merke es an mir selber, man ist versucht nachzugeben. Dann kann man auch keine Heilung erwarten! Man muss ja seine Krankheit *pflegen*! Das Leben ist so vielschichtig und manchmal auch verrückt.

Di., 21. August. Etwas unruhig, aber doch gut geschlafen. Mein Zimmerkollege ist schwerhörig. Bis um 7.30 Uhr haben wir geschlafen und dann kam erst eine Schwester mit den Medikamenten. Der Professor war auch schon da. Es folgten Darmspülung, CT-Aufnahme und Herzkardiogramm. Narkosearzt und Gefäßchirurg waren auch da und ich bin mit allem einverstanden.

Um 16.30 Uhr werde ich vom Assistenzarzt sehr gut und ausführlich in die OP eingewiesen. Ich bekomme eine Vollnarkose und eine Teilnarkose in die Wirbelsäule. Die brauche ich für die OP nicht, aber für die Schmerzen danach. Er bezeichnete es als Wohlfühlpaket. Es wird ein sehr großer Schnitt gemacht, vom Brustknochen bis zum Sitzbein, dann werden die Därme beiseitegelegt und es geht an die Arbeit. Je nachdem, wie die Metastasen die Gefäßwände mit angegriffen haben, müssen Prothesen in die Aorta bzw. in die Vene eingebaut werden. Sollte der Versorgungsstrang der linken Niere mit angegriffen sein, dann muss die linke Niere geopfert werden, obwohl die nichts hat. Dann ging es noch um die ganzen Risiken, die damit verbunden sind. Sollte eine Prothese eingesetzt werden, dann muss ich lebenslang blutverdünnende Medikamente einnehmen. Es können auch noch Nervenstränge beschädigt werden, die eine Ejakulation nicht mehr zulassen. Es ist kein Gefühlsverlust, aber die Zeugungsfähigkeit ist hin. Aber ich denke, das ist das kleinere Übel. Nach der OP werde ich auf die Intensivstation oder auf die Wachstation verlegt. Ich werde erst langsam wieder feste Nahrung zu mir nehmen können. Aber dann kommt der wichtigste Hinweis. Der Assistenzarzt hat mehrfach bei dieser OP assistiert und ist begeistert, wie Prof. A. bei so einer OP agiert und er würde sich voller Vertrauen auf den Tisch legen, wenn er so etwas hätte. Das gibt mir auch ein gutes Stück Vertrauen, was ich aber ohnehin schon hatte. Der OP-Saal ist morgen nur für mich reserviert. Eigentlich fühle ich mich ganz entspannt und ruhig. Er meinte noch, dass man eigentlich erstaunlich schnell wieder auf die Beine kommt. Bis jetzt haben wir alles richtig gemacht und letztendlich liegt doch alles in Gottes Hand!

Eine angehende Krankenschwester bat mich, für ihre Prüfung am Donnerstag ihr Patient zu sein. Da habe ich doch gleich mal zugestimmt, ich habe selbst zu viele Lehrlinge ausgebildet, als dass ich dafür kein Verständnis hätte. Also dann, gehen wir es an! Morgen gegen 7.30 Uhr geht es in den OP.

Mi., 22. August, bis Mi., 12. September. Ich bin wieder da, mit einem großen Dankeschön: an das Team um Prof. A., sie haben sehr gute Arbeit geleistet. An meine Familie, die mich sehr unterstützt hat, besonders meine Frau. An die Menschen da draußen, die mit ihrem Gebet, ihren guten Gedanken oder Wünschen in irgendeiner Weise mit mir verbunden waren. Das habt ihr nicht umsonst getan, denn ich bin auf dem Wege der Besserung!

Nun zu den Einzelheiten: Am 22. August wurde ich ca. neun Stunden operiert. Die Metastasen um die Aorta wurden entfernt, dabei stellte man fest, dass die Außenwand der Aorta in diesem Bereich angegriffen war. So wurde die Aorta durch eine Prothese ersetzt. Dabei kam es zu großem Blutverlust. Die linke Niere konnte gerettet werden. Gegen 18.30 Uhr rief der Professor bei meiner Frau an und hat ihr alles mitgeteilt. Jetzt sollte ich die Nacht überstehen. Es gab aber Blutungen und um 3 Uhr ging es erneut in den OP. Es kam jetzt darauf an, dass die Blutungen zum Stillstand kommen und keine weiteren Komplikationen, wie Lungenentzündung o.ä., hinzukommen. Aussage des Professors: „Er muss durch einen ganz schmalen Tunnel, aber er ist auf dem untersten Level stabil." Von meiner Familie war immer jemand bei mir, auch wenn ich davon bewusst nichts mitbekommen habe. Am sechsten Tag werde ich von der Beatmung getrennt und habe Schwierigkeiten damit. Nächsten Tag sitze ich schon in einem Stuhl. Bedingt durch die Medikamente, lebe ich zwischen einer Traumwelt und der Wirklichkeit und kann nicht unterscheiden. Am Montag, 3. September, werde ich als *Klassenbester der ITS* auf die Wachstation verlegt. Jetzt komme ich auch an den Computer ran, muss aber feststellen, dass ich nicht konzentriert genug bin, das Ding zu bedienen. Selbst Anrufe strengen mich sehr an. Besonders froh bin ich, als ich mit einer Gehhilfe auf die Toilette gehen kann. Ich bleibe nur drei Tage und werde dann auf die normale Krankenstation verlegt. Jetzt muss ich mich weitestgehend allein versorgen und das braucht meine ganze Kraft. Ein nochmaliger Versuch, den Computer zu bedienen, scheitert. Man ist sehr zufrieden mit mir und kündigt an, wenn nichts Unerwartetes passiert, dann kann ich am 11. September nach Hause. So kommt es dann auch. Ich bin immer noch sehr schwach, wo sonst Muskeln waren, kann ich fast nichts finden. Wenn ich laufen will, muss ich mich konzentrieren, aber es wird von Tag zu Tag besser. Woran man vielleicht am besten sieht, was der Körper durchgemacht hat: Ich habe 25 Kilo verloren. Das kann ich mir aber locker leisten! Die Diagnose zur Entlassung heißt: geheilt! Ich danke Gott und allen, die dabei geholfen haben, dieses Ergebnis zu erreichen.

Do., 13. September. Es ist an der Zeit, das Tagebuch weiterzuführen. Das Schreiben am Computer strengt mich sehr an. Es geht mir aber von Tag zu Tag immer ein wenig besser. Was will ich erwarten. Da, wo sonst Muskeln waren, sind jetzt Löcher und das muss nach und nach doch erst wieder aufgebaut werden. Ich sitze viel in meinem Sessel und sehe fern. Am Nachmittag kam Katrin mit der Perle, der *Perle des Muldentals*, die für Grimma steht. Ich habe mich riesig gefreut. Sieht sehr gut aus. Ihre Feuertaufe hatte die Perle bereits beim *Tag der Sachsen* in Reichenbach.

Fr., 14. September. Termin bei Dr. E. Die Schwestern waren richtig aufgekratzt und wollten alles genau wissen. Es kommt wohl doch nicht so oft vor, dass ein Patient nach einer erfolgreichen OP voll Freude berichtet. Die Blutwerte sind wieder nicht so toll: Hb 6,3 ; Leukozyten 3,6 ; Thrombozyten 128. Auch Dr. E. war sehr interessiert, hat sich meinen Bauch angesehen, konnte aber wegen des fehlenden Briefs noch nicht viel sagen. Der Besuch war natürlich anstrengend und ich brauchte eine

Pause danach. Am Nachmittag waren Raphi mit Freund und Noah und Lisa zum Kaffee da. Ich bin beizeiten zu Bett, aber hatte Probleme mit meiner Lunge. Die war wie verkrampft, kein schönes Gefühl. Ansonsten habe ich gut geschlafen.

Sa.,15. September. Heute Morgen ging es mir nicht so gut. Die Lunge tat weh und das Atmen bereitete mir Schwierigkeiten. Raphi kam vorbei, hat die Lunge abgehört und nichts feststellen können. Es war wohl ein Krampf der Lungenflügel oder des Zwerchfells. Ich hab mich auf dem Fußboden gelagert und der Krampf löste sich sehr bald. Im Garten einige Meter gelaufen und das schöne Wetter genossen. Das Schreiben bereitet mir immer noch Mühe und erfordert viel Konzentration.

So., 16. September. Maria ist zur Kirche, ich habe das schöne Wetter auf der Terrasse genossen. Zum Mittag gab es Frikassee, Tobias mit Peggy und Keule und Felix waren zu Gast. Mittagsruhe, mit Maria am Schwanenteich spazieren gegangen, wir haben uns von Bank zu Bank gehangelt. Schön, dass wir das so schon machen konnten. Trotzdem bin ich etwas unzufrieden, denn mein Körper zeigt mir ständig meine Grenzen. Sitzen kann ich nicht lange, liegen ebenso, und wenn ich mich bewege, dann immer nur in einem ganz begrenzten Umfeld. Andererseits bin ich am vorigen Sonntag noch mit dem Rollstuhl unterwegs gewesen und ein Laufen wie am Schwanenteich war undenkbar.

Mo., 17. September. Heute war ein schwarzer Tag. Beim Frühstück habe ich die Kaffeekanne umgestoßen. Die Motorik stimmt noch nicht, es strengt mich alles derart an, so dass ich mich zu jeder Tätigkeit überwinden muss. Den ganzen Tag hatte ich Kopfschmerzen. Zum Mittag habe ich für Michi und mich etwas zubereitet, aber was ich esse, schmeckt nicht. Ich bin mit meiner Situation nicht zufrieden. Den ganzen Tag mit Fernsehen zugebracht. Im Garten war ich auch.

Di., 18. September. Heute ging es mir schon ein wenig besser. Lisa kam das Mittagessen kochen und ich habe ihr geholfen, so gut ich konnte. Es gab Schinkennudeln. Eigentlich eine Leibspeise, aber es schmeckt alles einheitlich nach nichts. Das belastet mich auch sehr, wo ich doch so einen ausgeprägten Geschmackssinn habe. Am Nachmittag eine Stunde am Computer gearbeitet. Es sind immer kleine Schritte, die mich nach vorn bringen, aber es ist verdammt mühsam. Nach den Chemos war ich schneller wieder fit. In der Nacht konnte ich kaum noch liegen.

Mi., 19. September. Ein Lichtblick: Ich kann mich deutlich besser bewegen und muss nicht immer gleich den nächstmöglichen Ruhepunkt ansteuern. Dadurch ist meine Stimmung bedeutend besser. Was immer noch schwierig ist, ist die Nacht. Liegen fällt schwer und irgendwie tut immer etwas weh. Aber auch das sollte die längste Zeit gedauert haben. Einige Stunden am Computer gearbeitet und das Inhaltsverzeichnis der Konzertina sortiert. Der Geschmack ist weiterhin geschmacklos.

Do., 20. September. Heute war ich zur Physiotherapie im Wasser. Das hat mir sehr gutgetan und es war einfach herrlich, sich im Wasser ungehindert und leicht zu bewegen. Mal sehen, wie mir das bekommt, für Sonnabend haben wir einen neuen Termin. Ich versuche, mich auch tagsüber mehr zu bewegen, aber da bin ich immer noch sehr eingeschränkt, so dass ich doch viel sitze und liege. Ich merke aber ganz deutlich, wie es von Tag zu Tag immer ein wenig besser wird, und das möchte ich in den Mittelpunkt stellen und zufrieden damit sein. Ich weiß gar nicht, wie Menschen es aushalten, ein Leben lang an den Rollstuhl gefesselt zu sein.

Fr., 21. September. Heute habe ich Obstsalat zubereitet. Dazu musste ich eine ganze Weile in der Küche stehen, was auch ging. Darüber war ich sehr froh. Am Abend war Felix' Geburtstagsfeier in der *Hudelburg*. Bis 21 Uhr habe ich ausgehalten und dann hat Raphi den Opa und den Enkel nach Hause gefahren. Es war ein schöner Abend. In der Nacht hatte ich wieder Probleme mit dem Liegen.

Sa., 22. September. Am späten Nachmittag hatte ich meine zweite Physiotherapie im Wasser und es war wieder sehr gut. Dieses Mal hat sie mich schon etwas härter rangenommen, aber es ging mir danach wirklich gut. Tobias und Peggy haben eine Party in der Firma gegeben und ich habe bis 21.30 Uhr ausgehalten. Mit dem Essen habe ich mich leicht rangetastet und es hat mir alles geschmeckt. Am besten waren die selbst gemachten Schaschlik. Zum Schluss habe ich davon 1 ½ gegessen sowie eine Bratwurst und Kartoffelsalat. Es war ein sehr schöner Abend und wir hatten Gelegenheit, Peggys Verwandtschaft kennenzulernen. In der Nacht habe ich wieder schlecht und recht geschlafen. Ich will geduldig sein.

So., 23. September. Wir wollten gerade mit dem Frühstück beginnen, da klingelt mein Handy. Matthias Berger war am Telefon und hat mir erzählt, dass sein Schwiegervater verstorben ist. Nun wollte er wissen, wann bei uns Gottesdienst ist. Herr Fischer ist also auch verstorben. Alle Krebskranken, für die ich gebetet habe, außer Simone, sind nun verstorben. Ich möchte gar nicht deren Zahl analysieren. Krebs ist und bleibt eine heimtückische Krankheit, die trotz Kampfeswillen schwer zu besiegen ist. Ach, da fällt mir noch Frau G. ein, die es bisher auch gut weggesteckt hat und Hoffnung haben darf. Umso dankbarer möchte ich sein, dass bei mir alles bisher so gut verlaufen ist! Wir waren dann in der Kirche und ich habe Matthias' Verwandtschaft getroffen und mein Mitgefühl ausdrücken können. Auf dem Rückweg bin ich Auto gefahren und es hat wie immer Spaß gemacht. Vielleicht kann ich in der nächsten Woche Lisa auf Arbeit fahren. So kann ich ihr ein wenig von dem zurückgeben, was sie mir in Kassel Gutes getan hat. Im Garten die Kübelpflanzen gegossen, zum Abendbrot Tomaten mit Ei zubereitet und dabei natürlich eine ganze Weile gestanden.

Nach dem *Tatort* sind wir ins Bett und hatten das erste Mal nach der OP so richtigen Sex miteinander. Es funktioniert noch alles und es war für uns beide sehr schön. Wie der Professor es angekündigt hat, ist bei mir kein Samenerguss mehr möglich. Aber das ändert nichts am Empfinden, nur Kinder kann ich keine mehr zeugen. Nun gut, ich glaube, bei fünf Kindern und in meinem Alter muss man dem keine Träne nachweinen. In der Nacht habe ich dann wieder so mittelprächtig geschlafen. Ich wünsche mir wirklich Besserung in diesem Bereich

Mo., 24. September. Heute kam mich Katrin besuchen und wir haben ausführlich geschwatzt. Physiotherapie war wieder eine gute Sache. Nach dem Abendbrot bin ich Auto gefahren und es hat Spaß gemacht. Morgen will ich Lisa auf Arbeit fahren und da habe ich ein wenig trainiert. In der Nacht habe ich schon besser geschlafen. Musste nur zweimal raus und das Liegen war auch nicht so anstrengend. Im Allgemeinen geht es mir auch immer besser. Längeres Stehen ist möglich und die Treppe nehme ich auch schon besser. Bin froh, dass es wohl die längste Zeit gedauert hat, wo ich derartig in der Bewegung eingeschränkt war.

Di., 25. September. Zeitig aufgestanden und Lisa zur Arbeit gefahren, mit ihrem Auto. So habe ich jetzt Erfahrung mit gasangetriebenen Autos. Ein Unterschied ist nicht zu merken. Friseurtermin – jetzt sehe ich wieder ordentlich aus. Zum Abendbrot habe ich Bananenquark gemacht. Das Abschmecken macht mir noch Probleme, aber es hat allen gut geschmeckt. Ich esse sehr wenig. Brot kann ich gar nicht essen. Maria hat eine Suppe gekocht und das war gut so.

Mi., 26. September. Lisa zur Arbeit fahren und wieder abholen, das waren heute meine Hauptaufgaben. Am Abend kam Matthias Berger zu Besuch und wir haben über private Dinge sowie über die Politik gesprochen. Die Schicksalsschläge in seinem nächsten Verwandten-Umfeld machen ihm schon sehr zu schaffen. Der Klempner hat heute die Glastür in die Dusche eingebaut. Eine Scheibe ist beschädigt und so werden wir die Montage nochmals wiederholen.

Do., 27. September. Heute mit Kopfschmerzen aufgestanden. Die Dusche ist mit der neuen Glastür wirklich komfortabel und meine Erwartungen haben sich erfüllt. Ich habe eine Tablette genommen und dann waren die Schmerzen weg. Lisa auf Arbeit gefahren. Zum Mittag habe ich mir Kartoffelpuffer gemacht und nur einen einzigen geschafft. Danach war ich so voll, dass ich erst einmal abruhen musste. Am Abend kam der Steuerberater mit unserem Jahresabschluss. Er war wieder mit Verlust ausgewiesen, was durch die Einlage unserer Anteile ausgeglichen werden konnte. Zu Hause gab es Pizza und Lisa, Raphi und Noah waren da. Noah kam noch mit mir toben, als ich im Wohnzimmer in meinem Sessel saß, das hatte er bisher nicht gemacht. Er quasselt an einem Stück und ist wirklich niedlich. Opa hat sich nun an Opa gewöhnt und die Welt ist in Ordnung.

Fr., 28. September. Früh und Abend Fahrdienst bei Lisa. Irgendwie war ich heute nicht gut drauf. Ich kann nicht sagen, dass ich Schmerzen hätte, aber ich war schnell erschöpft und hatte allgemeines Unwohlsein (besseres Wort fällt mir nicht ein). Ich bin dann gleich nach 20 Uhr ins Bett und habe auch bald geschlafen. In der Nacht musste ich zweimal raus und ich hatte Kopfschmerzen. Die Türen wurden heute eingebaut. Bei der Abnahme habe ich bemängelt, dass sie so straff gehen. Der Mitarbeiter sagte mir, das gibt sich vielleicht noch, und wenn nicht, dann muss noch mal was verstellt werden, aber wo und was weiß er nicht, denn solche Türen hat er noch nicht eingebaut. Über diese Aussage habe ich mich sehr geärgert. Auch bin ich mit dem Gesamtergebnis nicht zufrieden. Ich hatte erwartet, dass es Maßanfertigungen sind und die Türen den Öffnungen angepasst sind. Das hätte ich selbst so auch hinbekommen und es hätte keiner Fachfirma bedurft. Vielleicht habe ich mich darüber so aufgeregt, dass es mir deshalb so schlecht ging. Möglich ist es!

Sa., 29. September. Beim Aufstehen hatte ich immer noch Kopfschmerzen, die aber dann nachgelassen haben. Maria ist zum Bäcker und Fleischer und ich habe das Frühstück vorbereitet. Das hat mich ganz schön angestrengt und ich bin der Meinung, ich war schon mal besser drauf. Wer weiß, wie meine Blutwerte sind. Ich werde am Montag bei Dr. E. wegen einem Termin anrufen. Auch muss ich mich noch mal in Kassel melden wegen der Reha. Es passiert ja nichts. Maria habe ich geholfen, Äpfel zu putzen, und das war gutes Training für die Motorik. Dann bin ich noch vor dem Mittag auf dem Hometrainer aktiv geworden. Bei 60 Watt eine ¼ h, mehr war nicht drin. Auch 80 Umdrehungen in der Minute schaffe ich noch nicht. Das sind ernüchternde Werte, aber ich denke, ich muss es langsam angehen. Am späten Nachmittag hatte ich meine Wasser-Physiotherapie, die mir wieder gutgetan hat. Habe eine Champignonsuppe gekocht, die auch sehr gut geschmeckt hat. Mit diesem Tag kann ich ganz zufrieden sein!

So., 30. September. Nach dem Frühstück sind wir in die Kirche gegangen. Erntedank war angesagt und es war eine sehr schöne Dekoration aufgebaut. Das Wetter war schön, es schien die Sonne, da sind wir nach Nimbschen an die Mulde gefahren, um ein wenig spazieren zu gehen. Dort haben wir Thomas Grieger getroffen und ein wenig geschwatzt. Er möchte sich mit einem kleinen Fitnessstudio in Bad Lausick selbstständig machen. Es besteht ein überschaubares Risiko und sein Konzept ist auch o.k. Na, dann alles Gute! Michi hat wieder seine Freundin und da ist er total abgedreht. Hoffentlich baut er zu Beginn der Lehre keinen Scheiß! Ab Montag beginnt seine Schule in Böhlen und er hat eine umständliche und lange Bahnfahrt. Am Nachmittag kamen Lisa und Sven. Die Türen wurden inspiziert und ebenfalls für mangelhaft befunden. Muss ich nun am Montag klären.

Mo., 1. Oktober. Heute war ein guter Tag. Nach dem Aufstehen gleich auf den Hometrainer und mit 60 Watt und mehr als 80 U/Min. 16 Minuten ausgehalten. So war eine Minute Steigerung möglich und die Umdrehungszahl auch über 80. Eine gute

Leistung, jetzt muss ich nur dranbleiben. Ob ich das Programm täglich oder alle zwei Tage abspule, muss ich noch sehen. In Kassel beim Sozialarbeiter angerufen und gefragt, was mein Antrag auf Reha macht. Er hat mich an die Rentenversicherung Mitteldeutschland verwiesen. Angerufen – die haben den Antrag erst seit einer Woche! Ich will hoffen, dass sich bald etwas entscheidet. Um 9 Uhr letzter Termin Physiotherapie im Wasser, zusammen mit zwei älteren Damen. Die Qualität der Betreuung hat merklich nachgelassen. Ob Personalmangel oder Einsparungsgründe, kann ich nicht sagen. Aber insgesamt hat mir die Physiotherapie sehr geholfen. Lisa kam zum Mittag und hat anschließend im Korridor die Wände von losen Tapetenresten befreit. In der Firma ein Angebot per E-Mail verschickt.

Di., 2. Oktober. Ein ganz fauler Tag heute. Kein Sport, kein Spaziergang. Harald kommt am Nachmittag und stellt die Türen ein. Am Abend kann ich nicht mehr sitzen und muss mich beim Fernsehen auf die Couch legen. In der Nacht muss ich fünfmal auf die Toilette und habe Schmerzen an der Wirbelsäule. Es wird Zeit, dass die Reha beginnt und ich professionelle Hilfe bekomme. Hoffentlich verspreche ich mir nicht zu viel.

Mi., 3. Oktober. Tag der deutschen Einheit. Tobi, Peggy und Elias haben sich zum Mittag eingeladen und wollen Kartoffelpuffer essen. Da hatte ich zu tun und es hat allen geschmeckt. Auch bei mir kommt mehr und mehr der Geschmack zurück und das Essen macht wieder Spaß. Nach einer kleinen Mittagsruhe habe ich die Sauna geheizt, Maria hatte die Idee. Als das Feuer brannte, war ich schon das erste Mal geschwitzt. Erstaunlicherweise habe ich drei Saunagänge absolvieren können. Ich hatte nur auf 70 Grad geheizt, trotzdem fand ich es eine gute Leistung. In der Zeit, wo die Sauna aufgeheizt wurde, war ich auf dem Hometrainer. Bei > 80 U/Min, 60 bzw. 70 Watt und 17 Minuten konnte ich mit der Leistung zufrieden sein. Für das Abendbrot Pilze geschmort, die Mitzschkes gebracht hatten, dann war ich platt.

Do., 4. Oktober. Nicht so toll geschlafen, viermal musste ich raus, und als Maria aufstand, habe ich noch bis 7 Uhr geschlafen. Heute war mein erster Bürotag nach der OP. Von 9 bis 15 Uhr habe ich ausgehalten. Dann war ich aber geschafft und musste mich zu Hause ausruhen. So richtig mitmischen kann ich noch nicht, dazu reicht die Kraft einfach nicht. Post von der Rentenversicherung: Mein Antrag auf Reha ist genehmigt, es geht nach Bad Elster. Es sind zuvor noch ein Haufen Formulare auszufüllen. Da brauche ich Marias Hilfe, denn ich hätte gar nicht die Ausdauer dazu.

Fr., 5. Oktober. Heute wieder in der Firma gewesen, es gab Probleme. Bei N. ist das große Lichtband undicht, es kam zu Einregenstellen und Blasenbildung. Wir haben nach einer Lösung gesucht. Ich habe mir große Mühe gegeben, mich nicht aufzuregen, aber es hat mich doch sehr geschlaucht. Das sind die Dinge, die uns viel Geld kosten. Und Nerven. Im schlimmsten Fall unsere Existenz. Dazu darf es nicht kommen! Wir werden am Montag in der Mitarbeiterrunde darüber sprechen müssen. Maria hat mich nach Hause gefahren und mir hat es dann auch gereicht. Aufs Stadtfest hatten wir keine Lust mehr.

Sa., 6. Oktober. Heute mit Hometrainer den Tag begonnen. Mit 70 Watt, >80 U/Min. und einer Zeit von 18 Minuten bin ich leistungsmäßig zufrieden. Die Erholungsphase ist noch lange nicht befriedigend. Nach dem Mittag bin ich zum Stadtfest an unseren Stand gefahren und habe dort ca. 2 ½ Stunden ausgehalten. Es war gerade der richtige Zeitraum. Die Drehorgelspieler kamen zu uns und wir haben zusammen Musik gemacht und gesungen. MTV kam zufällig im richtigen Moment und hat die Kamera draufgehalten. Danach noch ein Interview und alles war im Kasten. Mit meinem Fahrrad nach Hause, ausruhen. Am Abend sind Maria und ich nochmals aufs Stadtfest. Alle waren sichtlich erfreut, mich zu sehen, und wir haben uns nett unterhalten. Nach zwei Stunden musste ich dann aber nach Hause, gleich ins Bett.

So., 7. Oktober. Auf dem Stadtfest wieder viele nette Menschen getroffen. Das Wetter spielte mit und die Organisation war super. Gegen 17 Uhr war ich wieder zu Hause, Beine hoch. Ich hatte in den Beinen so ein ganz komisches Gefühl. Richtig beschreiben kann ich das gar nicht, aber es ist nicht angenehm. Wenn es mit der Zunahme von Muskeln im Zusammenhang steht, dann möchte ich es gerne aushalten. Aber ich weiß es nicht. Maria war den ganzen Tag auf dem Stadtfest und hat sich um alles gekümmert. Ich bin ihr so dankbar, dass sie das alles lenkt und leitet. Mitzschkes kamen vorbei und brachten ein Kuchenpaket. Das wurde gleich verzehrt.

Mo, 8. Oktober. Mit Maria in die Firma, die Mitarbeiterrunde für den Nachmittag vorbereitet. In die Praxis von Dr. E., um den Port spülen zu lassen. Da kein Blut kam, ist keine Blutkontrolle gemacht worden. Aber es geht am Donnerstag zur Reha und da wird man die Blutwerte schon untersuchen. In Leipzig habe ich dann noch Vitamine geholt, damit ich über die Zeit der Reha komme. Um 15.30 Uhr hatten wir Mitarbeiterrunde und ich war seit langer Zeit wieder einmal dabei.

Di., 9. Oktober. Nach Cottbus gefahren. Bei Uschi und Norbert war viel zu erzählen und es gab reichlich zum Mittag. Quittengelee, Olivenöl, Apfeltaschen und einen Blumenstrauß musste ich mitnehmen. Dann fuhr ich zu Mutter Heine. Sie hatte schon auf mich gewartet, wir haben Kaffee getrunken und dann mussten wir schon los zum Orthopäden. Das haben wir mit dem Rollstuhl erledigt. Beim Arzt haben wir über zwei Stunden warten müssen. Es war wieder anstrengend, der Mutter zuzuhören, aber sie hatte wenigstens das Gefühl, dass ihr jemand zuhört und sich für ihre Erinnerungen interessiert. Gegen 21 Uhr bin ich dann Richtung Heimat. Es war ein schöner Tag und ich war gut drauf, aber auch geschafft. In der Nacht habe ich gut geschlafen.

Mi., 10. Oktober. Es geht mir nicht gut. Allgemeines Unwohlsein und Schmerzen in der linken und rechten Bauchseite. Möglicherweise habe ich mich gestern ein wenig übernommen. Am Vormittag habe ich meine Koffer gepackt. Termin in Seelingstädt bei der Terrassensanierung, dabei habe ich mich so recht und schlecht gequält. Es war kein so schöner Tag.

Kapitel 15.

Wasser marsch – Reha mit vollem Programm

Ein Monat gesundes Trinken und mehr in Bad Elster. Ich entdecke den body-mass-index (heißt: Ich muss abnehmen!) und tolle Bücher. Vorbild bei der Wassergymnastik werde ich auch – für Frl. Lötzsch. Nach Hause mit guten Vorsätzen im Gepäck.

Do., 11. Oktober. Felix hat mich nach Bad Elster gefahren. Es ist ein riesiges Objekt mit über 500 Betten. Mit meinem Zimmer bin ich sehr zufrieden. Da es mit den Aufzügen immer sehr lange dauert, habe ich beschlossen, runterzu die Treppe zu nehmen und nur hoch mit dem Fahrstuhl. Fünf Treppen schaffe ich noch nicht zu laufen. Um 17 Uhr hatte ich mit meinem Arzt ein sehr ausführliches Gespräch und ich wurde untersucht. Er hat mir viele Anwendungen empfohlen, die ich alle nutzen werde. Unter anderem möchte ich während der Reha etwas abspecken. Zu Hause hatte ich auch schon ein Kilo geschafft. Ob und wann ich meinen Beruf wieder ausüben kann, ist nicht absehbar. Die Chemotherapie, die ich bekommen habe, ist eine der schärfsten, die es gibt. Es ist ein Glück, dass ich die Therapie mit keinen bleibenden Nebenwirkungen hinter mich gebracht habe. Dann die schwere Operation! Ich kann zufrieden sein, dass es mir doch recht gut geht. An der Fitness müssen wir noch arbeiten. Nach dem Abendessen habe ich mit Maria telefoniert und bin dann gleich zu Bett. Das viele Laufen durch das Haus hat mich geschafft.

Fr., 12. Oktober. Gut geschlafen, aber musste dreimal raus. Der Arzt hat mir das erklärt: Wenn man sich nicht viel bewegt, dann gehen die Nierenfunktionen zurück, und wenn man dann in der Ruhephase ist, dann holen sie alles nach. Wenn ich mich also wieder mehr bewegen kann, werde ich nachts auch wieder durchschlafen. Der Tag begann mit einer Hausführung und es ging treppauf und -ab und ich bin tapfer alles mitgelaufen. Nach dem Mittag gab es den Behandlungspass, in dem notiert ist, wo man wann sein muss. Das ist bei mir sehr vielseitig. So wurde mir verordnet: berufsbezogenes Training, Gruppengymnastik, Bewegungsbad, Trainingstherapie, Ergometertraining, Terraintraining, Wärmepackungen und Massagen. Folgende Vorträge werde ich besuchen: Krankheitsbewältigung bei Tumor, Gewichtsabnahme, Ernährung, Niere und Rückenschule. Der Tag ist voll ausgefüllt und zwischen den Terminen sind kaum Pausen. Dann soll ich noch zweimal am Tag Wasser trinken gehen an der Marienquelle (ca. 400 m entfernt). Nach 15 Uhr hatte ich die erste Behandlung, Wärmepackung im Schulter- und Nackenbereich. Das tat gut und war angenehm. Zwischendurch war ich einmal Wasser trinken. Es schmeckt ganz gut, ich weiß nur nicht, ob ich es so trinke, wie es aus der Quelle kommt, oder ob ich es warm trinke, so wie es mir der Arzt verordnet hat. Kalt schmeckt es etwas besser, finde ich.

Sa., 13. Oktober. Heute war Laufen angesagt. Am Vormittag habe ich mir einen Teil der Stadt angesehen und Obst, einen Obstteller und eine Kerze gekauft. Zwischendurch war ich Wasser trinken. Zum Mittag wieder zurück in die Klinik. Ich habe den Obstteller angerichtet und die Kerze aufgestellt. Jetzt sieht es schon wohnlicher aus in meinem Zimmer. Das Essen schmeckte sehr gut. Mittagsruhe. Ich bin auf den Brunnenberg gewandert. Bergan musste ich mehrmals Pause machen, aber Bänke gab es genug. Das Wetter war herrlich und so konnte ich den Herbst mit seinen bunten Farben in vollen Zügen genießen. Bis zur Bergkuppe habe ich es nicht geschafft, das kann ich später vielleicht nachholen. Auf dem Rückweg bin ich noch zum Gondelteich gegangen. Dort ist ein schönes Freiluftcafé mit einem Kiosk mit leckeren Angeboten. Ich habe widerstanden und bin lieber Wasser trinken gegangen. In der Klinik angekommen, war ich geschafft, aber auch zufrieden, dass ich drei Kilometer gelaufen bin. Abendbrot, Fernsehen. Ich habe mal gerechnet, demzufolge war mein Vater 50 Jahre, als er in Bad Elster zur Kur war. Mutter sagt, ihm hat es hier nicht so gut gefallen.

So., 14. Oktober. Ich war in der Kirche. Es sind 25 Minuten Weg. Aber man kann alles im Park laufen, wenn man will. Der Pfarrer war ganz in Ordnung und seiner Predigt konnte man gut zuhören. Die Kernaussage war: Es ist nicht entscheidend, was uns im Leben passiert, sondern, wie wir damit umgehen. Das sehe ich auch so. Dann bin ich Wasser trinken gegangen. Zum Sonntag waren viele Menschen unterwegs. Am Nachmittag eine große Runde gelaufen und dabei einen Parkplatz für unser Auto gesucht, wenn Maria kommt. An der ev. Kirche scheint mir der geeignetste zu sein. Parken in Bad Elster ist wirklich ein Problem. Dann habe ich noch eine kleine Kaufhalle gefunden. Auf dem Rückweg war ich noch einmal Wasser trinken. Im Kurpark waren die Freiluftcafés voll besetzt, war ja auch ein herrliches Wetter. Die Bäume verlieren sehr schnell ihre Blätter, da wird die bunte Farbenpracht bald verschwunden sein. Abends noch mit Maria telefoniert und nach *Tatort* und *Anne Will* ging es ins Bett. Meine Waden haben einen Juckreiz und obwohl ich mit Körperlotion eingerieben habe, wurde das nicht besser. Ich musste mich sehr zusammenreißen, dass ich mich nicht wund kratze. Was die Ursache dafür ist, weiß ich nicht. Es war schon einmal während der Chemotherapie, aber da konnte ich mir mit der Körperlotion helfen. Das muss ich weiter beobachten!

Mo., 15. Oktober. Wegen Juckreiz nicht besonders geschlafen. Tag begann zeitig mit Urin Abgeben und Blutkontrolle. Frühstück, Seminar und so ging es den ganzen Tag. Aber ich habe alles unter einen Hut bekommen. Ich hatte am Nachmittag sogar noch Zeit, zum Wassertrinken zu gehen. Weil es für ein zweites Mal nicht reichte, habe ich mir eine Flasche abgefüllt und dann am Abend auf meinem Zimmer getrunken. Mit den Übungen war ich ganz zufrieden und es hat auch Freude gemacht. Ich merke wirklich, wie es jeden Tag langsam ein bisschen besser geht. Die Treppe schaffe ich noch nicht in einem Ritt, da muss ich zwischendurch eine kleine Atempause machen, sonst bleibt mir die Luft weg. *Wir helfen Ihnen beim Abnehmen*, war heute ein Thema eines Seminars. Da wurde gesagt, es geht nicht mehr nach dem Idealgewicht, sondern nach dem *body-mass-index*. Der errechnet sich aus dem Gewicht durch die Körpergröße zum Quadrat. Ich habe gleich gerechnet und komme auf eine Zahl von 36,9. Die Tabelle sagt: Normalgewicht 20 – 25; Übergewicht > 25 – 30; Fettsucht > 30 – 40. Ich komme also in die Spalte Fettsucht! Da will ich nicht sein. Übergewicht o.k., aber Fettsucht – nein danke! Ich werde alles dafür tun, eine Gewichtsklasse nach unten zu kommen. Ich muss auf 90 Kilo runter, dann habe ich einen body-mass-index von 29,7. Das sind Aussichten!

Mit meinen Tischgenossen unterhalte ich mich auch ganz gut. Im Hauskiosk habe ich mir Körperlotion gekauft und jetzt kann ich meine Waden richtig dick einreiben und das scheint zu helfen. In der Nacht konnte ich wesentlich besser schlafen. Der Schlaf wird nur durch mehrfache Toilettengänge unterbrochen, aber ich kann dann immer gleich wieder weiterschlafen.

Di., 16. Oktober. Termine, Termine und noch mal Termine. Zu Beginn hatte ich Massage, die mir sehr angenehm war, und dann musste ich zur Psychologin. Da ich keine Probleme hatte, die ich ansprechen konnte, sollte ich erzählen, wie ich die Nachricht Krebs verkraftet habe, und so habe ich ihr meine Geschichte erzählt. Sie meinte abschließend, dass sie es gut findet, wie ich die Sache bewältige, und dass ich die entsprechenden Methoden für mich gefunden habe. Training im Fitnessstudio und anschließend habe ich in den Trichter gepinkelt. Da wird gemessen, in welcher Geschwindigkeit und wie viel man pinkelt. Ich glaube, es war kein besonders gutes Ergebnis. Mehr werde ich vom Arzt erfahren. Beim berufsbezogenen Training wurde mir gezeigt, wie man Lasten anhebt und wieder absetzt und das Aus- und Einsteigen im PKW. Da habe ich auch wieder Neues gelernt. Dann sind wir in der Gruppe im Park und im Wald straff gewandert. Das hat Freude gemacht und ich kam ganz gut mit. Im Hauskiosk nach Teelichtern gefragt. Die hatten aber wieder keine und so bin ich den Berg hoch zur Kaufhalle gelaufen. Das war doch etwas anstrengend und ich hatte für heute genug. Als ich in mein Zimmer kam, hatte ich schon wieder eine Aufforderung zur Blutkontrolle. In der Nacht habe ich gut geschlafen und musste nur zweimal auf die Toilette.

Mi., 17. Oktober. Um 6.25 Uhr Blutkontrolle. Frühstück um 7 Uhr. Wir haben uns so nett unterhalten, dass ich den Termin 7.45 Uhr an den Geräten vergessen habe. Ist sicher nicht so schlimm. Als ich zur Gesprächsrunde aufbreche, kommt die Zimmerdame und meint mit einem Blick auf meine Kerze: ist verboten. Das habe ich mir gedacht. Ich lasse die Kerze im Schubfach verschwinden.

Nach der Gesprächsrunde ist Rückenschule-Seminar. Ganz interessant, was man beim Sitzen, Stehen und Bücken verkehrt macht. Also in Zukunft die Ratschläge umsetzen! Mittag und Ruhe und dann geht es zum letzten Termin, Bewegungsbad. Um 15 Uhr Friseurtermin. Jetzt sehe ich wieder gepflegt aus und habe ein gutes Gefühl. Dann bin ich zum Wassertrinken gegangen und auf dem Rückweg habe ich Obst besorgt. Es war ein längerer Fußmarsch und es hat mir gereicht. Ich glaube, mein Hb-Wert ist nicht so besonders, denn ich habe schnell Atemnot. Nach dem Abendessen und dem Telefonat mit Maria war Fußball angesagt. Therapieverbessernd war das aber gerade nicht!

Do., 18. Oktober. Als Erstes Wärmepackung, dann schnell Frühstück und anschließend Massage. Die war heute etwas schmerzhaft. Ich habe aber nichts gesagt, mal sehen wie es beim nächsten Mal ist. Dann konnte ich Wasser trinken gehen. Es regnete, auf dem Rückweg hab ich mir einen Schirm gekauft. Es folgte ein Vortrag über Nierenkrebs. Das war gut gemacht und sehr interessant. Am Nachmittag hatte ich eine Ultraschalluntersuchung der Nieren, alles so weit in Ordnung. Wasser trinken gegangen. Maria war unterwegs und ich habe sie noch vor dem Ortseingangsschild in Empfang genommen. Sogar einen Parkplatz an der Klinik haben wir gefunden. Nach dem Abendbrot sind wir noch einmal spazieren gegangen und haben im Theatercafé etwas getrunken.

Fr., 19. Oktober. Der Tag war bis Mittag voller Termine. Maria hat einen Vortrag mit besucht. Nach dem Essen hatte ich noch Bewegungsbad. Wir sind dann im Kurpark spazieren gegangen und am Rosengarten wegen schlechten Wetters im Café eingekehrt. Auf dem Rückweg wurde noch Obst gekauft und für Katrin Schulze und für Tobi haben wir berufsbezogene Räuchermännchen bzw. Frauen gekauft. Die sehen wirklich lustig aus. Auf dem Zimmer wieder ein Zettel: Montag Blutentnahme. Ich weiß nicht, was das bedeuten soll. Ich nehme an, meine Blutwerte sind nicht besonders, denn ich habe schnell Atemnot, aber es redet keiner mit mir. Schade eigentlich! Nach dem Abendessen sind wir auf unser Zimmer und haben Vitamin C gegessen, da wir das Gefühl hatten, eine Erkältung kriecht uns an. Fernsehen und dann ins Bett.

Sa., 20. Oktober. Unruhige Nacht mit vielen Unterbrechungen. Wetter nass und kalt, so sind wir mit dem Auto am Vormittag nach Bad Brambach und Klingenthal und Markneukirchen. Manchmal kam die Sonne kurz raus und dann waren die herbstlichen Farben eine Pracht. Nach dem Abendbrot ins Konzert. Strauss-Melodien, eine sehr gute Veranstaltung. Es hätte wärmer sein können, ich habe gefroren. Es war ein toller Tag!

So., 21. Oktober. Zum Frühstück fing es an mit Schneien. War von Einheimischen vorausgesagt, aber ich wollte nicht daran glauben. Am Vormittag sind wir zur Kirche gelaufen und waren auf dem Rückweg Wasser trinken. Essen, Mittagschlaf, Ausflug nach Plauen, im Café alten Kuchen gegessen. Dann schneite es noch. Da hätten wir auch auf unserem Zimmer bleiben können. Am Abend hatte ich wieder Rückenschmerzen und meine Stimmung war auch nicht so toll. Liegt vielleicht auch am Wetter!

Mo., 22. Oktober. Um 6 Uhr aufstehen und zur Blutkontrolle. Morgen Termin beim Arzt, da werde ich mehr erfahren. Termin Terraintraining habe ich ausfallen lassen. Die Erkältung macht mir zu schaffen. Wir sind auch nur einmal draußen gewesen zum Wassertrinken. Ich hatte mir die Zeit mit Maria anders vorgestellt, aber wir können es nicht ändern.

Di., 23. Oktober. Am Vormittag wieder ein Termin nach dem anderen. Nachmittags Arztbesuch. Die BK waren notwendig, weil die erste BK eine Blutarmut angezeigt hat. Die weiteren BK haben eine leichte Verbesserung gezeigt. Es ist nach dieser großen OP durchaus normal, dass die Blutwerte niedrig sind. Das Knochenmark muss erst wieder neue Blutzellen produzieren. Die BK zeigt, dass keine Entzündungen im Körper sind. Die Urinuntersuchung war auch in Ordnung. Die Nieren arbeiten normal und Blutzucker liegt auch nicht vor. So kann ich zufrieden sein mit den Ergebnissen und ich bin dankbar, dass es so ist.

Zum Abschluss von Marias Besuch waren wir Kaffee trinken. Das Wetter war immer noch ungemütlich. Ich habe gemerkt, dass Maria traurig ist. Durch meine Erkältung, die jetzt erst wieder besser wird, war eine körperliche Annäherung nicht vernünftig. Außerdem sind die örtlichen Bedingungen nicht gerade einladend. Das muss warten bis zu Hause. Auch in dieser Beziehung brauche ich noch Zeit. Da muss das Umfeld stimmen, sonst läuft da gar nichts.

Mi., 24. Oktober. Zeitig Frühstück, beizeiten Termine. Maria kam noch zu einem Vortrag mit, dann habe ich sie zum Auto begleitet. Sie war immer noch bedrückt, aber das müssen wir aushalten. Vielleicht ist es auch meine Entschlossenheit, wirklich abnehmen zu wollen. Ich glaube, das ist bei ihr im Kopf noch nicht so klar. Mit der Ernährung brauchen wir gar nicht so sehr viel umstellen. Es ist nur die Menge, die reduziert werden muss. Gleichzeitig müssen die Bewegung und der Sport mehr werden. Ich bin sehr zuversichtlich, dass ich es dieses Mal schaffe. Es sind durch die OP schon zwölf Kilo weg und da kann man gut andocken!

Nach dem Mittagessen nur ein Termin. Kurzzeitig kam sogar mal die Sonne raus und so zog es mich in die Natur. Ich bin bis zum Bahnhof gelaufen, ca. 3 km durch den Wald, und so hatte ich fast 6 km zurückgelegt in 1 ¼ Stunde. Da war ich sehr zufrieden, habe mich geduscht und bin bis zum Abendbrot auf meinem Zimmer geblieben. Das Abendessen war sehr festlich. Die Beleuchtung war heruntergefahren, auf den Tischen standen brennende Kerzen und ein Glas Wein für jeden. Es gab zu Beginn eine Suppe, zum Hauptgang Hähnchenbrust mit Pfirsich und Käse überbacken und als Nachtisch Kirschen mit Schlagsahne und Eiskonfekt. Dann habe ich noch mit Maria telefoniert. Sie war ausgeglichen und ich glaube, nicht mehr traurig.

Do., 25. Oktober. Am Vormittag und am Nachmittag genügend Zeit, Wasser trinken zu gehen. Mir kam die Idee, am Wochenende nach Hause zu fahren. Deshalb habe ich mir ein Mietauto bestellt. Am Abend kam Uli zu Besuch, darüber habe ich mich gefreut. Wir sind ins Theatercafé und hatten uns viel zu erzählen. Gegen 21.30 Uhr ist er wieder gefahren.

Fr., 26. Oktober. Enge Termine, kein Wassertrinken. Nach dem Mittag laufen, duschen, ein paar Sachen gepackt und abgedüst mit dem Mietwagen. In Grimma bei Anke noch einen Strauß Blumen geholt. Das übliche Freitag-Abendbrot beschloss den Tag.

Sa./So., 27. und 28. Oktober. Es war ein sehr schönes Wochenende zu Hause. Maria hat sich dann doch gefreut, dass ich gekommen bin. Am Sonntag gab es Kassler und Sauerkraut von Ernst. Ich habe gekocht und das ging wunderbar. Wenn ich überlege, dass vor drei Wochen das Stehen in der Küche noch ein Problem war, bin ich schon ein ganzes Stück weiter! Also das Sauerkraut von Ernst ist einfach spitze, beim nächsten Mal, wenn er Sauerkraut macht, müssen wir hinfahren und einen Topf mit machen, damit wir sehen, wie das geht. Das will ich auch haben im Keller und immer wieder davon naschen. Wir müssen sowieso miteinander reden, wegen Irland im nächsten Jahr.

Mo., 29. Oktober. Um 4.30 Uhr klingelte der Wecker und ich musste aufstehen. Frühstück und ab auf die Piste nach Bad Elster. Pünktlich um 8 Uhr war ich auf meinem Zimmer, um 9.30 Uhr erste Behandlung. Am Nachmittag konnte ich zum Wassertrinken gehen und Obst habe ich auch gleich gekauft. Außerplanmäßig war ich zum Vortrag über Arthrose.

Di., 30. Oktober. Der vorletzte Tag in Bad Elster. Früh Wärmepackung mit anschließender Massage, also was Angenehmes, Gerätetraining und Arztgespräch. Mir hat die Reha gutgetan und das, was ich erwartet habe, ist erfüllt worden. Die täglichen Verrichtungen im Haus sind überhaupt kein Problem mehr. Zum Abschluss habe ich heute eine 2-½-stündige Wanderung um und über den Brunnenberg absolviert. Darauf bin ich besonders stolz! Drei Kilo habe ich abgenommen und das freut mich besonders. So kann ich sagen, rundherum zufrieden! Voller Zuversicht fahre ich nach Hause und werde weiter an meiner Fitness arbeiten. Zuerst mit Schwimmen und Laufen und dann, wenn Thomas sein Studio eröffnet hat, auch an den Geräten. Mein Ziel ist es, die 80-Kilogramm-Marke zu unterschreiten, später einen Halbmarathonlauf unter 2 ½ Stunden zu absolvieren und dann einen Marathonlauf unter vier Stunden zu schaffen. Ich habe lange über diese Wünsche nachgedacht und ich halte sie für absolut realistisch. Ich muss nur am Ball bleiben und kontinuierlich trainieren. Mein Gesundheitszustand wird besser sein als je zuvor!

Ich habe zwei Bücher begonnen zu lesen: *Buch der Antworten* von Anselm Grün und *Erfolgreich wünschen* von Pierre Franckh. Ersteres habe ich nur begonnen, man muss nach jedem Kapitel pausieren und das Gelesene sacken lassen. Es sind unglaublich viele gute Hinweise und Methoden, so dass man dieses Buch eigentlich als ständigen Begleiter des Lebens bezeichnen kann. Es ist ein glücklicher Umstand, dass ich dieses Buch im Laden entdeckt habe und das in dieser Zeit des Neuanfanges. Genauso geht es mir mit dem zweiten Buch. Es ist ähnlich, aber nicht so tiefsinnig geschrieben, sondern mit Humor und Witz des Autors versehen. So kann man schneller lesen und begreift sofort, was er meint. Es geht grundsätzlich um positives Denken und dass man dem Negativen gar keinen Raum lässt in Gedanken und Lebensplanung. Dieses Buch hat mir Thomas Grieger gegeben und ich finde es so toll, dass ich gerade jetzt dazukomme. So bin ich gerüstet für das Kommende!

Der Arzt hat mich gefragt, wie ich mir vorstelle, wieder im Beruf tätig zu werden. Ich habe ihm gesagt, dass ich Anfang des Jahres wieder arbeiten will. Er findet das realistisch. Die Blutbildung zur Regeneration braucht etwa drei Monate und so würde es passen. Ich soll es aber langsam angehen und nicht gleich zu Beginn die Welt einreißen wollen! Seine Worte werde ich beherzigen. Ich bin sehr zufrieden mit ihm. Er hat sich Zeit genommen, hat alle meine Fragen beantwortet und mir, für einen Laien verständlich, alle Zusammenhänge erklärt. So einen Arzt wünschte ich mir als Hausarzt.

Reformationstag. Heute noch ein Schlüsselerlebnis zum Abschluss meiner Reha-Behandlung. Um 9.30 Uhr hatte ich meine letzte Anwendung, das Bewegungsbad. Weil Feiertag war, hatte man wohl zwei Gruppen zusammengelegt und es waren acht

Leute im Wasser. Wir hatten mit den Übungen bereits begonnen, als Frl. Lötzsch hereinkam und eine Entschuldigung brubbelte. Dann kam sie ins Wasser. Die Therapeutin musste immer wieder zu ihr und ihre Übungen korrigieren. Dann sollten wir durch das Wasser laufen, jeder so schnell, wie er kann. Als die Übung beendet war, stand ich plötzlich neben ihr. Dann kam eine Übung, wo die Hände am Geländer anfassten, leichte Grätschstellung der Beine, das Gesäß nach hinten schieben, Rücken gerade und Kniebeuge machen. Die Therapeutin musste wieder korrigieren: „Nehmen Sie doch mal das Gesäß nach hinten; nach hinten! Als wollten Sie sich auf die Toilette setzen. Schauen Sie doch mal zu dem Mann neben Ihnen, der macht es richtig!“ Wäre das Wasser rot gefärbt gewesen, Frl. Lötzsch hätte man nicht mehr gesehen. Sie hat mich dann keines Blickes mehr gewürdigt.

Raphi und Noah kamen mich abholen, es war eine schöne Fahrt bei herrlichem Sonnenschein und so hat sich der Monat Oktober noch mit seiner besten Seite verabschiedet.

Kapitel 16.

Wer nicht kämpft ... – durchhalten!

Der Hund stirbt. Erste Nachuntersuchung nach der OP – weitere Untersuchungen sind notwendig: PET, MRT. Ich besuche einen Heilpraktiker und staune Bauklötze – Entschluss, die Breuß-Fastenkur gegen Krebs zu machen. Nervennahrung: Kerzenbasteln im Akkord. Punktion und Gewebeprobe in Kassel: Es gibt Entwarnung, keine aktiven Krebszellen. Aber Eingriff an der Niere wird notwendig und gleich gemacht.

Do., 1. November. Ausgeschlafen. Zu Hause am Computer die Innungsversammlung vorbereitet. Nächstes Jahr ist in Grimma

Tag der Sachsen und ich hatte gedacht, wir könnten mit der Kreishandwerkerschaft und den Innungen den Festumzug bereichern. Anruf bei KH und Innungen – man hält sich bedeckt bzw. hat keine Meinung. Danach kurz zu Hause, Maria betreut Noah, der kränkelt ein wenig und hat Durchfall. Um 19 Uhr seit Langem mal wieder beim Lions Club. Vortrag vom Arzt aus Ghana, Neuzugänge besprochen und Weihnachtsfeier. Ist spät geworden, Maria hatte den Noah zu betreuen und weil der unruhig geschlafen hat, ist sie hochgegangen und ich habe allein geschlafen.

Fr., 2. November. Heute habe ich es wieder einmal mit Arbeit versucht. Bei der Duschtür ist die feststehende Scheibe gewechselt worden. Dabei bin ich Matthias zur Hand gegangen. Der Schuhschrank steht jetzt im Korridor und ich habe Alubleche gekantet für die Böden und eingebaut. Am Abend noch im Baumarkt eine Lampe gekauft. Am Abend war ich geschafft. Ich dachte, ich bin besser drauf, aber es strengt an und ich brauche doch noch etwas Zeit. In der kommenden Woche muss ich unbedingt mit dem Training beginnen! Das Gammeln muss aufhören!

Sa., 3. November. Am Vormittag einige Besorgungen und dann Mittag gekocht: Leber mit Zwiebel, Rosenkohl und Kartoffelmus. Tobi war da und hat in der Dusche die Silikonfugen gezogen. Ich habe noch Kleinigkeiten gebastelt und dann abgehangen. Am Abend beim Italiener essen gewesen. Jochen hatte uns eingeladen.

So., 4. November. Heute Morgen SMS von Lisa, ob wir nach Pulsnitz zum Pfefferkuchenmarkt fahren. Ich habe abgesagt. Beim Frühstück meinte Maria, wir sollten doch fahren und zum Kaffee wieder da sein. Also rief ich Lisa an, wir einigten uns: in einer Stunde geht's los. Ich habe noch einige Handgriffe im Bad erledigt. Dann kam der Anruf von Lisa: Sie kann nicht, da sie zum Mittag bei Svens Mutter eingeladen sind. Ich war stinkesauer und hätte den Hörer an die Wand schmeißen können. Damit war die Sonntagsgestaltung für mich klar! Zum Kaffee waren wir dann mit Kindern im Altersheim, da war die Atmosphäre etwas aufgelockert, Mutter Klink kam per Rollstuhl in unsere Runde. Sie ist nur noch Haut und Knochen und sehr schwach. Aber sie nahm Anteil und vor allem ihre Enkel und Urenkel betrachtete sie mit einem Lächeln. Maria hatte für diese Tage die ganze Last der Organisation und Vorbereitung – in der Woche mehrmals Besuche bei Mutter Klink und ich kann sie dabei nicht unterstützen. Ich weiß nicht, wie ich damit umgehen soll. Wenigstens durch Tobi, Lisa und Raphi hat sie Unterstützung. Es war Allerseelen und in der Friedhofskirche Gottesdienst. Das habe ich auch nicht so gern und so war der Sonntag bzw. das Wochenende eigentlich nur Anstrengung. Ab Montag muss ich dann meine Sachen so langsam auf die Reihe bekommen und eine Trainingsordnung entstehen lassen.

Mo., 5. November. Ein guter Tag. Im Korridor begonnen, die Türen und die Heizung zu streichen, war um 13 Uhr fertig mit dem Voranstrich. In der Firma zwischendurch die Bleche für die Türbekleidung im Badezimmer gefertigt, so dass ich die auch streichen konnte. 6 km gelaufen. Der Voranstrich ist schnell getrocknet und so konnte ich noch alles mit Lackfarbe streichen. Ich hätte nicht gedacht, dass ich heute damit fertig werde. Es ist ein gutes Zeichen, dass ich so lange durchgehalten habe und zusätzlich laufen konnte.

Di., 6. November. Ich musste heute als Totengräber arbeiten. Dass mich der Egon noch mal derart ins Schwitzen bringen würde, hatte ich nicht gedacht. Lange haben wir gekämpft und Raphi hat noch einen letzten Versuch gestartet, ob Egon noch zu retten ist. Um 17 Uhr kam der Tierarzt zu Raphi und hat den Egon eingeschläfert. Zuerst bekam er eine Schlafspritze, dann wurde das tödliche Mittel gespritzt. Zwei Schnaufer und er war im Hundehimmel. Nach 19 Jahren hat er sich den redlich verdient.

Mi., 7. November. Heute Morgen habe ich als Erstes den Egon begraben. Er liegt nun im Garten hinter der Trauerweide und bekommt einen richtigen Grabstein. Es regnete und man hätte meinen können, der Himmel weint um Egon.

Do., 8. November. Um 7 Uhr war ich in der Wurzener Schwimmhalle und habe gut 30 Minuten meine Bahnen gezogen. Dann schnell nach Hause und umziehen, um 8.30 Uhr hatte ich einen Zahnarzttermin. Der Zahn kann zum Glück erhalten werden. Ich war mir da nicht so sicher, denn er hat bereits ein Inlay und ist seitlich ausgebrochen. Jetzt habe ich ein Provisorium bis zum 6.12., um zu sehen, ob der Zahn ruhig bleibt. Im Haus weiter gewerkelt, im Hausflur ist die Wandbekleidung jetzt fertig. Dann einen Schuppen weitestgehend aufgeräumt. Das Arbeiten geht schon ganz gut, aber ich habe immer noch Mühe, durchzuhalten. Und es muss alles klappen, sonst werde ich schnell wütend, vor allem, wenn andere Personen mit beteiligt sind. Das muss besser werden. Raphi und Noah kamen zum Pizza-Abendbrot und Lisa etwas später auch noch. Sie brachte ein Holzkreuz mit, für Egons Grab. So bekommt er nun einen Grabstein und ein Holzkreuz. Er war eben sehr beliebt!

Fr., 9. November. Arzttag. Alle Blutwerte sind gegenüber September schlechter geworden. Hb 6,3 auf 6,4; Leukos 3,6 auf 2,6; Thrombos 128 auf 105. Aber was kann man machen? Dr. E. sprach gleich wieder von Knochenmarkpunktion und davor habe ich gewaltigen Schiss! Im Anschluss war ich noch auf dem Hauptbahnhof, Vitamine kaufen. Zum Mittag habe ich Kartoffel-Kräuter-Omelett gekocht und bin zu Maria in den Betrieb gefahren. Wir haben zusammen gegessen und es hat sehr gut geschmeckt. Am Nachmittag das Holzkreuz und den beschrifteten Grabstein an Egons Grab montiert. Im Frühjahr werden wir das Grab bepflanzen und dann hat er eine würdige Ruhestätte. Mit Maria einkaufen, Kakao-Abendbrot beendete den Tag.

Sa., 10. November. Im Garten heute bei Scheiß-Wetter die Wassertonne und die Pumpe abgebaut und winterfest verstaut. Zum Mittag gab es Schinkennudeln. Den Rest des Tages habe ich in Ruhe verbracht, in Vorbereitung auf die Faschings-Auftaktveranstaltung in Nimbschen. Raphi und Freund kamen auch mit, es war eine sehr lustige und lockere Veranstaltung. Maria und ich haben auch getanzt und mit vielen Leuten geschwätzt. Um Mitternacht war dann Schlüsselübergabe, wozu der BM höchst persönlich erschien. Wir hatten noch Gelegenheit, uns zu unterhalten. Ein Thema war die Bürgermeister-Wahl im nächsten Jahr. Die LVZ hat diesbezüglich schon eine Umfrage gestartet und bei den Parteien nachgefragt. Matthias sagte mir im Vertrauen, dass die FDP bei ihm angefragt hat, ob er für den OB in Dresden kandidieren würde. Die Aufgabe reizt ihn, er ist 40 und würde sich auch noch einmal verändern. Was soll er tun? Diese Nachricht musste ich erst einmal sacken lassen und wir wollen uns nächste Woche noch einmal unterhalten.

Mir hat diese Nachricht vor allem eines gezeigt: Wir setzen einfach Dinge voraus und erwarten, dass der andere auch so denkt, und fragen gar nicht erst nach seinen Wünschen und Vorstellungen. Bei allen bisherigen Überlegungen sind wir davon ausgegangen, dass Matthias Berger weiterhin diesen Job machen möchte. Eigentlich sollte man doch erst einmal Danke sagen für die vergangenen Jahre, für die gute Arbeit und die Hoffnung aussprechen, dass er weiterhin für dieses Amt zur Verfügung steht. Wenn ja, dann können wir von der Seite der FW erklären, dass wir ihn dabei uneingeschränkt unterstützen und keinen eigenen Kandidaten aufstellen werden. Aber nein, wir erwarten einfach, dass er unsere Vorstellungen erfüllt, und sind dann natürlich schwer enttäuscht, wenn das so nicht eintritt! Eigentlich nicht richtig. Jetzt hat er sich mir im Vertrauen geoutet. Wie gehen wir nun damit um? Es ist absolut sein gutes Recht, für sich den Anspruch zu erheben, sich eine interessante Aufgabe für die Zukunft zu suchen. Dieses Angebot ist einfach einmalig! Helma Orosz, die bisherige Sozialministerin, wäre die einzige ernstzunehmende Konkurrentin. Er würde von der FDP aufgestellt werden, wobei die OB-Wahl nach meiner Auffassung eine reine Personenwahl ist. MB dürfte in Dresden kein Unbekannter sein! Zwei Dinge sind in diesem Zusammenhang zu nennen: 1. die Flutbewältigung von 2002 und 2. der Kampf um den Kreissitz Grimma (sogenannte Verwaltungsreform Sachsen) gegen die Vorschläge des Landtages. Er ist Jurist und kann mit Grimma eine ordentliche Verwaltung und Sachverstand nachweisen.

Nach der Flutbewältigung im Jahr 2002 habe ich schon einmal gedacht, er ist zu gut für Grimma und das werden andere auch merken. Mir persönlich hat er gesagt, dass er nicht in die Politik wechseln wird. Bürgermeister ist dagegen eine handfeste Arbeit. OB von Dresden aber auch, jedoch weit interessanter. Er müsste natürlich neu anfangen, seinen Wohnsitz aufgeben und, und, und! Das sind aber alles keine unlösbaren Probleme, man muss nur wollen und an seine Wünsche glauben!

Was wird in dem Fall aber mit dem Bürgermeister-Posten in Grimma? Da fällt mir spontan gar nichts ein, aber auch da wird sich eine Lösung ergeben, die, wenn wir aufpassen, auch gut für Grimma sein kann und muss. Wir dürften MB deshalb nicht böse sein! Für mich muss ich sagen, wenn es sein fester Wille ist, dann kann ich es nur akzeptieren, bin aber sehr traurig, dass wir ihn verlieren, dass Grimma ihn verliert. Für alle, die in Grimma bleiben, heißt das dann, gemeinsam nach einem fähigen Nachfolger zu suchen, der dem Anspruch Grimmas gerecht wird. Interessant ist, was MB für einen Vorschlag hat.

So., 11. November. Nach dem Gottesdienst Martinimarkt in der Klosterkirche. Kunstgewerbe kann man dort kaufen oder sich Ideen holen. Das Wetter war einfach nur ungemütlich und so blieb es ansonsten ein Sonntag zu Hause.

Mo., 12. November. Heute um 11 Uhr die erste Nachuntersuchung nach der OP. Ab 8 Uhr musste ich Kontrastmittel trinken. Dann bin ich nach Cottbus gefahren und habe meine Mutter abgeholt, um mit ihr zu Ulis Geburtstag zu fahren. Unterwegs sind wir durch eine bezaubernde Winterlandschaft gefahren. Gegen 17 Uhr kamen wir an. Zum Abendbrot gab es Spargelpfanne, Lachsröllchen, Hausschlachtenes und Käse. So nach und nach kamen dann auch Freunde und Bekannte. Uli und ich machten dann natürlich auch Hausmusik. Ein Bekannter holte seine Gitarre. So haben wir noch lustige Lieder gesungen und hatten viel Spaß. Dann bin ich mit Mutter wieder nach Cottbus und dann allein nach Hause, genau um 2 Uhr habe ich die Autobahn verlassen. Zu Hause schlafen ist besser.

Di., 13. November. Ausgeschlafen, Frühstück und Maria auf Arbeit gefahren. Toilettentür und Kellertür geschliffen und vorgestrichen. So wird der Eingangsbereich immer besser. Matthias Berger rief an. Er hat der CDU einen Korb gegeben, er muss erst darüber nachdenken, bevor er sich wieder von jemandem nominieren lässt. Ich bin der Meinung, er sollte alleine. Wer soll denn gegen ihn antreten? Es hat keiner eine echte Chance! Dann ist er mit mir auf die Umgehungsstraße gefahren. Der Baufortschritt ist schon toll und es wird nicht mehr lange dauern, bis sie fertig ist.

Mi., 14. November. Das Interdach-Seminar für das neue Programm war in Schneeberg. Hans Siegrist war sehr erfreut, mich zu sehen. Es ist ein interessantes Programm, besonders das Kalkulations-Modul, was ich schon lange habe und was jetzt aufgepeppt wird und das alles kann, was ich mir schon lange gewünscht habe. Hoffentlich! Ab Januar soll ausgeliefert werden. Als wir wieder zu Hause waren, Sportsachen an und los ging es, eine 10-km-Runde! Darauf bin ich besonders stolz! Zu Hause habe ich dann die Sauna angeschmissen und es war ein schöner Abend.

Do., 15. November. Schwimmen, eine gute ¾ Stunde. Dann die Türen fertig gestrichen. Mountainbike zu Bernd W. geschafft, mal sehen, was man daraus noch machen kann. Durch die Stadt gelaufen und ein Paar Winterstiefel gekauft. Am Abend Freie-Wähler-Versammlung. Werde versuchen, alle Fraktionsvorsitzenden anzurufen und ein Bündnis für Matthias Berger vorschlagen. Zu Hause, statt sofort ins Bett zu gehen, noch ferngesehen und genascht dabei. Das ist natürlich nicht gut, zeigt aber, dass man immer wieder in altes Fahrwasser abgleiten kann. Es ist wohl so, egal, was passiert, die alten Gewohnheiten abzulegen bedarf ständiger Anstrengung!

Fr., 16. November. Maria in die Firma gefahren, Frühstück. Friseur: Es gab viel zu erzählen. In den Schuppen, im Keller und in den Garagen den Müll entsorgt. Man glaubt gar nicht, wie viel Zeug zusammenkommt! Jetzt ist wieder Platz, Neues zu sammeln. Gemeinsam einkaufen. Am Abend die Türen in der Toilette und zum Keller eingehangen. Es sieht alles gut aus!

Sa., 17. November. Ausgiebiges Frühstück, einige Erledigungen im Haus, 10 km gelaufen.! Ich freue mich sehr darüber! Ich glaube, ich könnte noch etwas weiter laufen. Aber wir wollen es langsam angehen lassen und mit dem Ergebnis erst einmal zufrieden sein. Es ist eine tolle Leistung und der Körper soll das erst einmal festigen. Am Nachmittag Kaffeetrinken bei Mutter Klink. Bärbel und Ela waren mit Familie aus Cottbus gekommen. Es war schön, dass wir uns mal wieder gesehen haben. Am Abend gab es bei uns Shrimps und die haben prima geschmeckt.

Beim Laufen kam mir heute die Idee, den Jakobsweg in Spanien zu laufen. Ich könnte mir vorstellen, dass ich den schaffen würde. Es wäre ein wunderbarer Anfang für die Zeit danach. Was mir aber fehlt, ist tatsächlich Zeit. Für den Weg, ca. 800 km, benötigt man 35 Tage. Bis Weihnachten wäre das gar nicht mehr zu schaffen. Nach Weihnachten ist Fasching und außerdem möchte ich im neuen Jahr wieder in der Firma anfangen. Ich könnte im Februar/März laufen, anders ist es nicht möglich. Das muss ich mir überlegen. Mal sehen, was Maria dazu sagt. Machen möchte ich es unbedingt! Ich wünsche mir das und bedanke mich gleichzeitig für die Erfüllung meines Wunsches. Und jetzt vergesse ich das gleich mal wieder. Es wird eine Möglichkeit geben.

So., 18. November. Kirchgang. Am Nachmittag, nach dem Kaffeetrinken, bin ich wieder eine 10-km-Runde gelaufen. Es ist einfach toll, dass ich es schaffe, und ich freue mich immer erneut darüber.

Mo., 19. November. Heute war ich bei der Orthopädin in Markranstädt wegen der Schmerzen in beiden Schultern. Habe lange warten müssen. Ultraschall, Röntgen. In der rechten Schulter ist eine Arthrose zu vermuten und in der linken eine Gelenkversteifung. Kommt ein halbes Jahr, bleibt ein halbes Jahr und geht wieder ein halbes Jahr. Ist nicht schlimm, aber unangenehm und man kann nicht viel dagegen tun. Ich soll aber sicherheitshalber noch ein MRT machen lassen. Sie hat mir achtmal Physiotherapie verschrieben. Termin beim Rechtsanwalt, Auto gewaschen und gesaugt. Mehr hätte ich heute auch gar nicht geschafft. Morgen wird dann gewachst und poliert.

Di., 20. November. Heute zweiter Teil Autopflege. Schutzwachs aufbringen, Innenreinigung, Pflegespray und Scheiben putzen. Dafür habe ich den gesamten Vormittag gebraucht. Aber jetzt ist das Auto fit für den Winter. Wieder 10 km gelaufen, das habe ich dieses Mal ordentlich gespürt. Aber ich habe es geschafft und darauf bin ich stolz.

Mi., 21. November. Buß- und Bettag. Ausgiebiges Frühstück, Gartenarbeit. Am Buß- und Bettag ist das bei uns Tradition. Zum Mittag habe ich Spinat mit Spiegelei gekocht. Eigentlich war es ein guter Tag. Wir haben zusammen gearbeitet und viel geschafft. Garten, Hof und Straße sind sauber und ordentlich. Und doch bin ich nicht froh, sondern so etwas wie Unzufriedenheit befängt mich. Ich weiß nicht, was das ist.

Do., 22. November. Wie jede Woche Donnerstag bin ich nach Wurzen zum Schwimmen gefahren. Es wurde eine 3/4 Stunde. Es war viel Betrieb und dadurch nicht so schön, aber egal, Hauptsache, ich bin geschwommen. Maria hatte einen Zahnarzttermin. Raphi hat mich zum Homöopathen abgeholt. Das ist am

Arsch der Welt, aber Natur pur. Er sieht mehr nach Bauer aus, was er wohl auch noch ist. Er hat meine Augen untersucht und dann mit einem elektronischen Gerät Allergien gemessen. Nach seiner Überzeugung werden wir nur krank, weil wir uns falsch ernähren. Umwelteinflüsse tun ihr Übriges. Jetzt muss ich versuchen, bestimmte Nahrungsmittel zu meiden, damit der Körper die gespeicherten Allergien löschen kann. So jedenfalls habe ich es verstanden. Ich habe ein Fläschchen mit destilliertem Wasser mitbekommen, in dem Informationen gespeichert sind. Davon täglich 3 x 20 Tropfen. Es wurde auch eine Geopathie festgestellt, die mit meinem Schlafplatz zu tun haben könnte. Das wollen wir am Sonnabend überprüfen. Fernseher, Radio, Telefon und Nachttischlampen werden dann bestimmt aus dem Schlafzimmer verbannt. Bin gespannt! Am nächsten Donnerstag wieder zu ihm und das Fläschchen mitbringen. Für Raphi habe ich das Raclette-Gerät in Ordnung gebracht. Dann habe ich noch eine Kerzen-Gießplatte gebaut und gleich ausprobiert, wie es funktioniert. Wachs geschmolzen aus Kerzenresten, die Kerze gerollt. Sie hat eine Dicke von über 5 cm. Das Wachs ist natürlich nicht weiß, durch die Dochtreste, aber zum Versuch ist es ausreichend. Der erste Brennversuch zeigte, dass der Docht, 2,3 mm dick, zur Kerze passt. Dann war noch Pizzaessen angesagt.

Fr., 23. November. Heute nicht in die Firma, sondern gleich früh gelaufen. Vorgenommen hatte ich mir eine 10-km-Runde. In Golzern habe ich mich dann entschlossen, weiterzulaufen und in Trebsen erst die Brücke zu passieren. Ich hatte mein Handy dabei, so dass ich hätte anrufen können, wenn ich es doch nicht schaffen sollte. Bis Bahren ging es eigentlich ganz gut, aber dann war es mühsam und es kostete Kraft, nicht nach dem Telefon zu greifen. Ich wollte es schaffen und ich habe es geschafft. Es sind mindestens 20 km, wenn nicht gar 22 km. Das werde ich in der nächsten Woche mit dem Mountainbike nachmessen. Zu Hause angekommen war ich ziemlich fertig. Ich hatte auch nichts zu trinken mitgenommen, dementsprechend war mein Durst. Um 16 Uhr wollte Maria einkaufen und da ging es schon wieder mit dem Laufen. Ich bin sehr stolz, dass ich es geschafft habe. So habe ich schon mal die Halbmarathon-Distanz bewältigt!

Ich sollte eigentlich gute Laune haben, nach so einer Leistung. Ist aber nicht so. Warum, weiß ich nicht. Ich mache mir und meiner Umwelt das Leben schwer. Maria bemüht sich um mich, was aber eher das Gegenteil bei mir auslöst. Ich kann mich selber nicht leiden, weiß aber schon, dass es niemandem weiterhilft. Hoffentlich bekomme ich bald wieder die Kurve! Wir haben versucht, bei der Ernährung auf einige Produkte zu verzichten, aber es funktioniert nicht. Raphi wollte mir ein Brot backen, hat aber sicher selbst genug zu tun, so kam das nicht. Sonnabend ist ihre Geburtstagsfeier und am Sonntagabend sind wir bei Horst eingeladen. Es hat keinen Sinn, dann so etwas zu versuchen. Wir verschieben das etwas und werden einen Plan aufstellen, damit es beim zweiten Versuch auch funktioniert. So planlos auf die Schnelle ist da nichts zu machen!

Sa., 24. November. Geburtstag Raphi. Heute waren wir in Leipzig einkaufen. Es war notwendig, denn meine Pullover hingen an den Schultern nach unten und ich hatte nur noch eine Hose, die mir passt. Bei den Konfektionsgrößen bin ich zwei Nummern runter. Der Hosenbund ist 6-8 cm kleiner. Das sind doch Erfolge! Am Nachmittag war ich das erste Mal bei der Elfer-Rats-Sitzung. Das Thema ist *AIDA*, das Kreuzfahrtschiff, ich soll den Kapitän spielen. Also bis zum Faschingsende keinen Bart mehr schneiden. Ich musste dann eher los, weil Raphi ihre Geburtstagsfeier hatte. Da war dann auch der Homöopath eingeladen. Wir sind dann mal kurz in unsere Wohnung gefahren und er hat unser Schlafzimmer geprüft. Alles o.k., bis auf das Kopfende. Leichter Ausschlag, nicht schlimm. Sicherheitshalber werden wir nach der Renovierung die Betten an die andere Wand stellen. Von Raphis Freund waren die Eltern da und wir haben uns mal kennengelernt. Es war eine nette Fete. Meine Stimmung ist etwas besser und das hält hoffentlich auch an!

So., 25. November. Ein fauler Tag. Nach der Kirche habe ich gekocht: Riesen-Krautwickel. Das Kraut war knackig und es hat gut geschmeckt. Am Nachmittag habe ich mich mit der Kerzenherstellung beschäftigt und Material über das Internet bestellt. Ein Rollengerät für die Trocknung der Kerzen habe ich aus dem Stabilbaukasten gebaut, mit einem Motor von Lego. Das Ding läuft aber zu schnell, da muss ich mir noch was einfallen lassen. Am Abend waren wir bei Edda und Horsts 68. Geburtstag. Es gab reichlich zu essen, wie immer. Lisa und Michi waren auch mit.

Mo., 26. November. Hoffnungslos? Was ist mit meiner Hoffnung? Die Nachuntersuchung zeigt, die Krankheit geht weiter! Weitere Untersuchungen sind notwendig. Was, wenn sich die erste Diagnose bestätigt? Manchmal möchte ich schreien: Wie lange noch? Wie lange noch muss ich kämpfen? Wie lange halte ich das noch aus? Wie lange habe ich noch zu leben? Ich war doch so voller Zuversicht und voller Hoffnung! Ich war überzeugt, es geschafft zu haben! Ich fühle mich gut! Jeden Tag schaffe ich mehr. In der vorigen Woche bin ich schon mal 20 km gelaufen. Ich hatte mir große Ziele gesetzt! Und jetzt ... Jetzt mache ich genau da weiter! Wenn es so sein soll, dann muss ich mich auch dieser Aufgabe stellen! Ich werde weiter kämpfen. Bertolt Brecht: Wer kämpft, kann verlieren. Wer nicht kämpft, hat schon verloren. Donnerstag ist die PET-Untersuchung, Freitag ist die MRT-Untersuchung. Am 6.12. geht es auf Station in Kassel, Vorbereitung auf die Punktion und Gewebeprobe am Freitag. Dann die Ergebnisse abwarten. Wie war doch mein Motto? Probleme werden dann gelöst, wenn sie anstehen. Also bitte, Fitness ist das A und O, so oder so! Es wird wieder einmal ein spannender Advent! Heute habe ich mein Fahrrad von der Reparatur geholt und es ist wieder wie neu. Habe gleich mal eine 20-km-Runde gedreht, bei Schnee und Hagel. Also, geht doch!

Di., 27. November. Tobias' Geburtstag. Heute Morgen habe ich Katrin das Räucherfrauchen geschenkt. Sie hat sich sehr gefreut. Natürlich habe ich ihr erzählt, wie es bei mir aussieht. Aber du hörst nicht auf zu kämpfen, war ihre erste Reaktion. Dann habe ich mich mit Einkäufen und Besorgungen abgelenkt. Zum Mittag traf ich mich mit Matthias Berger und wir haben über Politik gesprochen. Als er mich fragte, wie es mir geht, habe ich ihm den Stand der Dinge erzählt. Er ist sehr betroffen gewesen und hat mich ermahnt, nicht aufzugeben. Am Nachmittag habe ich dann noch einige Sachen am Computer gemacht. Am Abend war ich mit Maria einkaufen. Wir haben für Haralds Geburtstagsgeschenk die passenden Dinge besorgt.

Mi., 28. November. Der Termin beim Heilpraktiker war heute der wichtigste Punkt. Zuerst hat er meine Narben untersucht und dabei festgestellt, dass bei der Leistennarbe ein Störfeld existiert. Das wurde mit einer Spritze behoben (ähnlich örtlicher Betäubung). Dann wieder Tests an seinem Gerät. Dabei wurde festgestellt, dass ich am Hoden eine Zyste habe (stimmt!), aber von dem Hodenbereich keine Bösartigkeit ausgeht. Störung an der Niere ja, aber nicht akut oder bedrohlich. Bei den Allergien ist eine Reduzierung erkennbar. Weg sind: Weißmehl, Apfel, Banane, Brombeere, Heidelbeere, Orange, Süßungsmittel, Gemüse, Milben und Bakterien. Also schon einmal der erste Erfolg. Dann haben wir uns ausgiebig über die *Krebskur – total* nach Rudolf Breuß unterhalten. Er hat mir geraten, sie zu machen, und ich werde meinen Krebs besiegen. Nach einigem Für und Wider bin ich überzeugt, dass mir diese Kur dabei hilft. Dass ich es schaffen kann, durchzuhalten, davon bin ich ebenfalls überzeugt. Die Zeit drängt, also sollte ich bald damit anfangen, auch wenn Weihnachten vor der Tür steht. Ich muss nur noch die Punktion abwarten und dann geht es los. Das ist dann wahrscheinlich Montag, der 10. Dezember. Bei einer Gesamtdauer von 42 Tagen dauert es dann bis 20. Januar. Besser kann ein neues Jahr nicht beginnen. Der Krebs ist besiegt, der Körper gesund und fit. Die neuen Aufgaben können kommen, ich bin bereit! Am Abend bin ich dann noch eine 3/4 Stunde auf dem Hometrainer gestrampelt, bei 120 Watt und einem Kalorienverbrauch von rund 1100. Sieht doch ganz fit aus, oder?

Do., 29. November. Den Tag haben wir, wie immer am Donnerstag, mit Schwimmen begonnen. Ich musste nüchtern bleiben für die PET-Untersuchung. In der Uni-Klinik wurde ein neues Gerät angeschafft und die Untersuchung verkürzt sich dadurch auf ca. 30 Minuten. Das hörte ich sehr gerne, denn eine Stunde liegen, mit den Armen über dem Kopf, war eine Tortur. Am Nachmittag dann das Geburtstagsgeschenk für Harald fertig gebaut. Mit dem Ergebnis bin ich sehr zufrieden. Abends war dann Pizza-Essen bei uns. Raphi hat mir das Begleitbuch zur Breuß-Kur gebracht und ich habe es gleich gelesen. Die Idee ist so einfach wie genial: Der Krebs wird ausgehungert. Krebszellen ernähren sich von Zucker hauptsächlich und der steht während der Fastenkur nicht mehr zur Verfügung. Ich werde die Kur machen!

Fr., 30. November. Gleich früh musste ich los zum MRT wegen meiner Schultern. Der Arzt hat mit mir das Ergebnis ausführlich besprochen: Zwischen den Gelenkknochen muss ein gewisser Abstand sein und dieser ist bei mir verringert, so dass die Sehnen nicht mehr genug Platz haben und gequetscht werden. Dadurch ist eine Gelenkentzündung entstanden. Sie ist im Anfangsstadium. Man kann mit Physiotherapie versuchen, den Vorgang aufzuhalten. Im Endstadium ist auch eine Operation möglich. Auf meine Frage, ob das mit der Chemotherapie zusammenhängen kann, meinte er, ja. Man sieht das an den Knochen, die sich normalerweise weiß darstellen und bei mir grau meliert sind. Ich denke, auch das bekomme ich durch meine Fastenkur wieder in Ordnung. Am Abend sind wir dann bei Haralds Geburtstag 50 + 1 gewesen. Unser Geburtstagsgeschenk mit 51 brennenden Kerzen hat gut gewirkt. An diesem Abend habe ich gefressen, was reinging. Im Ergebnis habe ich mich aber gar nicht so wohl gefühlt. Ich bin es nicht mehr gewohnt, so viel zu essen! Wir mussten oft an Gisa denken, die nun schon ein Jahr tot ist.

Sa., 1. Dezember. Vortag des ersten Advent, da waren alle Beleuchtungsinstallationen zu erledigen. Der Tannenbaum ist in diesem Jahr das dritte Mal im geschmückten Zustand, da hatte ich nicht viel zu tun. Weihnachtsstern im Hof aufgehängt und Zeitschaltuhren eingerichtet. Mittagessen gekocht, Lisa kam. Am Nachmittag war Adventsbasteln. Lisa und Maria haben schöne Sachen gemacht, ich habe meine Kerzenwerkstatt im Keller eingerichtet (Arbeitsplatte mit zwei Kochplatten von einem Umzug). Jetzt kann es mit der Kerzenproduktion losgehen.

So., 2. Dezember. 1. Advent. Heute Nacht um 2 Uhr aufgewacht. Zu viel geht mir im Kopf herum. Ich versuche, mich abzulenken, aber es klappt im Moment nicht so richtig. Da bin ich aufgestanden und habe eine 3/4 Stunde auf dem Hometrainer gestrampelt. Mit meiner Leistung war ich ganz zufrieden. Dann bin ich wieder ins Bett und konnte weiterschlafen. Raphi und Noah waren beim Frühstück mit dabei. Noah kam auch mit in die Kirche. Mittagessen gekocht. In meiner Kerzenwerkstatt mit altem Wachs drei Schichtkerzen gebaut: Eine Wachsplatte gegossen und mit Teigausstecher Sterne ausgestochen und zu einer Kerze übereinandergeschichtet. Maria fand die Kerzen niedlich. Um 15 Uhr waren wir in Leipzig zu Tobias' Geburtstagsfeier verabredet, nach einem Käffchen ging es auf den Weihnachtsmarkt. Maria und ich haben dann noch auf dem Bahnhof für mich die Fahrkarte nach Kassel gekauft. Zum Abendbrot wieder bei Tobias, es war lustig und gemütlich, ein schöner Abend.

Mo., 3. Dezember. Frühstück, dann eine 6-km-Runde gelaufen. Nach dem Duschen in meiner Kerzenwerkstatt ein wenig experimentiert. Um 11.30 Uhr musste ich das erste Mal zur Physiotherapie. Das könnte was werden, so mein erster Eindruck. Den Rest des Tages in der Firma die Weihnachtsbaum-Aktion vorbereitet und einige Besorgungen gemacht. Am Abend noch einmal Kerzenwerkstatt. Vor Kassel kommt das Kerzenmaterial nicht mehr an, so dass ich erst richtig anfangen kann, wenn ich zurück bin.

Di., 4. Dezember. Heute Nacht konnte ich nach dem Toilettengang nicht mehr einschlafen. Um 4.30 Uhr in den Keller, auf dem Hometrainer wieder eine Einheit durchgezogen. Zahnarzttermin – der Heilpraktiker hatte ein Störfeld im Unterkiefer festgestellt und das habe ich der Zahnärztin erzählt und sie gebeten, mal nachzuschauen. Tatsächlich hat sie eine kleine Kariesstelle gefunden und den Schaden behoben. Ich war mal wieder platt. Heilpraktiker Winfried wird mir immer sympathischer. Zum Mittag habe ich uns Kartoffeln und Quark gemacht. Am Nachmittag Vorbereitungen für die Weihnachtsbaum-Aktion. Spät am Abend eine SMS: Felix hat vergessen, den Arzt-Brief abzuholen. Das ist Sch... und so muss ich ohne Unterlagen nach Kassel.

Mi., 5. Dezember. Um 5 Uhr bin ich in Grimma mit der Bahn losgefahren. In Leipzig hatte Felix die Internetkarte in seinem Laden hinterlegt und ich konnte mir die abholen. Pünktlich um 9 Uhr war ich in Kassel und Straßenbahnfahren hat auch funktioniert. Nach der Aufnahme war Ultraschall, dann ging es auf Station. Heute habe ich sogar Mittagessen bekommen. EKG. Mit dem Internet funktioniert es sehr gut und so ich bin mit der Außenwelt verbunden. Bei der Visite sagte Professor A., dass er mit einer Wahrscheinlichkeit unter einem Prozent rechnet, dass es sich um Krebszellen handelt. Die Punktion muss Sicherheit bringen! Weil die Bilder vom CT aus Leipzig noch nicht da sind, muss ich erneut zum CT. Das ist kein Problem, aber jedes Mal eine Strahlenbelastung. Abendbrot, noch ein bisschen fernsehen und dann Nachtruhe.

Do., 6. Dezember. Nikolaus. Einigermaßen geschlafen, einmal musste ich raus, an das Bett muss ich mich erst wieder gewöhnen. Der Nikolaus hatte nichts in unsere Latschen gepackt, aber es heißt wohl nicht umsonst, die *Stiefel* rausstellen, oder es gibt hier keinen Nikolaus? Eine Schwester erzählte, dass der katholische Pfarrer als Nikolaus kam mit seiner evangelischen Kollegin, die in Talar und mit Hut. Habe ich nicht mitbekommen. Keiner konnte mir sagen, wann die Untersuchung losgeht. Um 14.45 Uhr war es dann so weit. Nun weiß ich, wie eine Punktion mit CT-Unterstützung funktioniert. Alle haben gemeint, es sei nichts Schlimmes. Als aber der Arzt mit der Schwester nach der richtigen Nadel suchte, wurde mir doch etwas mulmig, denn es waren sehr lange Nadeln, die zur Auswahl standen. Ich weiß jetzt: Die Untersuchung ist unangenehm, vergleichbar mit der Punktion vom Knochenmark. Vor allem nach der Behandlung hat man ca. zwei Stunden Schmerzen, die man nicht so recht beschreiben kann. Dann war alles wieder in Ordnung. Nun müssen wir auf das Ergebnis warten. Es kann mir keiner sagen, wann ich nach Hause darf. Eine Ärztin meinte, ich soll mit einer Woche rechnen, was ich für übertrieben halte. Wenn ich hierbleiben muss, werde ich mir die Zeit auf dem Weihnachtsmarkt vertreiben, der ist recht groß, das konnte ich bereits sehen, als ich mit der Straßenbahn gefahren bin. Heute war Nikolaus, da bekommt man eigentlich etwas in den Stiefel gesteckt. Bei mir war es mal wieder anders! Ich bekam etwas in den Rücken gesteckt. Hoffentlich kann ich mich über das Ergebnis genauso freuen wie die mit dem Stiefel!

Fr., 7. Dezember. Heute Nacht hatte ich dann doch Schmerzen. Ich konnte nicht auf der Seite liegen, das tat weh. Auf dem Rücken war es o.k., aber so kann ich wieder nicht gut schlafen. Ich war aber nur zweimal wach und das geht schon. Am Vormittag Blutentnahme. Zu Hause wuseln sie, um die Weihnachtsbaum-Aktion vorzubereiten, und ich liege hier und vertrödele den Tag. Visite am Nachmittag. Bin dann in die Stadt gelaufen und habe den Weihnachtsmarkt inspiziert. Er nennt sich Märchenweihnachtsmarkt unter dem Motto *Der Wolf und die sieben*

Geißlein. Warum das so ist, konnte ich beim besten Willen nicht erkennen. Ich war schnell durchgelaufen. Von der Straßenbahn aus gesehen, sah er größer aus. Ich habe mir ein Buch gekauft und zwei Trinkflaschen für die Kur. Eine Tüte gebrannte Erdnüsse und einen Glühwein konnte ich mir nicht verkneifen. In meinem Zimmer bin ich allein, der ausländische Mitbürger ist übers Wochenende nach Hause.

Sa., 8. Dezember. Zu Hause ist heute die Weihnachtsbaum-Aktion und ich liege hier rum. Wohl fühle ich mich dabei nicht. Ein bisschen Computer, ein bisschen Lesen und ein bisschen Spielen. Es ist wie im Altersheim, sitzen und warten aufs Essen. Der Pfleger sagte, dass am Nachmittag noch einmal Visite möglich ist, so war ich wieder an mein Zimmer gebunden. Um 16 Uhr ist es mir dann aber egal. Ich sage im Schwesternzimmer Bescheid und gehe los. Wieder auf zum Weihnachtsmarkt und die Strecke natürlich zu Fuß. Dort ist ein tüchtiges Gedränge, was nicht nach meinem Geschmack ist. Aber ich finde ein relativ ruhiges Plätzchen und esse ein Käse-Raclette und trinke einen Punsch. Dann kaufe ich mir noch eine Ausstechform (Stern) für meine Kerzenproduktion. Für den Rückweg noch ein paar gebrannte Erdnüsse und zu Fuß geht es wieder in die Klinik. Um 19 Uhr bin ich wieder da und beschließe den Abend mit *Wetten dass?*

So., 9. Dezember. 2. Advent. Am Morgen Visite. Man beschließt, vielleicht auch, damit wenigstens was passiert, noch einmal einen Ultraschall zu machen. Man will sichergehen, dass sich kein Hämatom gebildet hat. Zum Mittag gibt es Ungenießbares und ich lasse das mit einer schriftlichen Bemerkung an die Küche zurückgehen. Nach dem Mittag telefoniere ich mit Maria. Wir sind gerade damit fertig, kommt die Aufforderung zum Ultraschall. Die Ärztin kann nichts entdecken. Als der Kaffee kommt, melde ich mich ab. Im Internet schaue ich mir die Karte von Kassel an und fahre anschließend mit der Straßenbahn nach

Wilhelmshöhe und gehe dort ein wenig spazieren. Ein schöner Park mit sehr alten Bäumen und Sträuchern. In der Orangerie kaufe ich mir Samen. Einen Ginkgo und eine Palme. Beide werde ich einpflanzen und ich werde sehen, wie sie von Jahr zu Jahr wachsen. Auf dem Rückweg schaue ich ein drittes Mal beim Weihnachtsmarkt vorbei und brauche anschließend nichts mehr zum Abendessen. Dann laufe ich bis in die Klinik und es tut gut.

Mo., 10. Dezember. Seit Donnerstag bin ich zum passiven Warten verurteilt. Warten auf das Ergebnis der Punktion und die Summe aller Untersuchungen. Natürlich kreisen meine Gedanken darum, welche Möglichkeiten es geben könnte. Aber ich will mich nicht verrückt machen. Außerdem steht für mich fest, dass es, egal wie das Ergebnis ist, weitergehen wird mit Fasten. Das hilft mir, obwohl ich wieder unruhig bin und mit dem Fasten so schnell wie möglich beginnen möchte. Die Tees und das Gemüse sind da und meine Motivation ist ausgezeichnet. Aber ich muss warten! Wenn ich nicht jeden Tag am Nachmittag spazieren gehen würde, käme ich aus meinem Zimmer nicht heraus. Das Wetter ist nicht gerade einladend, es regnet jeden Tag. Aber irgendwie passt diese Situation doch in die Zeit des Advent, Warten auf die Ankunft des Herrn, auf Weihnachten. Wie viele würden gern Zeit haben, um im Advent ein wenig zur Besinnung zu kommen, und werden stattdessen durch ihre Termine getrieben. Aber so sind wir Menschen: Haben wir das eine, suchen wir das andere.

Bei einem meiner Spaziergänge bin ich am Fenster der Intensivstation vorbeigekommen, wo ich neun Tage ums Überleben gekämpft habe. Dabei habe ich viel Dankbarkeit empfunden. Dankbarkeit den Menschen gegenüber, die mir geholfen haben. Dankbarkeit dafür, dass es mir wieder gut geht, ich mich wieder richtig bewegen und Sport treiben kann, dass ich wieder so fit bin, um die Fastenkur zu wagen. Da schaffe ich das bisschen Warten doch auch noch. So gesehen, hatte ich noch nie eine so intensive Adventszeit wie in diesem Jahr.

Di., 11. Dezember. Am Nachmittag bekomme ich einen Anruf vom Professor: In den Gewebeproben waren keine aktiven Krebszellen. Jetzt gilt es nur noch, das Problem bei der Niere zu beleuchten und, wenn notwendig, entsprechende Maßnahmen zu ergreifen. Nach der Visite gehe ich raus und mache einen Spaziergang, über zwei Stunden. Am Nachmittag bekomme ich einen älteren Herren aufs Zimmer. Als er erzählt, er sei 93 Jahre alt, bin ich stark beeindruckt. Ich mache ihm Mut, beim Professor ist er in den besten Händen.

Mi., 12. Dezember. Ich kann nicht einmal in Ruhe frühstücken, da muss ich schon zur Nierenuntersuchung. Es wird eine radioaktive Substanz gespritzt und ich muss 35 Minuten still liegen. Das Gerät misst dabei die Nierentätigkeit. Blutentnahme und ich bin fertig. Natürlich warte ich auf Station voller Spannung auf die Visite am Nachmittag – der Arzt weiß nichts von einem Ergebnis. Man versucht zu telefonieren, erreicht aber niemanden. Ich staune über mich selber, dass ich so ruhig bleiben kann. Seit Mittwoch voriger Woche bin ich nun schon hier. Donnerstagnachmittag war die Punktion und am Dienstag erhalte ich das Ergebnis. Mein Pech, dass Sonnabend, Sonntag nicht gearbeitet wird. Aber die Nierenuntersuchung hätte man schon am Freitag oder spätestens am Montag machen können. Erst auf mein Nachfragen wurde der Termin angesetzt. Sollte sich herausstellen, dass noch eine *Schiene* gelegt werden muss, dann wird es eng, dass ich zum Wochenende zu Hause bin. Draußen im Flur stehen jeden Tag ein bis zwei Betten, auch über Nacht, weil nicht genug Platz in den Zimmern ist. Wenn man die Behandlungen optimieren würde, hätte man mehr Platz und kürzere Verweildauer im KH. Es ist nicht alles der Gesundheitsreform anzulasten, sondern eine Frage der Organisation.

Do., 13. Dezember. Morgenvisite – immer noch kein Ergebnis. Ein Arzt sagt, es sei von ihnen nicht zu beeinflussen, man ist angewiesen auf Zuarbeit. Ehrlich gesagt, verstehen kann ich das nicht. Etwas später kommt der Professor noch mal vorbei und fragt nach, ob die Untersuchung gestern geklappt hat. Ja, sage ich, aber das Ergebnis liegt noch nicht vor. Seine Augenbrauen gehen nach oben, dann sagt er, dass ich wohl schon in Geduld geübt bin.

Nachmittagsvisite – es ist noch ein Eingriff notwendig. Die linke Niere arbeitet nur noch zu 30 Prozent. Es wird eine *Schiene* zwischen der Niere und der Blase gelegt, damit die sich stauende Flüssigkeit abfließen kann. Dieser Eingriff passiert morgen, unter Narkose. Sonnabendvormittag kann ich mich abholen lassen. Ende Januar, Anfang Februar muss ich her zur Nachkontrolle.

Ich will es halten mit Hoffmann von Fallersleben:

Geduld ist eines Christen Pflicht,
Hoffnung sein schönstes Gut.
Drum, liebe Brüder, klaget nicht,
und fasset frischen Mut!
Ja, liebe Brüder, Mut, nur Mut!
Was lange währt, wird gut.

Fr., 14. Dezember. Gut geschlafen, vielleicht auch wegen der Beruhigungstablette. Ich habe alle meine Sachen geordnet und warte nun darauf, zur OP abgeholt zu werden. Essen und trinken darf ich nichts. *Auf Abruf* kann aber auch den ganzen Tag dauern, das habe ich in Leipzig auch schon erlebt. Dann ging es aber los und um 12.30 Uhr war ich wieder auf meinem Zimmer, außer, dass ich müde war, ging es mir gut. Es brannte nur ein wenig in der Harnröhre. Ich habe dann noch geschlafen und durfte um 14 Uhr schon wieder aufstehen und mein Mittag essen, das mir sehr gut geschmeckt hat. Den Nachmittag habe ich verpennt. Wie die Ärzte mir gesagt hatten, brennt es beim Pinkeln, aber man kann es aushalten, etwas blutig ist der Urin auch. Das soll sich alles in zwei bis drei Tagen wieder geben.

Sa., 15. Dezember. In der Nacht war mein Opa etwas unruhig, aber ich habe gut geschlafen. Als ich um 7 Uhr aufstehe, sind Maria und Lisa schon unterwegs, um mich abzuholen. Ich kann es kaum erwarten! Wie geplant sind sie gegen 10 Uhr da und wir machen, dass wir wegkommen. Ich fahre und es ist herrliches Wetter. Unterwegs essen wir zu Mittag und zum Kaffee sind wir zu Hause. Am Abend geht es noch auf den Grimmaer Weihnachtsmarkt.

So., 16. Dezember. 3. Advent. Schön, wieder zu Hause im eigenen Bett zu schlafen! Frühstück, Kirche, Kerzenwerkstatt. Zum Kaffee kommen unsere Kinder und Enkel. Es ist ein schöner Nachmittag und so richtige vorweihnachtliche Stimmung. Alle sind sehr erfreut, dass ich die Fastenkur wegen der Medikamente nicht machen kann und es deshalb zu Weihnachten nun doch den Gänsebraten gibt. Mit Maria habe ich ein längeres Gespräch über Firma, Wirtschaftslage, fehlende Alternativen und wie es in der Zukunft weitergehen soll.

Mo., 17. Dezember. Heute Morgen ab zum Laufen, höchste Zeit! Weil ich zuvor den Fernseher neu programmiert habe, schaffe ich nur die 3-km-Strecke. In der Firma einige Sachen erledigt. Für Maria habe ich ein Weihnachtsgeschenk: Am 1. Januar gehen wir in die Oper, *Die lustige Witwe*. Das ist Zufall und kein Wink mit dem Zaunpfahl! Dafür gestaltete ich noch eine schöne Karte. Es ist ein Dankeschön für die Begleitung und Unterstützung in diesem weiteren schweren Jahr, aber es soll auch ein Zeichen sein für einen optimistischen Neuanfang. Heute begann wieder die Physiotherapie.

Di., 18. Dezember. Heute musste ich erstmals nach Schkeuditz zu Dr. E.. Natürlich kam ich zu spät. Der neue Weg, Stau auf der Autobahn und dann wollte ich noch eine Weihnachtskarte kreieren. Dr. E. ist in der Bewertung der CT-Aufnahmen vorsichtiger als Prof. A.. Bei mir verlaufe die Krankheit sowieso untypisch und ein schnelles Rezidiv war nach der ersten Chemo schon einmal aufgetreten. Ich soll ihm die CT-Aufnahmen aus Kassel besorgen. Das werde ich tun und weiter optimistisch an der Bewältigung der Krankheit arbeiten. Am Nachmittag mit Maria nach Cottbus gefahren, zur Stollenübergabe bei Jochen. Dann waren wir bei Norberts Geburtstag. Es war sehr lustig und wir haben viel gelacht. Schön, dass wir uns mal wiedergesehen haben!

Mi., 19. Dezember. Gleich am frühen Morgen einkaufen. Ich habe dann alles in die Schränke gepackt und bin zur Physiotherapie. Auch für meine Kerzenproduktion Besorgungen gemacht und am Abend neue Versuche. Jetzt gebe ich die farbigen Wachse mit einer Pipette auf die Platte. Da kann man filigraner arbeiten. Zwei Kerzen habe ich meiner Friseuse geschenkt.

Do., 20. Dezember. Heute Morgen sind wir schwimmen gewesen. In 45 bis 50 Minuten schaffe ich ca. 50 Bahnen (1,25 km), das sind ca. 1200 Schwimmbewegungen. Zu solchen Überlegungen kommt man, wenn man so vor sich hin schwimmt. Beim Heilpraktiker angerufen – er ist auch der Meinung, dass man das Antibiotikum absetzen kann. Danach muss man den Darm wieder regenerieren und dann steht einer Fastenkur nichts mehr im Wege. Ab 2. Januar wird gefastet! Dann habe ich an meiner Kerzenrollmaschine gebastelt, es funktioniert, ich muss nur noch mal den Rollenabstand verringern. Einen großen Topf zum Kerzenziehen habe ich ebenfalls gebaut. Am Abend war ich geschafft, aber es hat sehr viel Spaß gemacht, etwas zu entwickeln und zu bauen.

Fr., 21. Dezember. Gestern hatte ich vergessen, mich zu wiegen. Heute wurde das nachgeholt, mit dem Ergebnis 108,6 Kilo. Die fehlende Bewegung und meine Naschattacken machen sich bemerkbar. Die geplanten 107 Kilo werde ich wohl dieses Mal verpassen. Nach dem Frühstück gelaufen. Dann noch einmal Kerzenbasteln. Rollenabstand verringert. Kerzen werden gut. Ich bin richtig stolz auf mich, dass ich die Maschine entwickelt und gebaut habe. Jahresabschluss in der Firma. Auch schön, so eine kleine Truppe, jeder hatte etwas zu sagen. Bei der Verlosung der Geschenke habe ich eine Thermosflasche bekommen. Genau richtig für meinen Tee ab 2. Januar. Zu Hause noch in der Kerzenwerkstatt experimentiert. Die Kerzen werden jetzt richtig rund. Ich habe auch erstmalig probiert, Kerzen zu ziehen. Werden super, die Dinger. Ich kann immer sechs Stück auf einmal ziehen. Mit der Farbgebung muss ich mir noch etwas einfallen lassen.

Sa., 22. Dezember. Zum Fleischer und Bäcker, Frühstück. In der Firma hat Tobias G. mir meinen Computer repariert, er vergisst das Datum und dann komme ich nicht mehr ins Programm. Wenn das wieder passiert, kann ich das jetzt allein reparieren. Zu Hause nach dem Mittag in meine Kerzenwerkstatt, *Großproduktion* aufgenommen. Es sind richtig gute Weihnachtsgeschenke geworden. Nächstes Jahr mache ich eine Weihnachtsbude mit Kerzen. Drei Wachsziegel von fünf Stück habe ich schon verarbeitet. Ich muss bald wieder Material bestellen. Dann wollten wir in die Sauna gehen, als das Telefon klingelt und Lisa fragt, ob ich nicht bald komme!? Mir fiel es wie Schuppen aus den Haaren! Ich hatte ihr versprochen, sie nach Rochlitz zur Weihnachtsfeier zu fahren. Hatte ich total vergessen. Aber es hat dann noch alles geklappt und sie waren pünktlich auf ihrer Feier. Wenn das in die Hose gegangen wäre, hätte ich mich wirklich sehr geärgert! Dann haben wir noch in aller Ruhe in der Sauna gesessen.

So., 23. Dezember. Erst Kirche und dann Vorbereitungen zum Festtagsschmaus. Ich habe zwei Gänse vorgekocht, die Vorsuppe, das Rotkraut und die Kartoffeln für die Klöße vorbereitet. Jetzt muss ich am zweiten Feiertag nur noch die Gänse krossbraten und alles andere fertigkochen. Es ging mir alles super von der Hand und ich hatte Spaß daran. Kein Stress und alles gut geschafft. Ich bin zufrieden mit meiner Leistung. Dann noch die Lichter an den Baum und fertig war ich mit meinen Aufgaben. Jetzt kann Weihnachten kommen und ich freue mich auf meine Familie. Ich bin sicher, es wird sehr schön und harmonisch zugehen. Ich kann wirklich dankbar sein, dass es mir wieder so gut geht und ich an allem teilhaben kann.

Heiligabend. Nach dem Frühstück in der Firma ein Heftchen für den Heiligen Abend entworfen und ausgedruckt. So kann jeder mitlesen und mitsingen, Maria fand das Ergebnis ganz gut. Dann bin ich an der Mulde die 6-km-Runde gelaufen. Dabei habe ich mir wieder den Pippi erkältet und hatte den Rest des Tages mit dem Gefühl zu kämpfen, ständig aufs Klo zu müssen. Das nervt! Ich hatte lange Unterhosen an, aber es hat nichts gebracht. Zum Mittag gab es lecker Nudelsuppe von Gans. Zum Kaffee waren Tobi mit Peggy und Baby Elias, Felix mit Manu, Michi und Lisa bei uns. Danach gab es Bescherung und es war einfach schön! Zum Abendbrot habe ich *Sonne im Schnee* gemacht. Die Christnacht haben Maria, Lisa und ich in der Leipziger Nikolaikirche gefeiert. Wie jedes Jahr mit der Krönungsmesse.

Erster Weihnachtsfeiertag. Zum Frühstück war Tobi mit Peggy und Baby Elias noch da. Ich begann mit der Zubereitung zweier Gänse und dem gesamten Zubehör. Es hat alles bestens geklappt und die umfangreichen Vorbereitungen haben sich bezahlt gemacht. Das Essen stand pünktlich auf dem Tisch und geschmeckt hat es auch allen. Die Gänse waren wunderbar gelungen. Mit dem Beistellofen war es eine gute Idee. Von Lisa und Sven haben wir neue Kopfteile für die Sauna bekommen, handgemacht. Sie sind etwas rund ausgearbeitet und schicker als unsere alten. Spaziergang – einmal Rappenbergring. Raphi und Co. haben sich unterwegs verabschiedet. Zu Hause gab es dann Kaffee mit Obsttörtchen. Manu, Maria und ich haben Rommé gespielt, Maria hatte neue Karten gekauft. Felix hat gelesen. Es war ein sehr schöner Tag im Kreise unserer Familie.

Zweiter Weihnachtsfeiertag. Maria und ich sind allein zum Frühstück. Lust auf Kirche haben wir nicht. Ich gehe in meine Kerzenwerkstatt. Bis zum Mittag schaffe ich acht kleine, zwei große und zwölf gezogene Kerzen. Es geht schon recht professionell von der Hand. Den vorletzten Wachsziegel habe ich heute angefangen. Am Nachmittag sind wir zu Mutter Klink und haben Weihnachtslieder gesungen, die ich mit der Konzertina begleitet habe. Bei Schwiegermutter Punkte gesammelt, war der Kommentar von Maria. Am Abend kam dann Tobi mit Familie, ihre Geschenke abholen, wir haben gemeinsam zu Abend gegessen. Elias ist ein süßer Fratz, man muss ihn einfach liebhaben.

Do. - Sa., 27. Dezember - 29. Dezember. Auf geht's nach Schifferstadt zu Gisela und Ernst. Gegen 17.30 Uhr kamen wir an und es gab gleich Abendessen. Am nächsten Tag ausschlafen, ausgiebiges Frühstück und nach Speyer mit dem Zug. Dombesichtigung und Weihnachtsmarkt. Kaffee trinken mit fetter Torte, sehr lecker! Zu Hause ging es dann an die Planung der Bootsfahrt im Sommer in Irland. Wir starteten eine Anfrage per E-Mail. Für die Zeit 14.-21. Mai wurde uns ein Angebot unterbreitet und wir wollten gleich den Vertrag machen, um den Frühbucherrabatt (5 %) in Anspruch nehmen zu können. Die Heimfahrt war wieder recht zügig.

So., 30. Dezember. Morgenlauf, Frühstück, Kirchgang. Dann hatten wir Elias zu betreuen. Ich habe heute meine Teemischungen und die notwendigen Gefäße zusammengestellt. Das war gar nicht so einfach und hat eine Menge Zeit in Anspruch genommen. Aber nun kann es am Mittwoch mit der Fastenkur losgehen. Eines steht fest: In meinem ganzen Leben habe ich noch nicht so viel Tee verbraucht, getrunken oder sonst was! Es ist der blanke Wahnsinn!

Mo., 31. Dezember, mein Geburtstag. Mit Körnerfrühstück hat der letzte Tag des Jahres begonnen. Einkaufen gewesen. Maria hatte am Vorabend vieles vorbereitet. Ich wollte mich noch umziehen, da kamen die ersten Gäste, Katrin mit Mann. Und dann war es ein Kommen und Gehen. Norbert und Uschi kamen aus Cottbus, worüber ich mich besonders gefreut habe. Viele Anrufe und so haben alle an mich gedacht und mir alle guten Wünsche ausgesprochen. Fred mit Frau, Edda, Horst und Simone, Marion und Carsten und unsere Kinder natürlich. Am Abend waren wir dann allein und haben mit Fernsehen die Zeit verbracht. Um Mitternacht hatten wir dann wieder Logenplätze auf der Terrasse mit Sekt gebucht. Ein ereignisreiches und schweres Jahr geht zu Ende und wir haben es gemeinsam erfolgreich durchgestanden, so wie wir es uns vor einem Jahr versprochen hatten. Das neue Jahr liegt vor uns und wir wissen nicht, was alles in diesem Jahr gemeistert werden muss, aber wir sind voller Zuversicht, dass in diesem Jahr die Krankheit hinter uns liegt und der normale Alltag wieder beginnen kann. Wir werden weiterhin auf die Hilfe des Herrn vertrauen, uns gegenseitig in Liebe helfen und unterstützen und so können wir ruhig und voller Zuversicht ein neues Jahr beginnen.

Von guten Mächten wunderbar geborgen,
erwarten wir getrost, was kommen mag.
Gott ist mit uns am Abend und am Morgen
und ganz gewiss an jedem neuen Tag.

Di., 1. Januar. Das neue Jahr habe ich mit einem Morgenlauf begonnen, 3 km. Ausgiebiges Frühstück, Maria ging zu ihrer Mutter, ich habe in der Kerzenwerkstatt experimentiert. Eine gedrehte Kerze aus quadratischen Wachsplatten – sieht sehr schön aus und brennt sehr gut. Am Nachmittag sind wir in die Oper nach Leipzig gefahren und haben uns *Die lustige Witwe* angeschaut. Abendessen gegangen. Es war ein sehr schöner Abend mit Maria und ein guter Anfang im neuen Jahr. Ab morgen beginnt meine Fastenzeit. Ich bin sehr zuversichtlich, dass ich es schaffen werde. Als ich mich für die Oper schick machen wollte, habe ich versucht, den Anzug von der Silberhochzeit anzuziehen. Er passt mir nicht mehr! Wenn ich bei der Fastenkur 15 bis 20 Kilo abnehme, ist das eine ganz tolle Sache. Darauf freue ich mich schon und ich werde hoffentlich alles daransetzen, nicht wieder dicker zu werden. Am Abend habe ich meinen ersten Tee gekocht, den Nierentee. Der muss als erster Tee am Morgen kalt getrunken werden. Also alter Junge, die letzte Schlacht beginnt! 42 Tage fasten, da habe ich mir was vorgenommen, aber ich schaffe es!

Kapitel 17.

Fasten – mein Krebs muss hungern

Tee zubereiten kann ganz schön Zeit fressen – man kocht sich ran. Und wer hätte das gedacht: Die Kilos purzeln, ich schlafe besser. Fitness, Fitness, Fitness ... Ich fühle mich wohl!

Mi., 2. Januar. Fastentag 1, Gewicht 109,9 kg. Zweimal in der Nacht auf Toilette gewesen, gegen 6 Uhr bin ich aufgestanden. Gestern Abend und in der Nacht hatte ich starke Schmerzen in der linken Seite, so dass ich nicht auf dieser Seite liegen konnte. Woher das kommt, kann ich nicht lokalisieren. Muss das beobachten. Ich hatte mir nach dem Begleitbuch zur Kur einen Tagesplan entwickelt und den versuche ich nun umzusetzen. Zuerst den Nierentee trinken und die Tropfen nehmen. Blutdruck messen und Tee kochen. Ich glaube, ich habe 1 ½ Stunden Tee gekocht. Das muss ich optimieren! 3 km laufen, die Übungen mit Hanteln gemacht, die ich bei der Physiotherapie gelernt hatte. Dann bemerkt, dass mein Urin blutig ist, was sich aber im Laufe des Tages nicht mehr beobachten ließ. Den Gemüsesaft herzustellen ist sehr aufwendig. Aber da werde ich mit der Zeit besser. Ich habe gleich für den nächsten Tag welchen gemacht, so habe ich nicht wieder die Schweinerei. Zum Mittag gab es die Zwiebelbrühe. Das ging ganz gut und hat auch geschmeckt! Am Nachmittag war ich zur Physiotherapie und in der Firma. Zu Hause habe ich mir einen Einlauf gemacht, der sofort Wirkung zeigte. Maria erkundigte sich nach meinem Befinden und ob ich Kopfschmerzen hätte. Bis dahin nicht, erst bei ihrer Frage. Ich habe ihr gesagt, sie soll mich behandeln wie sonst auch und nicht immer besorgt nachfragen.

Do., 3. Januar. Fastentag 2. In dieser Nacht musste ich viermal auf die Toilette, habe aber sehr gut geschlafen. Auf der linken Seite schlafen geht wegen der Schmerzen nicht. Tee habe ich heute in einer Stunde geschafft. Morgenlauf, aber ich habe fast 10 Minuten länger gebraucht. Blut im Urin konnte ich heute nicht feststellen. Wir sind nach Burg und Cottbus gefahren, haben beim Bauern Kartoffeln, Möhren und Sellerie geholt und Bernhard besucht. Als das Mittagessen aufgetragen wurde, sind wir gegangen. Bei meiner Mutter war es ganz nett, sie hat natürlich wieder erzählt. Maria hat geschickt zwischengefragt und so war es nicht nur das, was immer kommt. Barbara besucht, nach Hause ist Maria gefahren, ich habe etwas geschlafen. Den Tee und den Gemüsesaft hatte ich mitgenommen und ich war ständig am Trinken. Zu Hause hatte ich dann nur noch Fernsehen im Sinn. Musste mich in die Decke hüllen, weil ich gefroren habe, obwohl gut geheizt war. Am Abend hatte ich wieder größere Schmerzen.

Fr., 4. Januar. Fastentag 3. Nur zweimal auf Toilette gewesen und gut geschlafen. Um 6 Uhr aufgestanden und Tee gekocht. Laufen – heute war der Ostwind nicht so stark und ich brauchte auch nur eine halbe Stunde. Raphi war da und hat mich untersucht. Der Blutzuckerspiegel (8,7) ist ziemlich hoch, was nicht logisch ist. Wir werden es beobachten. Die Zwiebelbrühe war wieder lecker. Mit Maria einkaufen gewesen und dann haben wir Noah abgeholt, er geht jetzt ins Kinder-Lehmhaus. Zusammen im Baumarkt gewesen, Noah saß im Auto-Einkaufswagen. War lustig! In meiner Kerzenwerkstatt habe ich jetzt neue Holzböcke und die Arbeitsplatte waagerecht ausgerichtet. Gute Arbeitsbedingungen! Die Sternsinger kamen und haben das Haus gesegnet. Ich habe jedem eine Kerze geschenkt, da haben sie sich sehr gefreut. Am Abend noch Fernsehen, hab wieder gefroren und den Kamin angefeuert. Es geht mir gut und ich fühle mich wohl.

Sa., 5. Januar. Fastentag 4. Gut geschlafen, musste nur zweimal raus. Auf der linken Seite kann ich immer noch nicht liegen, dann schmerzt es, aber nur dann. Das obligatorische Teekochen geht schon schneller, ich muss nicht mehr jeden Handgriff ablesen. Der Blutdruck ist im Höchstwert gestiegen, weiß nicht, warum. Bin gelaufen und es ging mir gut dabei. Ich habe vielleicht eine halbe Stunde gelesen, dann musste ich schon wieder die Zwiebelbrühe vorbereiten. Die schmeckt wirklich gut und entwickelt sich zum Höhepunkt des Tages. In der Apotheke wollte ich Badezusatz holen, Zinnkraut, Haferstroh oder/und Heublume sollte darin sein. Hatten die nicht, wollen aber etwas bestellen. Am Nachmittag waren wir mit Noah spazieren. Ich habe gefroren wie ein Schneider. Auch kurz in der Kerzenwerkstatt an einer gedrehten Stapelkerze probiert. Hatte aber nicht so die Konzentration. In der Küche stand heute Essen rum und ich hatte das erste Mal ein Bedürfnis, dort zuzugreifen. Habe ich natürlich nicht getan, aber Überwindung hat es schon gekostet. Es geht mir gut, was will ich mehr?

So., 6. Januar. Fastentag 5. Gut geschlafen, musste nur einmal raus. Bin aber mehrfach munter geworden, weil meine Beinmuskeln schmerzten. Mit Lagewechsel versucht, die Situation zu bessern. Auf der linken Seite kann ich noch immer nicht liegen. Um 6 Uhr aufgestanden, Tees gekocht, Blutdruck gemessen, Tropfen genommen und dann die 3 km Piste. Ich fühle mich jetzt bei diesem Rhythmus schon recht wohl. Heute Morgen war kein Blut im Urin. Nach dem *Frühstück* ging es zur Kirche, mit Noah. Beim *Gloria* hat er feste mitgesungen und beim *Amen* kam sein Amen etwas später, aber dafür um so lauter. Es war echt lustig und hat uns Freude bereitet. Als er von der Bank gefallen war, konnte Opa ihn sogar beruhigen, obwohl er jämmerlich nach seiner Mutter verlangt hat. Dann waren wir bei den Bisons und haben beim Füttern zugesehen. Mittag haben Maria, Michi und Noah ihr Essen gegessen und ich meine Zwiebelbrühe und es war kein Problem. Raphi kam und wir haben zusammen Kaffee getrunken, ich natürlich meinen Tee und Gemüsesaft. War ebenfalls kein Problem. Am späten Nachmittag noch 1 ½ Stunden in der Kerzenwerkstatt. Alles in allem war es ein schönes Wochenende mit Noah. Können wir mal wieder machen!

Mo., 7. Januar. Fastentag 6. Nicht so gut geschlafen. War öfter wach, musste mehrfach raus. Hatte wieder Muskelschmerzen in den Beinen. Auf der linken Seite kann ich immer noch nicht liegen, aber tagsüber merke ich nichts. Ab 4.30 Uhr bin ich dann gar nicht mehr eingeschlafen. Aber es geht mir gut und ich fühle mich wohl. Nach dem Teekochen bin ich wieder gelaufen, es war arschglatt. Blut im Urin nur ganz wenig. Nach der Zeitungsschau und meinem ersten Liter Salbeitee den Gemüsesaft gepresst. Um 13.30 Uhr Physiotherapie, es bringt doch ein wenig. War die vorletzte Behandlung, dann gehe ich noch mal zur Ärztin. Heute war ich bei Thomas Grieger in seinem Fitnessstudio. Es ist immer noch nicht ganz fertig, aber klein und gemütlich. Habe mich für morgen 14 Uhr angemeldet. Bevor ich ins Bett gegangen bin, habe ich ein Bad genommen, mit Zinnkraut. Es war sehr angenehm und ich hoffe, es wird meinen Gelenken helfen.

Di., 8. Januar. Fastentag 7. Gewicht 102,5 kg (-7,4 kg). Nach dem Bad habe ich gut geschlafen, obwohl ich dreimal auf Toilette musste, konnte ich immer wieder schnell einschlafen. Tees kochen, Blutdruck messen, Tropfen nehmen und ab auf die Piste. Heute war es nicht glatt und ich hatte ein gutes Tempo drauf. Zeitungsschau, mit Katrin verquatscht. In der Firma versuchsweise ein paar Blechuntersetzer gekantet. Mittag die gute Zwiebelbrühe und ein bisschen Pause. Ich mache mir jetzt schon mehr Gedanken darüber, was man noch tun könnte, wenn eine Aufgabe erledigt ist. Bisher war dann immer Pause angesagt, um neue Kraft zu tanken. Um 14 Uhr war ich das erste Mal im Fitnessstudio bei Thomas Grieger. Er hat mich, wie schon öfter, erfahren, fachkompetent und ruhig eingewiesen. Keine Gewichte umstecken, sondern nur Knopf drücken, die Geräte funktionieren pneumatisch. Zwei Durchgänge habe ich gemacht. Wer hungert, braucht nur zweimal, habe ich gesagt. Da habe ich schon gemerkt, dass ich nicht so leistungsfähig bin. Aber es muss auch nicht mit Gewalt losgehen, immer schön langsam. Freitag habe ich meinen nächsten Termin. Zu Hause habe ich gefroren und erst einmal im Kamin Feuer gemacht. Natürlich auch im Sessel eingeschlafen.

Mi., 9. Januar. Fastentag 8. Gut geschlafen. Nach der üblichen Morgenbeschäftigung laufen gewesen. Alles wie immer, Friseurbesuch. Nach dem Mittag in der Kerzenwerkstatt gearbeitet. Um 15.30 Uhr letzte Physiotherapie. Ich glaube, es ist etwas besser geworden. Im Betrieb ein Projekt eingelesen, Maria abgeholt. Bei *Kerzenkiste* eine Bestellung aufgegeben. Jetzt kann die Großproduktion losgehen.

Do., 10. Januar. Fastentag 9. In der Nacht mehrfach auf Toilette gewesen, aber gut geschlafen. Gleich früh sind wir nach Wurzen zum Schwimmen gefahren. Hatte ein wenig Sorge, ob ich das durchhalte, aber es ging gut. Vierzig Minuten, dann bekam ich einen Krampf und da habe ich aufgehört. Muss ja nicht sein. Tee kochen, Zeitung lesen. Vor dem Mittag in der Kerzenwerkstatt 14 Kerzen gebastelt. In die Firma gelaufen, ein Projekt eingelesen und Untersetzer aus Alublech hergestellt. Noch ein bisschen zu Hause gewerkelt, Feierabend! So geht es mir gut und ich komme zurecht. Man muss sich halt beschäftigen und nicht über die Situation nachdenken. Beim Abendbrot habe ich mit am Tisch gesessen, mal an der Wurstbüchse geschnuppert und meinen Tee getrunken.

Fr., 11. Januar. Fastentag 10. Heute Morgen gelaufen, aber keine so gute Zeit, obwohl ich das Gefühl hatte, flott unterwegs gewesen zu sein. Vielleicht macht sich langsam fehlende Kraft bemerkbar? Maria auf Arbeit gefahren, angefangen, meine Untersetzer zu lackieren. Am Nachmittag im Fitnessstudio zwei Runden zirkuliert. Das reicht, denn meine Muskeln können sich nicht regenerieren, da kein Eiweiß vorhanden ist. Maria ist alleine einkaufen gegangen, da nicht so viel zu holen war. Ich habe ein Vollbad mit Heublumen genommen. Es war sehr gemütlich mit schöner Musik und Kerzenschein. Im Moment geht es mir sehr gut und ich genieße das Leben in vollen Zügen, obwohl ich nicht esse. Es ist wunderbar, wenn man merkt, wie die Kilos purzeln und alles geht ein wenig leichter.

Sa., 12. Januar. Fastentag 11. Gewicht 99,5 kg (-10,4 kg). Da ich beim Teekochen schon recht schnell bin, heute eine halbe Stunde länger geschlafen. Nach dem Tee auf die Piste, ich war kurz vor dem Wendepunkt, als die Sonne aufging, und ich dachte, da drehst du jetzt nicht um, es sieht so schön aus. Das wollte ich genießen und bin weitergelaufen. So wurde es eine 6-km-Runde. Mir ging es gut dabei. In der Kerzenwerkstatt Osterkerzen entworfen und ausprobiert. Wenn ich zu Hause bin, kann ich den Ofen heizen und wir sparen Gas. Holz ist in der Firma reichlich und wir geben es immer weg. So habe ich gleich mal drei Kisten Holz gemacht.

So., 13. Januar. Fastentag 12. Drei km gelaufen, Kirchgang. Wir wollten danach spazieren gehen, aber Tobi und Keule waren in der Kirche und sind mit nach Hause gekommen. In der Firma den Geburtstagsbrief fürs Jahr entworfen und ausgedruckt. Am Nachmittag kam Lisa, ihr Auto abholen. Weihnachtsstube beräumt.

Mo., 14. Januar. Fastentag 13. Tee kochen, Blutdruck messen, laufen, Salbeitee trinken und dabei Zeitung lesen. Für die Freien Wähler noch einen Brief an den Bürgermeister schreiben. Am

Nachmittag in der Firma für meine Kerzenwerkstatt gebastelt. 15 Uhr Heilpraktiker. Ich habe ihm von meiner Kur berichtet. Dann Augenkontrolle und *Messgerät*. Ich habe noch Störungen im Darm und Samenkanal zwischen Hoden und Nebenhoden. Meine Schultern hat er sich auch angeschaut und was gespritzt. Es sei wichtig, jeden Tag einen Einlauf zu machen, um den Darm sauber zu kriegen.

Das Bett werde ich aus dem Störfeld umstellen. Also ich habe zu tun. Am Abend Besprechung Fasching im Pfarrhaus. Konnte mich natürlich nicht zurückhalten und so habe ich ab sofort Aufgaben zu erledigen. Kann nicht schaden!

Di., 15. Januar. Fastentag 14. Gewicht 98,5 kg (-11,4 kg). Heute Morgen alles wie gehabt. Mit Maria in die Firma und das Plakat entworfen und die Eintrittskarten und beim Pfarrer abgegeben. Für die Pfarrgemeinde werde ich die Osterkerzen herstellen, die Einnahme ist für Ghana. Heute kam das Kerzenmaterial und so konnte ich am Abend schon die ersten Versuche fahren. Ich bin mit dem Ergebnis zufrieden.

Mi., 16. Januar. Fastentag 15. Zu Hause geblieben und Faschingsprogramm vorbereitet. Zwei Lieder sind fertig, Text für das Programm ist angefangen. In die Firma, Auto holen und Besorgungen machen. Bei Welz Schuhkartons bekommen für meine Kerzen. Erste Plattenkerze hergestellt, mit dem Ergebnis so weit zufrieden.

Do., 17. Januar. Fastentag 16. Schwimmen zu Beginn des Tages. Mit Raphi in Noahs Kindergarten, Raphi hielt dort einen Vortrag über gesunde Ernährung, ich habe Fotos geschossen. Farbige Plattenkerze erfolgreich gelungen. Um 14 Uhr Fitnessstudio mit zwei Runden Zirkeltraining. Schönes Vollbad genommen. Am Abend Freie Wähler. Auf dem Nachhauseweg bin ich an der Kirche vorbei und es brannte noch Licht. Da habe ich Maria vom Schrubberball abgeholt. Ein volles Programm heute, aber ein schöner Tag.

Fr., 18. Januar. Fastentag 17. Termin Orthopädin. Lange Wartezeit, Untersuchung, Röntgen. Sie hat mit mir das Ergebnis vom MRT besprochen. Ob die Veränderungen altersbedingt sind oder durch die Chemotherapie verursacht, kann man nicht sagen. Ist ja eigentlich auch egal. Die Schmerzen könnten auch von der Halswirbelsäule kommen. Das muss ausgetestet werden und ich habe wieder Rezepte für die Physiotherapie. Danach Neuvorstellung. In der Firma die Fotos aus dem Kindergarten auf den Computer gespielt und Losungen für die Demo am Mittwoch angefertigt. Einkaufen und nach Hause. Es ging mir nicht so gut. Als ob mich eine Erkältung heimsucht. Jetzt wird es spannend.

Sa., 19. Januar. Fastentag 18. Um 5 Uhr konnte ich nicht mehr schlafen. Da bin ich aufgestanden, habe meine Tees gekocht und den Gemüsesaft zubereitet. Zeitungsschau mit Salbeitee. Es regnete – kein Grund, nicht auf die Piste zu gehen. Die Erkältung merke ich noch, aber es ist beherrschbar. Maria wollte in die Firma und im Archiv weiter aufräumen. Ich habe sie gefahren und bin zum Baumarkt. Arbeitsplatte und zwei Böcke gekauft und in der Kerzenwerkstatt einen zweiten Arbeitsplatz eingerichtet mit Propangaskocher, zum Ziehen von Kerzen. Durch die Erkältung hatte ich danach genug. Sauna heizen und abhängen. Kaminfeuer und Fernsehabend, geht es uns nicht gut? Wir können dankbar sein!

So., 20. Januar. Fastentag 19. Kirchgang, Kerzenwerkstatt, 48 Osterkerzen, 12 Tischkerzen und 12 Baumkerzen gebastelt. Nach 20 Uhr bin ich hoch und hatte dann doch erst mal genug. Aber ich freue mich, dass ich so lange stehen und werkeln konnte. Also es geht mir gut!

Mo., 21. Januar. Fastentag 20. Vormittag zu Hause Faschingsprogramm ausgebaut, drittes Lied fertig. In der Firma Auto geholt, Ine war da und wir haben geschwatzt. Es gibt nur eine Sache, die ich im Moment kaufen kann und nicht wieder rauswachsen werde, das sind Schuhe. So habe ich mir heute

Schuhe gekauft. MBT, ganz schicke und Wanderschuhe. Mutter hatte mir zum Geburtstag 300 Euro geschenkt und die habe ich nun gut investiert! Ich überlege immer intensiver, ob ich nicht nach dem Fasten den Jakobsweg laufe. Es wäre ein guter Abschluss nach allem Erlebten und gleichzeitig ein Neubeginn für alles Zukünftige.

Di., 22. Januar. Fastentag 21, Bergfest, Gewicht 95,4 kg (-14,4 kg). Heute wünsche ich mir, dass die nächste Hälfte genauso unkompliziert über die Bühne geht. Bis jetzt musste ich mich nicht sonderlich anstrengen, um das Fasten durchzuhalten. Im Gegenteil, ich fühle mich wohl dabei, habe keinen Hunger und komme gut klar. Aber ich bin ein wenig ins Nachdenken gekommen: Warum hat die Schulmedizin keine offenen Ohren für die *Krebskur – total*? Im Internet nachgelesen finde ich bei *Wikipedia*: „Die Breuß-Diät (Krebskur-total) ist eine Variante des Fastens, die teilweise auf mittelalterlichen Säftelehren, dem Buchinger-Fasten und auf Elementen der Kneippschen Lehre sowie seinen eigenen Erfahrungen aufbaut." Diese Kur basiert also auf uralten Erfahrungen der Menschen und ist keinesfalls nur ein Hirngespinst eines Fantasten. Weiterhin werden Einzelheiten der Kur, zum Teil nicht vollständig, erläutert. Kritisiert wird, dass es für den Erfolg der Kur keine unabhängigen Beweise gebe und dass medizinische Studien fehlten. Andere Experten bewerten die Kur komplett negativ, da heißt es: schädlich bezüglich Lebensqualität, schädlich bezüglich Tumorwirksamkeit. Jetzt frage ich: Woher stammt dieses Wissen, ohne medizinische Studien? Es werden Milliarden für die Krebsforschung ausgegeben und die Chemotherapie ist auf dieser Grundlage weit vorangekommen. Dadurch kann immer mehr Menschen geholfen werden, aber sie wird niemals hundertprozentig Krebs heilen können!

Verlangt man von der *Krebskur – total* einen hundertprozentigen Heilerfolg? Das kann sie sicher auch nicht. Es gibt aber viele Menschen, die sich mit dieser Methode selbst therapiert haben.

Kann nicht sein, was nicht sein darf?! An dieser Kur verdient niemand! Die Tees haben mich insgesamt ca. 45 Euro gekostet. Das Gemüse für den Gemüsesaft kostet in der Woche ca. 10 Euro. Ich brauche kein Krankenhaus und spare viel Geld am Essen.

Was die Lebensqualität angeht, fühle ich mich bisher um ein Vielfaches besser als bei den vorangegangenen zwei Chemotherapien. Was die gesundheitliche Gefährdung betrifft, hatte ich bei der Chemotherapie weitaus größere Bedenken. Meine Blutwerte liegen heute, acht Monate nach der letzten Chemotherapie, weit unter den Normalwerten. Natürlich muss man körperlich in der Lage sein, diese Kur zu praktizieren, aber bei der Chemotherapie brauche ich das auch, sonst kann sie mich töten! Es gibt keinen Pharmakonzern, der Interesse hat an einer Kur-Studie.
Sollte sie Erfolg haben, würde er seiner Grundlage beraubt! Das ist mir klar, aber was ist mit dem Staat, dem Gesundheitswesen? Man macht sich Gedanken, nennt es Gesundheitsreform und überlegt, wo kann man Geld einsparen. Ist diese alternative Methode nicht wert, medizinisch erforscht zu werden? Was könnte man bei Erfolg für riesige Summen einsparen!

Ich bin überzeugt, dass es viele Menschen gibt, die sich für die Teilnahme an einer Studie zur Verfügung stellen würden. Warum also macht man es nicht? Reicht die Macht der Arzneimittelhersteller so weit? Mir fällt sonst kein anderer Grund ein! Ich bin froh, dass ich von dieser alternativen Heilmethode erfahren habe, und dankbar für die Erfahrungen, die ich während des Fastens machen darf.

Besonders gut finde ich, dass ich ganz bewusst teilhabe am Geschehen und dass es von mir ausgehen muss. Ich muss aktiv sein! Bei der Chemotherapie war ich fast ausschließlich auf die Betreuung anderer angewiesen. Meine Mitwirkung war dabei sehr begrenzt. Unsere Altvorderen haben es uns tausende Jahre lang vorgemacht. Sie haben Zeiten des Schlemmens gehabt, aber auch Zeiten des Fastens. Die Fastenzeit vor Ostern, beginnend am

Aschermittwoch, dauert 40 Tage. Die Fastenzeit vor Weihnachten beginnt nach dem 11. November, dem Martinstag. Vorher noch eine Martinsgans vertilgt, ging es in die vierzigtägige Fastenzeit. Jesus hat in der Wüste 40 Tage gefastet. Alles nur reiner Zufall? Die Fastenzeit hat eine Jahrtausende alte Tradition. Es ist eine Zeit der Enthaltsamkeit, die fest im Kalender der großen Weltreligionen verankert ist.

Hippokrates: „Eure Nahrung sei Euer Pharmakon und Euer Heilmittel sei Eure Nahrung. Die vornehmste aber und wirkungsvollste Art, Euren inneren Arzt wirken zu lassen, besteht im Weglassen aller Nahrung, also in der Entsorgung des Körpers und der damit verbundenen Mobilisierung körpereigener Heilkräfte."

Mi., 23. Januar. Fastentag 22. Große Demo in Dresden. Ich war mit dem LKW da, als Bühne. Hat aber wohl nichts gebracht für Grimma. Aber ich habe durchgehalten und die ganze Zeit gestanden, ohne dass es mir etwas ausgemacht hätte. Da bin ich ganz stolz. Zu Hause bin ich sogar noch meine 3 km gelaufen! Aber das musste sein, so konnte ich meine Wut abbauen.

Do., 24. Januar. Fastentag 23. Schwimmen war wieder klasse, obwohl ich mit einem zusammengerasselt bin, nachdem er mich mehrmals gestoßen hatte. Aber da stehen wir doch drüber! Wichtig ist, dass wir uns bewegt haben und etwas Gutes für den Körper gemacht haben. Ich bin dann gleich mit in die Firma und habe etwas gearbeitet.

Fr., 25. Januar. Fastentag 24. Morgenlauf, dachte so an 6 km, aber als ich am Wendepunkt war und die Sonne am Horizont zum Vorschein kam, hatte ich Lust auf mehr. So wurden es 10 km. Es ging mir danach richtig gut. Dann bin ich noch in die Firma gelaufen und habe das Auto geholt. Beim Fitness war es auch richtig gut. Vielleicht so viel zu lebensgefährlicher Therapie! Wieder in der Kerzenwerkstatt experimentiert, die Rahmen, die Sven gebaut hat, funktionieren gut und sind exakt gearbeitet, aber die schwarzen Platten, das geht gar nicht. Man sieht die

Farben nicht und das Wachs kühlt nicht richtig aus. Mache morgen neue weiße Platten und dann klappt das schon!

Sa., 26. Januar. Fastentag 25. Kerzenwerkstatt. Den Nähmaschinenmotor von Stephan montiert. Geht gut, aber der Trafo wird sehr heiß. Am Nachmittag kam Elias zur Betreuung, Tobi und Peggy wollten zum Fasching. Wie nicht anders zu erwarten, hat er mit seinem Boot den ersten Preis gemacht.

So., 27. Januar. Fastentag 26. Vormittag noch mit Elias, Kirche ist ausgefallen. Ich hatte mit Tees und Saft zu tun. Am Faschingsprogramm gearbeitet. Zum Mittag Kartoffelpuffer gebacken. Das hat mir viel Spaß gemacht, allen hat es gut geschmeckt und mir hat es nichts ausgemacht. Ich habe Zwiebelbrühe gegessen. Am Abend Sauna. Abgesehen von dem Scheißwetter, war es ein sehr schöner Sonntag.

Mo., 28. Januar. Fastentag 27. Der Weg an der Mulde war heute durch Hochwasser versperrt, aber keine Entschuldigung! Um 10 Uhr mit Raphi beim Heilpraktiker. Umfangreiche Untersuchungen an Urin und Blut. Es ist ein Glücksfall, dass Raphi den Mann kennengelernt hat. Bei ihm kann sie unendlich viel lernen und praktische Erfahrungen machen. Im Ergebnis sind alle Werte gar nicht so schlecht. Anzeichen für Krebs gibt es überhaupt nicht. An der Niere ist etwas zu erkennen, aber auch nicht so schlimm. Wir werden es bei den Untersuchungen in Kassel sehen. Auch die Arthrose können wir in den Griff bekommen. Dann sind Maria und ich zu Uli nach Kamenz gefahren. Wir haben für den Gemeindefasching alles besprochen. Ich freue mich sehr darauf, auf unseren gemeinsamen Auftritt.

Di., 29. Januar. Fastentag 28, 4. Woche. Gewicht 92,9 kg (-17,0 kg). 6 km ohne Regen gelaufen. Um 13 Uhr Termin bei Dr. E., nachdem ich den ersten Termin in der vorigen Woche verschlafen hatte. Da sie Portspülung machen wollten, musste ich von meiner Fastenkur berichten und dass ich keine Medikamente zu mir nehmen darf. Es wurde dann nur Kochsalzlösung eingespritzt. Über meine Gewichtsabnahme waren sie begeistert. Dr. E. habe ich von der Kur berichtet und er hat versucht, mich zu verstehen. Das ist für ihn natürlich schwer, denn seine Behandlungsmethoden basieren alle auf medizinischen Studien, die es natürlich für die Kur nicht gibt. Er hat mir aber alles Gute gewünscht, wenn was ist, soll ich kommen. Die Blutwerte brachten ein wenig Ernüchterung: Hb 7,1 (-0,5); Leukos 2,8 (– 0,3); Thrombos 79 (– 12). Alles weit unter den Normalwerten. Aber ich denke, das kann gar nicht anders sein. Genauso, wie den Krebszellen die *Nahrung* entzogen wird, haben die Blutzellen im Moment das gleiche Problem. Nach der Kur werden wir weitersehen!

Mi., 30. Januar. Fastentag 29. Mit Maria ins Büro gefahren, einige Sachen erledigt, zum Teil für Fasching. Physiotherapie mit Gymnastik und Strom. Am Nachmittag im Fitnessstudio. Zu Hause ein angenehmes Bad mit Heublumen genommen. Vorher noch ein Einlauf. Der Darm ist immer noch nicht frei, denn der Liter läuft immer noch nicht rein. Ich werde auch das noch schaffen. Den Einlauf mache ich jetzt täglich. Im Bad habe ich eine Konsole montiert, im Keller und auf dem Boden Mäusegift ausgelegt, die Bar mit neuer Beleuchtung versehen und in der Küche eine neue Energiesparlampe eingeschraubt. Meinen Hausmeisterpflichten bin ich also auch nachgekommen.

Do., 31. Januar. Fastentag 30. Schwimmen – war sehr gut. Ganz so viele Bahnen wie sonst habe ich nicht geschafft, es war sehr voll und mir fehlte doch ein wenig die Kraft. Am Vormittag Probe für mein Faschingsprogramm. Katrin kam und wir haben gequatscht. Am Nachmittag in der Kerzenwerkstatt weiter experimentiert. Die zweiten 25 Kilo Wachs sind fast alle, muss neu bestellen. Teelichter aus Bienenwachs sind auch nicht schlecht. Mit Lisa und Maria über die Schlafzimmerrenovierung gesprochen. Es ist besser, wenn das Bett rauskommt und wir in der Zeit oben in den Kammern schlafen. Da kann man freier arbeiten und es geht schneller voran.

Fr., 1. Februar. Fastentag 31. Lauf: 3 km. Der Vormittag war mit Saft- und Teezubereitungen ausgefüllt. In der Firma einen Flyer entworfen und druckreif gemacht. Da bin ich richtig stolz drauf! Einkaufen, 17 Uhr Physiotherapie. Am Abend Faschingsvorbereitungen im Gemeinderaum. Beim Felix in seinem *Subway* habe ich auch reingeschaut und ich finde den Laden richtig toll. Sie werden Erfolg damit haben, da bin ich ganz sicher!

Sa., 2. Februar. Fastentag 32. Lauf: 3 km. Die letzten Faschingsvorbereitungen und dann noch mal alle Lieder und die Ansagen proben. Ausruhen. Um 19 Uhr war es dann so weit: Fasching in der Gemeinde. Es waren 60 Leute und es hat alles ganz gut funktioniert. Sechzig Minuten hatten wir uns für das Programm vorgenommen, es wurden 45 mehr, war aber nicht langweilig!

Nach dem Programm haben Uli und ich einige Lieder gesungen und zum Mitsingen animiert. Wenn wir wieder singen sollten, musste jemand die Glocke läuten. Davon wurde rege Gebrauch gemacht, wir sind gut angekommen! Es hat mir einen wahnsinnigen Spaß gemacht und es ist mir überhaupt nicht schwergefallen. Im Gegenteil, es ging alles so leicht und ich habe kaum geschwitzt. Wenn mir doch bloß gelingen möge, dass ich dieses Gewicht halten kann oder gar noch weiter reduzieren kann. Ich wäre sehr froh darüber! Gegen 1.30 Uhr sind wir nach Hause. So lange haben wir bei Feierlichkeiten schon lange nicht mehr ausgehalten.

So., 3. Februar. Fastentag 33. Kein Lauf, wir wollten etwas länger schlafen. Uli hat bei uns übernachtet und wir haben schön gefrühstückt. Wir sind in die Kirche und haben nach dem Gottesdienst unsere Klamotten zusammengesammelt und geholfen aufzuräumen. Herrliches Wetter, kalt, aber mit viel Sonne und so habe ich meinen Morgenlauf nachgeholt. Es ist mir heute nicht so leichtgefallen, sollten jetzt doch langsam meine Kräfte nachlassen? Ich werde es beobachten.

Mo., 4. Februar. Rosenmontag. Fastentag 34. Drei km gelaufen. In die *Scheune* zum Fasching. Ein ganz tolles Programm und eine super Stimmung haben die Sache zum Erlebnis werden lassen. Bis zu dem Zeitpunkt, als Maria, ohne etwas zu sagen, verschwunden ist. Ich hatte mit Jana wegen der Drehtermine gesprochen, zu dem Grimma-Film. Maria stand dabei. Ich sagte, dass ich noch etwas vorhabe, den Jakobsweg. Und Jana sagte, ja, das habe ich gelesen. Sie fragte, was Maria dazu sagt, und ich meinte, dass wir noch gar nicht so richtig darüber gesprochen haben. Und dann war Maria weg. Alle anderen wüssten mehr als sie, hat sie später gesagt. Das stimmt aber nicht! Ich habe auf der Internetseite einmal darüber geschrieben und das wissen alle, die sie lesen, auch Maria. Alles andere bin ich erst beim Recherchieren. Ich muss doch erst prüfen, ob das realisierbar ist, bevor ich darüber rede. Ich bin gespannt, wie sich das wieder einrenkt.

Di., 5. Februar. Fastentag 35. Gelaufen. Da Bernhard krank ist, bin ich nach Cottbus gefahren und habe Mutter im Krankenhaus besucht. Sie saß in ihrem Bett und hat auf alles und jeden eingedroschen. Also ist sie wieder ganz o.k. und die OP ist gut verlaufen. Warum sie nur permanent auf alle Menschen losgehen muss, die sich für sie interessieren und ihr Gutes tun? Es macht mich wütend und gleichzeitig traurig. Wenn ich in ihrer Nähe wäre, dann würden wir uns nur fetzen! Anschließend war ich bei Norbert und Uschi und wir haben uns über das Fasten unterhalten. Um 23 Uhr war ich wieder zu Hause. Fastentechnisch war heute der *kritische Tag,* aber bei mir nicht. Es war alles normal!

Mi., 6. Februar. Fastentag 36. Gelaufen. Im Büro unsere Webseite fertig überarbeitet, Felix muss alles noch installieren. Hoffentlich hat er bald Zeit dafür, sein Laden in Grimma läuft super und er hat viel zu tun. Nach dem Fitnessstudio habe ich wieder gebadet.

Do., 7. Februar. Fastentag 37. Schwimmen. Es war wieder sehr voll, es ist mir nicht so leichtgefallen und nach 45 Minuten hatte ich keine Lust mehr. In der Firma die Infomappen Dach I, II und Fassade fertiggestellt. Sind gut geworden und wir können sie auf die Messe mitnehmen. Zu Hause habe ich mir meine Zwiebelbrühe gemacht und bin dann in die Kerzenwerkstatt. Der Nähmaschinenmotor funktioniert nicht richtig, die Rollen drehen zu schnell, so dass die Kerzen runterfliegen. Am Abend Lions Club – zu Hause wäre ich besser aufgehoben gewesen. Es macht mir wenig Spaß und ich frage mich, was ich da noch soll.

Fr., 8. Februar. Fastentag 38. Da ich mich heute Morgen sehr gut gefühlt habe, bin ich gleich mal eine 6-km-Runde gelaufen in 55 Minuten. Nicht schlecht, oder? Beim Laufen ging mir wieder so einiges durch den Kopf. Was will ich eigentlich und wo will ich hin? Wird es mir gelingen, mein Leben so umzustellen, dass ich bewusster und gesünder lebe? Werde ich es schaffen, nicht wieder so dick zu werden? Gelingt es mir, die Firma auf solide Füße zu stellen und wirtschaftlich gesund zu führen? Werden Maria und ich einen gemeinsamen Weg finden in dieser neuen Situation? Ich habe Erfahrungen gemacht, die Maria nicht kennt. Werde ich behutsam genug mit ihr umgehen, damit sie mir folgen kann? Ich darf ihr nicht meine Meinung aufzwingen, sondern kann nur überzeugen durch Beispiel und Einsicht. Werde ich daran immer denken und werde ich genügend Geduld und Einsicht üben? Es sind so viele Fragen, die mich beschäftigen, und ich habe Angst davor, ohne es zu merken, in den alten Lebenstrott zurückzufallen und alles geht von vorn wieder los! Ich sehe das als reelle Gefahr, wenn man nicht alle Energie aufwendet, um es zu ändern! In diesem Fall bin ich mir nicht so sicher, ob meine Kräfte allein dafür reichen, oder ob ich nicht Gottes Hilfe dazu erbitten muss. Seit einiger Zeit tue ich das!

Am Vormittag war ich zu Hause. Ich habe einen Speiseplan für die nächste Zeit entworfen. In die Firma gelaufen und einiges erledigt. Die Flyer sind da, sehen gut aus und ich bin stolz darauf, sie entworfen zu haben. Mit Maria einkaufen – es war ein gutes Gefühl, etwas zu kaufen, was ich dann auch essen werde. Ich freue mich schon auf die ersten Mahlzeiten und deren Zubereitung.

Sa., 9. Februar. Fastentag 39. Mir war heute so danach und da bin ich die 10-km-Runde gelaufen. Habe ich gut absolviert und mir tut auch nichts weh, womit erneut bewiesen wurde, dass die Fastenkur alles andere als lebensbedrohlich ist! Zum Mittag kamen Raphi und Noah. Ich habe ihr meinen Speiseplan gezeigt und sie hat ihn für gut befunden. Mal sehen, wie wir damit klarkommen. Abends haben wir gesaunert. Es war sehr entspannend und erholsam. Ich habe mit Maria über das Vorhaben Jakobsweg gesprochen. Sie hat nicht viel gesagt, nur so viel: Sie ist strikt dagegen und wird das Vorhaben in keinster Weise unterstützen. Klare Worte! Das heißt für mich, ich werde mein Vorhaben Jakobsweg nicht umsetzen. Sehr schade, finde ich, denn ich habe für mich eine Chance gesehen, eine Neuorientierung zu finden. Wenn ich von Maria keine Unterstützung habe, oder wenigstens eine Duldung, werde ich mein Vorhaben nicht durchsetzen. Zu viel habe ich ihr zu verdanken und da muss ich ihre Meinung akzeptieren, auch wenn es mir schwerfällt! Nun muss ich nach anderen Wegen suchen und werde sie finden! Aufgeschoben ist nicht aufgehoben! Eines Tages werde ich ihn gehen!

So., 10. Februar. Fastentag 40. Gelaufen. Heute war ich auf dem Messestand von unserem Ziegellieferanten *Creaton* bei der Messe *Haus Garten Freizeit* in Leipzig. Bis auf die letzte Stunde hat mir das Stehen nichts ausgemacht. Gemüsesaft und Tee hatte ich dabei. Einige Kundengespräche sind gelaufen und für K. in der Wiesenstraße sollen wir ein Angebot machen. Es hat sich erst einmal gelohnt, wir haben ja noch drei weitere Tage. Zu Hause dann nur noch das Bedürfnis, die Beine hochzulegen. Was interessant ist: Der Mitarbeiter von *Creaton* konnte mit Fasten viel anfangen. Seine Frau ist Ärztin und der Naturheilkunde positiv aufgeschlossen. Sie bietet im Jahr zwei bis drei Fastenkuren an.

Schön zu hören, dass auch Leute der Schulmedizin solche Wege gehen.

Mo., 11. Februar. Fastentag 41. Ein wunderschöner Morgen verleitet, 6 km zu laufen.

Di., 12. Februar. Fastentag 42. Noch einmal Dienst auf der Messe. Man kann es nie richtig wissen, ob sich etwas gelohnt hat. Den Messetag habe ich jedenfalls gut weggesteckt.

Kapitel 18.

Kerzenlicht – sieht alles nicht schlecht aus

Blutwerte schlechter als Ende Januar. Gute Kontroll-Ergebnisse in Kassel. Heilpraktiker auch zuversichtlich. Ich achte auf mein Gewicht – es passen sogar neue Klamotten von der Stange! Wir machen einen Betriebsausflug.

Mi., 13. Februar. Gelaufen. Heute das erste Mal wieder etwas essen. Habe mich doch darauf gefreut. Meinem Speiseplan entsprechend wurde aufgetischt. Es gab zu keinem Zeitpunkt Probleme. Zum Mittag habe ich zu Hause gekocht und es reichte sogar für alle, Maria, Michi und seine Flamme. Am Abend kam Felix noch zum Abendbrot und auch den haben wir satt bekommen. Wir kriegen Rest-Holz vom Bauhof und decken das Entenhaus auf dem Schwanenteich. Na, das machen wir doch gern. Da haben wir gleich ein Objekt für die Handwerkermesse im PEP.

Do., 14. Februar. Nach dem Schwimmen mit Michi das Holz auf den Platz gefahren. Am Nachmittag haben wir den Glasschrank von Uwe geholt. Nächste Woche muss ich die Kerzenausstellung vorbereiten und im Vorraum der Kirche aufbauen. An der Gestaltung der Handwerkerschau gearbeitet. Zum Abendbrot gab es Bauernsalat, lecker. Raphi und Noah waren da.

Fr., 15. Februar. 6 km gelaufen. Die Kerzenrollmaschine ist fertig. Jetzt habe ich es endlich geschafft. Der Diskokugelmotor ist genau das Richtige. Mit seinen sieben U/min dreht er langsam genug. Es wollte erst gar nicht so recht gelingen und ich war versucht, alles hinzuschmeißen, aber dann ging es doch und ich bin sehr zufrieden. Am Nachmittag mit der Beleuchtung für den Glasschrank begonnen. Einkaufen. Zum Abendbrot gab es Käse und Kakao und ich habe dazu Vollkornbrot gegessen. Drei Schnitten waren aber wohl doch zu viel.

Sa., 16. Februar. In der Nacht konnte ich nicht so gut schlafen – ich muss sehr darauf achten, am Abend nicht so viel zu essen! Heute Morgen war es sehr kalt und von den geplanten 6 km sind nur 3 Realität geworden. Nach einem reichhaltigen Frühstück an der Beleuchtung weitergearbeitet und am Nachmittag fertiggestellt. Ist ganz gut geworden. Sauna. Am Abend noch lange mit Maria gequatscht. So langsam haben wir wieder ein ganz gutes Verhältnis. Werden weiter dran arbeiten.

So., 17. Februar. 6 km gelaufen. Wir hatten heute Noah zu betreuen. In der Kirche war er ganz lieb. Am Mittagstisch ist er eingeschlafen. Nachmittag waren wir die Hirsche füttern. Das Programm für Norbert und Uschis Goldene Hochzeit ist auch fertig. Mit Uli habe ich kurz telefoniert und ihm die Texte per E-Mail geschickt. Heute habe ich eine doofe Entdeckung gemacht: Meine Bauchdecke scheint wieder aufgebrochen zu sein, muss ich morgen dem Dr. zeigen.

Mo., 18. Februar. Hochzeitstag Standesamt. Heute Morgen mit 6 km begonnen. Es ging ganz gut und ich dachte, dass meine Blutwerte besser sein müssten, denn am Berg bin ich nicht mehr so kurzatmig. Die Realität sieht anders aus: Alle Werte schlechter als Ende Januar. Das hat mich schon ein bisschen nach unten gezogen. Aber der Zeitpunkt war vielleicht auch etwas sehr früh nach der Kur gewählt. Heute letzte Physiotherapie. Nun geht es weiter mit Massage. Für unseren standesamtlichen Hochzeitstag

(31) Blumen, Kuchen und was Süßes besorgt. Maria hat sich gefreut, denn sie hatte gar nicht daran gedacht. Am Abend habe ich Thunfischsalat gemacht und der war richtig gut! Mit einem Glas Rotwein haben wir den Tag würdig ausklingen lassen.

Di., 19. Februar. Heute Morgen gleich wieder 6 km. Mal sehen, wie lange ich das durchhalte, denn es ist auch eine Zeitfrage. Firma, Kerzenwerkstatt. Im Fitnessstudio beim Zirkeltraining das erste Mal drei Runden absolviert. Mit Maria und Michi im Kirchenvorraum die Kerzenvitrine aufgestellt. Sieht ganz gut aus und wir werden sehen, wie der Kerzenverkauf läuft. Macht alles viel Arbeit und ich merke bei solchen Dingen, wie schnell ich an meine Grenzen stoße. Das zeigt sich daran, dass ich schnell ungeduldig werde, die Beherrschung verliere, schlecht gelaunt bin und meine Mitmenschen es dann nicht einfach haben mit mir. Da muss ich noch an mir arbeiten. Ich kann nicht alles auf die Blutwerte schieben. Es mag mit den Werten oder durch die Werte schwieriger sein, aber nicht unmöglich. Als die Vitrine dann stand, war erst mal alles wieder in Ordnung. Vor dem Fernseher bin ich dann aber eingeschlafen.

Mi., 20. Februar. Wegen Stromausfall in der Nacht haben wir verschlafen. An allen Geräten mussten die Uhren wieder neu eingestellt werden. Da bin ich dann immer satt! Der Lauf musste deswegen auch ausfallen. Was man am Morgen nicht erledigt, holt man den ganzen Tag nicht mehr nach. Heute das erste Mal zur Massage und es war zum Aushalten. Bei Uwe habe ich mir ein Dach angesehen und ein Angebot vorbereitet.

Do./Fr., 21.-22. Februar. Am 21. und 22. war ich in Kassel zur planmäßigen Kontrolluntersuchung. Die Nierenfunktionsprüfung zeigte, dass die linke Niere statt vorher 13 % jetzt zu 19 % arbeitet. Eine Verbesserung und durch die *Schiene* ist auch kein Rückstau erkennbar. CT-Aufnahmen ergaben keine negativen Veränderungen. Es sieht also insgesamt recht gut aus. In ca. acht Wochen wird mir die Schiene entfernt und anschließend geschaut, wie die Niere funktioniert. Dann soll entschieden werden, ob die Niere bleiben kann oder ob sie besser entfernt werden sollte. Bis dahin werde ich meine alternative Nierenkur (dreimal täglich Nierenteemischung und zum Frühstück Salbeitee) weiter fortführen und hoffe natürlich auf Besserung.

Ich werde weiterhin sehr intensiv Sport treiben und meine Muskulatur und Fitness auf Vordermann bringen. Mit gesunder Ernährung, unterstützt durch Ernährungsergänzungsmittel, werde ich gezielt versuchen, meine Blutwerte zu verbessern. Raphi wird mich in dieser Sache maßgeblich beraten und unterstützen. Anhand der Laborwerte können wir dann kontrollieren, wie die Maßnahmen wirken.

Ich kann mit den jetzigen Ergebnissen voll zufrieden sein und dankbar. Am Donnerstag habe ich mich das erste Mal nach der Fastenkur wieder gewogen: Ich habe zwei Kilo zugelegt und denke, das ist normal. Bin gespannt, wie es weitergeht.

Das ist der offizielle Text aus dem Internet-Tagebuch, dem Blog. Was war wirklich los in Kassel? Ich musste doch recht massiv einfordern, dass die Untersuchungstermine eingehalten und realisiert wurden. Es war, nach meiner Auffassung, nichts vorbereitet. Man wusste überall, dass ich komme, aber beim CT und bei der Nierenprüfung gab es keine Termine. Ich dachte, ich bin im falschen Film. Bei der Visite habe ich dann gefordert, dass die Untersuchungen am Freitag durchgeführt werden, weil ich wieder nach Hause muss. Ich hatte mich schließlich Anfang Januar angemeldet! Der Arzt hat fast seine Fassung verloren, aber das war mir egal. Ich musste Druck machen, sonst wäre ich möglicherweise ohne Untersuchungen wieder abgefahren. Es hat ja dann auch alles geklappt!

Sa./So., 23.-24. Februar. 6 km gelaufen. Es war ein sehr schönes Wochenende in Cottbus mit gelungenem Engel- und Teufelauftritt von Uli und mir samt Quetschen bei Uschi und Norberts Feier. Nachmittags zu Hause den Saunaofen angeheizt und noch eine Runde (20 km) mit dem Rad gefahren. Raphi kam mit Noah zum Abendbrot und wir haben die Vitamintherapie durchgesprochen. Es scheint eine gute Methode zu sein, um das Krebsrisiko in Grenzen zu halten. Kostet aber einiges! Aber was ist Geld im Gegensatz zu einer stabilen Gesundheit. Mit Sauna haben wir den Tag beschlossen.

Mo., 25. Februar. Drei-Kilometer-Runde, ich hatte mit der Luft Probleme. Das merkte ich schon gestern Abend, beim Treppensteigen. Also müssen meine Blutwerte noch schlechter geworden sein. Um 10 Uhr Massage und ich habe sagen müssen, dass es schlechter geworden ist mit dem Arm. Die Therapeutin meinte, wir machen heute noch einmal dieselbe Methode, und wenn es dann wieder schlechter wird, werden wir uns etwas anderes einfallen lassen. Nachmittags den Apfelbaum im Garten gefällt, um Baufreiheit für den Sickerwasserteich zu schaffen. Das hat mir Spaß gemacht, aber nach der Aktion war ich ganz schön geschafft. Einkaufen. Es hat dann gereicht und ich war froh, im Sessel sitzen zu können. Ich muss noch viel tun, um körperlich fit zu werden.

Di., 26. Februar. Heute habe ich mich auf die 6-km-Strecke gezwungen. Es war nicht ganz so schlimm wie gestern, aber ich habe für die Strecke zehn Minuten länger gebraucht. Als ich mich heute Morgen gewogen habe, bin ich aus dem Staunen fast nicht mehr herausgekommen. Plus fünf Kilo nach dem Fasten! Ich glaub es nicht. Ab sofort nur noch Teelöffelmaße beim Müsli und Freitagabend nur eine Schnitte und Sonntag nur ein Brötchen, besser zwei Vollkornbrot-Schnitten. Also man muss derart aufpassen, sonst ist man schnell wieder bei den alten Bedingungen und das darf nicht und niemals wieder so sein! In der Firma die Reste vom Baum geschreddert. Am Nachmittag im Fitnessstudio drei Runden gemacht. Dann noch den allerletzten Rest im Garten. Am Abend war ich wieder groggy, hatte Kopfschmerzen und zu nichts mehr Lust außer Sessel und Fernsehen.

Mi., 27. Februar. 6 km. Gestern habe ich einen Sägebock gebaut für die Holzaktion. Nach dem Mittag gleich mal ausprobiert und ich muss sagen: geht gut. Nur mit den Sägen muss ich mir was einfallen lassen. Motorsäge scheint besser zu sein, muss nur eine richtig flott machen und die Kette regelmäßig spannen. Mehr als eine Kiste habe ich bereits am Nachmittag noch gesägt. Abendbrot. Kerzenwerkstatt – die Rollen funktionieren jetzt einwandfrei.

Do., 28. Februar. Schwimmen in Wurzen – es war voll wie nie, aber der schnelle Opa war nicht da und so war es zum Aushalten, jeder nahm ein wenig Rücksicht. Am Nachmittag im Fitnessstudio drei Runden geschafft. Maria hat den Noah aus dem Kindergarten abgeholt. Ich habe Abendbrot gemacht, weil zeitig Essen angesagt war. Im PEP-Einkaufszentrum den Stand für die Handwerkerschau aufgebaut. Hat alles prima geklappt.

Fr., 29. Februar. 3 km. Der Speiseplan für nächste Woche war nicht fertig und deshalb konnte kein Einkaufszettel gemacht werden. Also bin ich nur die kleine Tour gelaufen, habe den Speiseplan und den Einkaufszettel geschrieben. In die Firma und dann zur Handwerkerschau ins PEP. Bei der Eröffnung wurden wir durch Matthias Berger erwähnt und benannt und wegen des Entenhauses in den Vordergrund gestellt. Gut gemacht, es wurde bei den Leuten registriert. Der Tag war ganz gut, einige Gespräche und auch Termine. Tobi hat am Entenhaus geklempnert und die Leute konnten zuschauen. Um 17 Uhr bin ich dann weg mit Maria zum Einkauf.

Sa., 1. März. Ab 5 Uhr konnte ich nicht mehr schlafen, bin um 5.30 Uhr aufgestanden. Nach dem Teekochen ging es auf die lange Laufstrecke. Ich war gerade wieder zu Hause, als Regen, Hagel und Gewitter losging. Es hat alles im Leben seinen Sinn! Frühstück mit Schabefleisch und Brötchen. Im Anschluss wieder Handwerkerschau. Auch heute ist es sehr gut für uns gelaufen und wir sind mit dem Ergebnis zufrieden.

So., 2. März. Morgenlauf 6 km. Tobi war mit Elias in der Kirche und anschließend bei Mutter Klink. Ich habe in der Zeit Mittagessen gekocht: Wildlachs im Gemüsebeet. Hat sehr gut geschmeckt. Um 13 Uhr letzte Schicht Handwerkerschau: war praktisch umsonst. Leute waren sehr viele, aber für uns hat sich keiner interessiert. Nur Kaufen war wichtig. Ich habe ein Straußenei gekauft und das gab es dann zum Abendbrot. Wir waren fünf Leute und hatten ordentlich zu tun!

Mo., 3. März. 6 km. Mit Maria ins Büro, um 10 Uhr Massage. In Naunhof Dachcheck, wo aber nichts für uns rüberkam. Schmali war bei uns und wir haben über unsere Versicherungen besprochen. Am Abend Kerzenwerkstatt, habe eine Kerze für Bernd zum *Sexzigsten* gebastelt.

Di., 4. März. Ein herrlicher Morgen mit Sonnenaufgang hat mich bei meiner Runde begleitet. Kann es einen schöneren Anfang für den Tag geben. Im Moment brauche ich das, denn mein Stimmungsbarometer ist ziemlich weit unten. Warum, das weiß ich nicht so richtig und die notwendige Energie, um es wieder nach oben zu bringen, fehlt mir manchmal. Es ist vielleicht die Gesamtsituation. Ich fühle mich ganz fit, bin es aber im Grunde noch nicht. Mit der Arbeit müsste ich langsam beginnen, habe aber nicht die richtige Lust und es gibt immer noch Arzttertmine, Physiotherapien und Krankenhausaufenthalte, die nicht gerade förderlich sind, das Ruder wieder zu übernehmen. Maria ist schon ein wenig ungeduldig und das mit Recht! Ich muss das alles verarbeiten und bin deshalb vielleicht auch ein wenig niedergeschlagen. Es gibt nur einen Weg: Ich muss daran arbeiten und muss da durch! Am Vormittag Kundentermin nach der Handwerkerschau. Jetzt müssen wir nach einer kostengünstigen Variante für diese Scheune suchen. Am Nachmittag im Fitnessstudio drei Runden gedreht. Es geht ganz gut, obwohl ich kaum Fortschritte feststellen kann. Auch hier ist Geduld gefragt! Am Abend noch 12 Kerzen gebastelt.

Mi., 5. März. 6 km. Früh in der Firma, Physiotherapie. Ich kann keine Besserung feststellen, im Gegenteil, meine linke Schulter schmerzt wieder mehr. Die Physiotherapeutin meint aber, das sei normal. Ich muss ihr erst einmal glauben. Im Garten den Kompost durch die Gabel geschüttelt und den Kübel neu bestückt. Am Nachmittag Kundentermin in Nerchau, ist aber nur eine Kleinigkeit. Hat sich auf der Handwerkerschau größer angehört. Am Abend in der Kerzenwerkstatt 12 Kerzen gebastelt.

Do., 6. März. Wiegen: Mit 91,2 Kilo habe ich jetzt wieder ein Kilo weniger als vorige Woche. Wenn ich mich weiter so zusammenreiße mit der Verpflegung, dann bin ich sicher auf dem richtigen Weg. Ich würde es mir sehr wünschen! Schwimmen in Wurzen. Am Abend war ich im Lions Club. Uwe hatte mich gefragt, ob ich über meine Krankheit berichten wolle, und ich habe zugesagt. Eine Stunde haben alle interessiert zugehört. Im Anschluss kam die Meinung auf, ich sollte ein Buch schreiben.

Fr., 7. März. Heute Morgen musste ich erst einmal den Speiseplan aufstellen, damit wir die Einkaufsliste machen konnten. Dann laufen. In die Firma, 11 Uhr Massage. Weil das Schultergelenk so schmerzt, wollte ich schon absagen. Nächste Woche hat die Therapeutin Urlaub und ich bin verschont. Mal sehen, wie es mir geht. Am Nachmittag Fitnessstudio: drei Runden Zirkel. Mit Maria einkaufen. Maria ging dann zum Frauengebetsabend und Michi und ich haben schön Abendbrot gegessen. Eigentlich sollte ich in der Kerzenwerkstatt zu tun haben, aber ich habe keine Lust.

Sa., 8. März. 6 km im Regen und es hat trotzdem Spaß gemacht. Fleischer, Bäcker. Habe bei Keller Kalbsleber bekommen und Kalbsschnitzel war ebenfalls kein Problem! Habe 45 Euro bezahlt, wenn das kein Geschäft ist, um sich einen Kopf zu machen, dann fällt mir nichts mehr ein! Mit Michi zur Automesse nach DD. Peter Niedergesäß hat ausgestellt und wir haben mal geschaut. Michi hat ebenfalls großes Interesse gezeigt. Soll er nur! Am Nachmittag war dann die Geburtstagsfeier von Bernd im *Gaumenfreuden* und es war einfach superklasse. Ganz exzellente Speisen und gute Geschmacksrichtungen. Es war ein sehr schöner Abend und wir danken für die Einladung. Möchte nicht wissen, was das kostet!

So., 9. März. Heute beizeiten aufgestanden und den Kerzenverkauf in unserer Kirche vorbereitet. Wurde gut angenommen und ich muss diese Woche fleißig neue Kerzen herstellen. Zum Mittag habe ich Kalbsleber gebraten und es war ein superlecker Essen! Den Nachmittag mit Saunaheizen, Kerzenbasteln und anderen Beschäftigungen herumgebracht. Eine kleine Fressattacke hat mich wieder heimgesucht. Die Versuchung ist groß, bei Kuchen und Nüssen. Ich muss aufpassen, dass mich der alte Trott nicht wieder einholt. Wie es scheint, sind der Freitagabend, Sonnabend und Sonntag die gefährlichsten Zeiten. Alle anderen Tage sind umgestellt, diese Tage nicht so konsequent. Also sei wachsam! Am Abend Sauna.

Mo., 10. März. Heute Morgen 3-km-Lauf, weil die Zeit knapp war und ich wieder sehr kurzatmig. Warum nur meine Blutwerte nicht besser werden? Für die Firma Termin bei der Eberstation in Prösitz – beim Herumgehen einige Löcher im Dach gefunden. Holz nach Hause gefahren – jetzt ist das nächste Jahr gesichert. Abendbrot – Wolfgang war da und hat übernachtet.

Di., 11. März. Da ich heute noch aktiv bin beim Holzspalten, bin ich nur drei km gelaufen. Unterwegs Uli getroffen und wir haben ein wenig über Krankheit geredet. So richtig ist bei dem auch noch nicht alles in Ordnung. Aber er tut nichts, um sich fit zu machen. Eigentlich schade! Holz spalten ging ganz gut. Eine Kiste ca. 2 Stunden, also bei 11 Kisten sind das dann 22 Stunden. Drei Kisten sind schon geschafft.

Mi., 12. März. Heute Morgen konnte ich nicht mehr schlafen und bin dann aufgestanden und gleich laufen gewesen, 6 km. Mit der Stirnlampe ging das ganz gut und auf dem Rückweg habe ich die schon nicht mehr gebraucht. Kerzenwerkstatt – ich habe die Osterkerzen fertig. Nun noch die anderen Kerzen und der Kerzenverkauf am Sonntag in Naunhof kann stattfinden. Noah war heute Nachmittag bei uns. Ich habe gebratenes Gemüse gemacht. War wieder lecker. Friseur, anschließend keine Lust auf Kerzen. Beim Fernsehen hat mich wieder die Fresslust gepackt. Da muss ich aufpassen!

Do., 13. März. Das Schwimmen war heute super. Wenig Leute und viel Platz. Danach Büro. Günter war bei mir und wir haben lange gequatscht. Deshalb musste ich das Fitnessstudio absagen, um die Sachen zu erledigen, die ich nicht geschafft hatte.

Fr., 14. März. Wiegen gestern vergessen aber heute nachgeholt: Ich bin stolz darauf, dass ich nicht zugenommen habe. Stabil 90 Kilo! Heilpraktiker mit Raphi. Wir haben alles Mögliche getestet und neben den Vitaminen muss ich noch ein homöopathisches Mittel nehmen und Enzyme (ehemals bekannt als Schlangengift), was mir Raphi einmal in der Woche spritzt. Nach dem Mittag war ich Holz spalten. Am Abend haben wir die erste Vaillant-Besichtigung gemacht und noch zwei Angebote weggeschafft. Freitagsabendbrot, Kerzenwerkstatt. Heute kam mir der Gedanke, mit dem gehackten Holz einen Holzschober zu bauen. Im Internet habe ich eine Bauanleitung gefunden.

Sa., 15. März. In der Nacht musste ich öfter raus und nach dem letzten Mal konnte ich nicht mehr einschlafen. So bin ich um 4.30 Uhr aufgestanden und habe in der Kerzenwerkstatt gearbeitet. 6 km laufen. Am Vormittag Besichtigungstermin. Dann war ich Holz spalten. Am Nachmittag wieder Holz spalten und am Abend Sauna.

So., 16. März. Heute Morgen nicht laufen gewesen, weil ein Tag Ruhe auch mal ganz gut ist. In Naunhof haben wir Kerzen verkauft und hatten vorher eine Palmsonntags-Liturgie vom Feinsten. Gute 1,5 Stunden! Aber trotzdem haben wir um 13 Uhr zu Mittag essen können. Beim Kaffee die letzten Stücke Christstolle verdrückt. Modeschau im Ankleidezimmer: Jetzt habe ich noch eine Hose, drei Hemden mit langen und zwei mit kurzen Armen im Schrank. Es ist viel Platz für Neues!

Mo., 17. März. Heute habe ich mein Programm umgestellt. Um 5 Uhr aufstehen, Tee kochen, Brote schmieren und Müsli vorbereiten. Kurz vor 6 Uhr auf die Laufstrecke, denn es ist schon hell, 6 km. 7.15 Uhr bin ich dann mit allen Übungen fertig und ich muss sagen: Heute war ich gut drauf! Es ist wohl besser, wenn man vor dem Frühstück auf die Laufstrecke geht. Am Nachmittag habe ich das Holz fertig gespalten, jetzt sind nur noch Reste zu verarbeiten und dann habe ich es geschafft.

Di., 18. März. Bei schwieriger Strecke, es hat wieder mächtig geregnet, bin ich meine 6 km gelaufen. Am Vormittag Blutkontrolle bei Dr. E.: Es sind die ersten kleinen Verbesserungen zu erkennen. Darüber freue ich mich besonders. Raphi kommt jetzt alle vier Tage zum Spritzen und ich bin guter Dinge, dass wir mit den Maßnahmen auf dem richtigen Weg sind. Am Nachmittag Fitnessstudio und auch hier stelle ich kleine Verbesserungen fest. Es ist sehr mühsam und die Fortschritte sind sehr klein, aber sie sind da!

Mi., 19. März. Tiefer Wintereinbruch und ich bin durch eine bezaubernde Winterlandschaft gewandert, 6 km. Ich habe meine neuen Wanderschuhe ausprobiert und die sind einfach klasse! Sehr griffig die Sohle und ich trage keine Einlagen und kann super laufen. Am Vormittag Büro, am Nachmittag das restliche Holz gespalten und mit dem Sägen begonnen. Ich freue mich schon auf den Bau des Holzschobers. Abendbrot. Um 19 Uhr Freie Wähler mit Bürgermeister Matthias Berger. Wir haben uns gut unterhalten. Es ging um das, was in den vergangenen sieben Jahren gewesen ist und was für die Zukunft wichtig ist. Er wird unabhängig wieder kandidieren und wir unterstützen das. Er fragte mich, ob ich für den Kreistag kandidiere, aber das habe ich abgelehnt. Was ich im kommenden Jahr bei der Stadtratswahl machen werde, weiß ich auch noch nicht. Erst einmal muss ich wieder in meinem Unternehmen tätig werden und das auf Vordermann bringen.

Do., 20. März. Wiegen – ich war überrascht, denn ich bin auf 89,3 Kilo und das zeigt, dass wir mit unserem Speiseplan richtig liegen. Darüber freue ich mich ganz besonders! Schwimmen – es waren so wenig Leute, dass es absolut Spaß gemacht hat, obwohl ich das Gefühl hatte, nicht so recht vom Fleck zu kommen. Lag vielleicht auch daran, dass gute Schwimmer da waren und ich einfach noch zu lahm bin. Aber meine 45 Minuten habe ich abgespult! Nach dem Abendbrot ging es in die Kirche und im Anschluss haben wir noch ordentlich Kerzen verkauft. Bis heute sind 650 Euro zusammengekommen. Eine schöne Summe. Vor der Osternacht werden wir noch einmal verkaufen.

Karfreitag. Gut ausgeschlafen ging es in den Tag. Ich möchte heute fasten und nichts essen. Was ist das schon, wenn man 42 Tage hinter sich hat?! Ich bin am Vormittag den Radweg 32 km abgefahren, wo wir am 31. März den Betriebsausflug machen wollen! Manche Poller müssen raus und einige kann man umfahren. Erster Halt kann in Nerchau sein, Brunnen besichtigen. Zweiter Halt an der Hütte, Picknick. Auf dem Rückweg eventuell beim Schützenverein schießen und dann über Bahren nach Grimma. In *Vogels Ballhaus* dann ein zünftiges Abendessen, z. B. Schlachteplatte. Das wird gut! Zu Hause habe ich mich erst mal am Kamin aufgewärmt.

Um 15 Uhr waren wir in der Frauenkirche zur Karfreitags-Passion. Eine wirklich gute Möglichkeit der Meditation. Maria kam dann auf die Idee, Felix und Manu einen Besuch in ihrer neuen Wohnung zu machen. Ich habe gleich eine Palette Holz eingepackt, als Einzugsgeschenk. Eine schöne Wohnung in einem sehr schönen Haus. Vorbereitungen für den Betriebsausflug getätigt. Außerdem mussten noch die Fotos ausgesucht und ausgedruckt werden, die ich Maria zu Ostern schenken wollte.

Sie möchte im Hausflur neue Bilder haben. Es ist sehr spät geworden.

Sa., 22. März. Früh gleich laufen gewesen, 6 km, dann Fleischer und Bäcker. Frühstück, Einkauf. Die Bilder für Maria fertig gerahmt. Nach dem Mittag Eierfärben. Tobi, Peggy und Elias waren gekommen und wollten zwischen zwei Partys ein wenig Pause machen. Vor der Osternacht haben wir noch einige Kerzen verkauft. Mit dem Ergebnis können wir wohl zufrieden sein. Osterfeier im Pfarrsaal.

Ostersonntag. Es schneite und so bin ich wieder durch eine schöne Winterlandschaft gewandert, 6 km. Tobias hat bei uns übernachtet und kam zum Frühstück runter. Maria hat sich über die Bilder gefreut. Zum Mittag gab es Makkaroni nach einem neuen Rezept. Es war das Abschiedsessen für Michi, er ist dann am Nachmittag nach Taizé gefahren. Wir waren allein und haben die Sauna angeschmissen. Ich bin das erste Mal nach der Sauna ins Regenfass gestiegen!

Ostermontag. Heute war großer Familientag bei uns. Kirche ist aus organisatorischen Gründen ausgefallen. Zum Mittag gab es Wildlachs auf Gemüsebeet. Bis auf Michi waren alle da, mit Elias und Noah. Danach ging es nach Dornreichenbach in den Streichelzoo. Auch das war sehr schön. Die Sonne hat sich ebenfalls sehen lassen und so konnte man die niedrigen Temperaturen aushalten. Zu Hause war dann Kaffee und bis auf Tobi mit Familie sind alle danach verschwunden. Es war ein sehr schöner Tag und wir hatten viel Freude miteinander.

Di., 25. März. Gestern Abend gab es rote Beete und die scheinen mir auf den Magen geschlagen zu sein. Ich habe Flitzkacke, aber der Morgenlauf fand statt, 6 km. Es ging auch alles gut. Aber vielleicht habe ich mich schlichtweg überfressen. Ich hatte gestern Abend wieder eine Fressattacke. Ich muss unwahrscheinlich auf Disziplin achten! Sobald ich aus dem Täglichen ausbreche, besteht die Gefahr, in mein altes Fahrwasser zurück- zufallen. Bin gespannt, was die Waage sagt am Donnerstag! Den Ausflug am Montag habe ich vollständig vorbereitet. Am Nachmittag im Fitnessstudio drei Runden absolviert. Es geht jetzt schon ganz gut und ich kann auch schon ein paar Kilo mehr auflegen. Na bitte!

Mi., 26. März. Wie gewohnt ging es heute wieder auf die 6-km-Piste. Mein Stimmungsbarometer ist weit unten. Vielleicht hängt das mit meinem Vorhaben Jakobsweg zusammen, was ich nun hätte beginnen wollen. Kann sein! Unterwegs kam mir der Gedanke, ich könnte die Strecke (ca. 800 km) auch hier zu Hause laufen. Wo ich laufe, ist egal, entscheidend ist, dass ich laufe. So könnte ich jeden Tag nach Wurzen laufen (hin und zurück ca. 35 km). Das wären dann 23 Tage. Oder ich laufe jeden zweiten Tag nach Rochlitz (hin und zurück ca. 50 km). Oder ich laufe nach Wechselburg (eine Strecke ca. 40 km), da müsste ich natürlich übernachten, bevor ich wieder zurücklaufe. Das muss ich mir noch einmal alles überlegen. Aber es wäre eine Alternative!

Heute bei Ute Finsterbusch eine Hose und einen Pulli gekauft. Es war einfach fantastisch. So von der Stange zu kaufen und dass es passt! Es gab eine gute Beratung und wir haben uns eine Stunde unterhalten. War interessant. Ich hatte Sachen bei Walbusch bestellt, aber die sind nicht gekommen und das sollte so sein. In Zukunft werde ich bei Ute meine Sachen holen.

Do., 27. März. Schwimmen war heute wieder besser besucht, aber es hat Spaß gemacht und ich hatte das Gefühl, flotter unterwegs gewesen zu sein. Frühstück, Holz gemacht. Mit dem Bau des Holzschobers bin ich jetzt über einen Meter hoch. Innen ist er noch hohl, aber über die Hälfte des Holzes ist verarbeitet. Sieht ganz gut aus. Am Abend war noch eine Veranstaltung vom BVMW, zu der ich mich angemeldet hatte, aber ich war doch geschafft vom Tag und bin nicht gefahren. Uli habe ich angerufen und ihn für die 20-Jahr-Feier eingeladen. Er hat es sich notiert und man wird kommen. Lisa kam noch zu Besuch und wir haben gequatscht. Dann kam ein Anruf von Pfarrer Marschner, er muss Michi nach Hause schicken, er hat wiederholt die Regeln gebrochen und sich nicht an Abmachungen gehalten. Alkohol war mit im Spiel. Alternativ müsste ich ihn abholen, aber dann bin ich zwei Tage unterwegs und am Sonntag ist sowieso Schluss. Ich habe auch mit Michi gesprochen und ihm gesagt, wenn es nur noch eine Beschwerde gibt, kann er seine Fahrschule vergessen.

Fr., 28. März. So richtige Lust hatte ich heute nicht, denn ich merkte gestern noch in meinen Knochen, aber es gilt keine Entschuldigung – 6 km. Anschließend war ich froh, dass ich gelaufen bin, und ich war nicht schlecht unterwegs. Heute war dann wieder Holz dran. Sägen und Holzschober bauen. Ich bin jetzt auf Augenhöhe und werde nun mit dem Dach beginnen. Das nächste Projekt ist der Teich für das Regenwasser in der Firma. Am Nachmittag einkaufen. Raphi, Noah und Lisa kamen zum Abendessen. Maria war mit Lisa zu Ikea gefahren. Da muss ein Mann nicht mit!

Sa., 29. März. Heute Morgen habe ich es gewagt und es das erste Mal mit Joggen probiert. Ich hatte ganz schön zu tun, weniger von der Luft her, mehr fehlte die Kraft in den Beinen. Aber ich habe die drei Kilometer durchgehalten und war fünf Minuten schneller als mit Nordic Walking. Immerhin! Das wird schon. Dann wollte ich zum Fleischer und zum Bäcker fahren und bin die Treppe runtergeflogen. Das tat vielleicht weh! Ich glaube, weil ich 45 Kilo leichter bin, habe ich mir nichts gebrochen! Aber die Prellungen reichen auch schon. Wird eine Weile dauern, bis die Schmerzen aufhören. Vor allem meine linke Schulter hat wieder ordentlich was abbekommen. Es soll einem nicht zu gut gehen! War trotzdem einkaufen.

Nach dem Mittag sind wir mit dem Lions Club in den Tagebau gefahren. War sehr interessant und man hat jetzt mal eine Vorstellung von den Massen Braunkohle, die da bewegt werden. Am meisten habe ich gestaunt, dass wir noch über so viele

Kohlevorkommen verfügen. Es ist auch erstaunlich, was aus den alten Tagebaulöchern gemacht wurde. Neuseenland ist eine Wortschöpfung, aber sehr passend! Lisa war mit und es war ein sehr schöner Tag.

So., 30. März. Heute kein Sport, einmal muss Pause sein und außerdem muss ich meinen Sturz erst einmal verkraften. Nach der Kirche sind Maria und ich noch mal Brücke – Brücke gelaufen. Es war sehr schön. Zum Mittag Putenstreifen mit Ananas und Linsen. Sehr lecker. Am Nachmittag Sauna geheizt und einiges im Garten gemacht. Der Baumarkt war geöffnet, mit 10 Prozent Rabatt, und da habe ich noch ein Regenfass, 300 Liter, als Tauchfass geholt. Die hat beim Kassieren den Deckel nicht berechnet und so habe ich fast 10 Euro gespart! Michi kam um 2 Uhr aus Taizé zurück und wir mussten deshalb so lange wach bleiben.

Mo., 31. März. Wegen der kurzen Nacht und weil wir uns den ganzen Tag auf dem Siebenrad bewegen werden, ist der Sport heute Morgen ausgefallen. Um 9.30 Uhr haben wir uns an *Vogels Ballhaus* getroffen und es ging zu Fuß an die Steinbrücke. Dort wartete schon das Siebenrad auf seine Bezwinger. Die Begeisterung hielt sich in Grenzen, aber nachdem Mützen, Rucksäcke und Aufgaben verteilt waren, fuhren wir auf dem Radweg Richtung Wurzen. Wir hatten gute Stimmung an Bord und es hat allen Spaß gemacht.

Hinter Dehnitz war Mittagspicknick. Auf dem Rückweg haben wir in Nerchau mit Harald geschossen. Schützenkönig wurde Heiko. Gegen 17 Uhr waren wir dann pünktlich in *Vogels Ballhaus* zur Schlachteplatte. Es war ein schöner Tag, es hat gefallen und Spaß gemacht und uns einander ein wenig näher gebracht.

Kapitel 19.

Auf der Zielgeraden – mit Feuerwerk!

Erst Rippe kaputt, dann das Bein – irgendwas ist immer. Aber ich hab wieder Visionen, kann so langsam den Endspurt starten. 20-jähriges Betriebsjubiläum mit Feuerwerk. Ich bin mir sicher: Es wird alles ...

Fr., 11. April. Am 1. April bin ich Motorrad gefahren und hatte zu Hause 600 Kilometer auf der Uhr. Mittwochabend dann plötzlich Schmerzen im Rücken. Hatte wohl das Biken etwas übertrieben, dachte ich. Dann sind wir Donnerstag an den Bodensee gefahren und am Montag wiedergekommen. Es ging mir mal besser und mal schlechter, besonders schmerzhaft war es im Liegen. Dienstag hat mich Raphi untersucht und musste feststellen, dass eine Rippe gebrochen ist. So ca. vier Wochen werde ich damit zu tun haben, aber 1,5 Wochen davon sind ja schon um. Das Joggen muss nun wieder warten, aber Nordic Walking geht ganz gut und seit zwei Tagen laufe ich wieder täglich meine sechs Kilometer.

So., 20. April. Meine gebrochene Rippe ist wieder in Ordnung. Am Donnerstag war ich zur Blutkontrolle: Am stärksten gestiegen sind die Leukos von 3,1 auf 5,2. Hier bin ich schon einmal aus dem roten Bereich raus! Die Thrombos von 114 auf 128, also steigende Tendenz. Der Hb-Wert tut sich am schwersten und verbessert sich nur in Zehntelschritten von 6,6 auf 6,7, aber auch steigende Tendenz. Also sollte ich zufrieden sein und bin es auch. So sind wir doch mit unseren Maßnahmen auf dem richtigen Weg.

Am Donnerstag war Wiegetag und ich bin wieder bei meinem Gewicht von 88 Kilogramm, wie nach der Fastenkur. Durch unsere Ernährungsumstellung also auch ein Erfolg und ein weiterer Schritt in Richtung Normalgewicht. Übrigens ist bei meiner Frau der gleiche Effekt zu beobachten. Ein schöner Lohn dafür, dass wir es gemeinsam tun.

Seit Donnerstag habe ich mit einer Sehnenscheidenentzündung in der linken Wade zu tun. Sehr unangenehm und mein Lauftraining muss ausfallen. Heute geht es schon wieder besser. Wenn einmal der Wurm drin ist! Rippe gut – Bein kaputt, irgend etwas ist immer!

Mi., 23. April. Seit gestern bin ich wieder in Kassel, zur Kontrolle. Ultraschall, CT, EKG und Blutwerte, alles im grünen Bereich. Keinerlei Anzeichen für einen erneuten Tumor. Heute Morgen wurde die Schiene entfernt, was nicht so ganz angenehm war, und nun müssen wir abwarten, wie die Niere darauf reagiert. Ich bin dankbar für die Ergebnisse bis hierher und alles andere wird auch gut! Das Wetter ist auch super und so werde ich die Tage hier mit Spazierengehen genießen.

Sa., 26. April. Zuerst die schlechte Nachricht: In der Niere hat sich wieder ein Rückstau gebildet. Jetzt die gute Nachricht: Heute bin ich joggenderweise 6 km am Stück gelaufen in 45 Minuten. Der Professor hat mit mir ein Abschlussgespräch geführt. Auf eine erneute Tumorerkrankung gibt es keinerlei Hinweise und alles ist in bester Ordnung. Ob und wie lange die Niere überleben wird, kann er nicht sagen, muss weiter beobachtet werden und man wird sehen. Die weiteren Nachsorgeuntersuchungen können in Leipzig gemacht werden. Ich bin sehr zuversichtlich, dass wir das mit der Niere auch hinbekommen, und alles wird gut! So langsam werde ich auch schon wieder in meiner Firma tätig, und worüber ich mich am meisten freue, ich habe wieder Visionen. Ich glaube, das Ziel-Transparent auf meiner Zielgerade schon sehen zu können! Also kann ich so langsam den Endspurt starten.

Do., 8. Mai. Im Oktober vor zwei Jahren hatten wir das letzte Mal ein paar Tage Urlaub gemacht. Nun ist es endlich wieder so weit und wir fahren einige Tage nach Hameln und dann eine Woche nach Irland. Dort werden wir mit einem Hausboot auf dem Shannon von Ballinasloe nach Ballinamore fahren. Darauf freue ich mich sehr.

Mit dem Jogging klappt es auch jeden Tag, mal fällt es mir leichter und mal muss ich mich anstrengen, um die Strecke von 6 km zu absolvieren. Ich brauche dazu 45 Minuten und kann diese Zeit aber auch nicht verbessern. Manchmal fahre ich am Abend mit dem Fahrrad, je nach Stimmung und Laune, eine 10- oder 20-km-Runde. Mit dem Fitnesstraining habe ich noch nicht wieder begonnen.

Nach dem Urlaub werde ich noch einmal für ein paar Tage ins Krankenhaus gehen. Ich muss mir meinen Narbenbruch reparieren lassen. Mit meiner Niere habe ich keine Schwierigkeiten und sie wird regelmäßig mit Ultraschalluntersuchung kontrolliert. Ich trinke sehr viel Tee, nehme weiterhin meine Vitamine und einmal habe ich eine Ozon-O_2-Therapie mit Eigenblutbehandlung machen lassen. Das tat mir sehr gut und meine Blutwerte verbessern sich langsam. Diese Ozontherapie werde ich jetzt regelmäßig wiederholen.

In meiner Firma bin ich mit der Vorbereitung unserer Feierlichkeiten zum 20-jährigen Betriebsjubiläum beschäftigt. Vorher machen wir noch eine Ausstellung in der Sparkasse, denn Klappern gehört zum Handwerk.

Di., 27. Mai. Wie immer sind die Urlaubstage viel zu schnell vorbei. Als wir nach Irland geflogen sind, hatte ich meine erste tolle Erfahrung. In dem Flugzeugsessel hatte ich richtig Platz, brauchte keine Gurtverlängerung und den Tisch konnte ich auch herunterklappen. Mit dem Hausboot auf dem Shannon war es sehr schön. Man kommt zur Ruhe, kann die Landschaft genießen, die ganz langsam an einem vorüberzieht, und ich musste immer wieder daran denken, wie dankbar ich sein kann, dass ich dazu wieder in der Lage bin.

Wieder zu Hause, habe ich gleich mit dem Joggen angefangen. Bin gespannt, wann ich die Strecke in einer Stunde schaffen werde. Dann kann ich meinen ersten Halbmarathon laufen, 20 km.

Fr., 6. Juni. Von Donnerstag bis Sonnabend voriger Woche war ich auf Motorradtour. Siebzehn Maschinen im Elbsandsteingebirge und Oberlausitzer Bergland. Bei herrlichem Wetter hat es viel Spaß gemacht. Jetzt muss ich sehen, dass ich die ganzen Kalorien wieder abbauen kann – Biker halten an jeder Eisdiele. Auch abends gab es sehr gutes Essen und das eine oder andere Bierchen.

Beim Chirurgen habe ich meinen Narbenbruch vorgestellt und sofort eine Bauchbinde verpasst bekommen. Es ist noch eine OP notwendig und es werden zwei Gitter eingesetzt. Eine weniger gute Nachricht, ich soll nicht mehr schwer heben, sonst kann der Bruch immer wiederkommen. In meinem Beruf geht das gar nicht, ich kann es nur einschränken.

Fr., 20. Juni. Meine Orthopädin hat mir Physiotherapie verordnet, damit ich an meiner Haltung arbeiten kann. Anscheinend hat die Krankheit mich doch etwas gebeugt. Lauf- und Zirkeltraining betreibe ich weiterhin sehr intensiv, Schwimmen wird jetzt von der Halle in den See verlegt. Mit dem Mountainbike bin ich noch zusätzlich unterwegs. Seit einiger Zeit lasse ich regelmäßig eine Ozontherapie machen und das tut mir gut. Ich bin dadurch belastbarer, habe nicht so schnell Luftnot und kann im Training mehr leisten. Die Blutwerte Hb und Leukos steigen ganz langsam an, aber die Thrombos sind wieder gefallen. In einer Woche ist unser 20-jähriges Betriebsjubiläum und bis dahin gibt es jetzt noch viel zu tun. Ich finde es einfach toll, dass ich mich so um alles kümmern kann!

So., 29. Juni. Wir hatten eine wunderschöne Jubelparty. Als größte Überraschung, auch für uns, gab es ein Feuerwerk vom Feinsten. Wenn nur ein Bruchteil aller guten Wünsche in Erfüllung geht, dann kann die Zukunft nur noch positive Überraschungen bieten.

Hannes als Blogger

Immer wenn Maria mich besuchen kommt, bringt sie Grüße und gute Wünsche mit, von Freunden, Bekannten und Leuten, die einfach Interesse haben, wie es mir geht. Durch Gewerbeverein, Faschingsclub und Stadtrat bin ich natürlich bekannt wie ein bunter Hund. Das ist das eine – aber dass Menschen sich wirklich dafür interessieren, wie es mir geht, das berührt mich schon. Also überlege ich irgendwann, wie ich diesen Menschen mit geringem Aufwand ermöglichen kann, teilzuhaben an dem, was mir passiert. Mein Sohn Felix hat die Antwort: „Da muss man nichts erfinden, das gibt es schon" – und er richtet mir einen Blog im Internet ein.

Tagebuch schreibe ich schon seit einiger Zeit, also ist es für mich ganz einfach, alle paar Tage eine Zusammenfassung in den Blog zu stellen. Kleine Karten mit dieser Blog-Adresse werden an alle ausgegeben, die sich für mich interessieren und nach mir fragen. Jetzt können sie alles nachlesen. Und Maria ist dadurch auch ein wenig entlastet und muss nicht immer das Gleiche erzählen.

Ich bekomme auch Antworten und Reaktionen auf meine Berichte. Da meldet sich ein *Benny von der Olsenbande* (wir hatten einmal beim Fasching die *Olsenbande* als Thema):

Hallo Kjeld,

da ich nicht der Mann der großen Worte auf diesem Sachgebiet bin, rede ich ganz einfach so wie immer mit Dir, dass Du mich auch verstehst: „Hey Kollege, mach mal eine mächtig gewaltige Beeilung, dass Du diese Geschichte so schnell wie möglich hinter Dich bekommst, Du weißt, Egon sitzt wie immer im Knast, Dynamit-Harry ist vom vielen Tuborg besoffen und ich soll wohl jetzt allein den Zeitungskiosk in der Grimmaer Innenstadt ausräumen??? Aber hurry, hurry, hurry!"

Alle Olsenbanden-, Fürstenschüler-, Ghostbusters-, Hollywood-, Moulin-Rouge- und E(lf)volutions-Mitglieder drücken Dir ganz toll die

Daumen und warten auf Dich!
Da ich nicht der Krankenhaustyp bin, werde ich Dir auf irgendeinem Weg ein tolles Buch zukommen lassen, was Dich auf Deinem bevorstehenden Weg begleiten soll! Also Kopf hoch und gib Gas, dass Du schneller wieder dort rauskommst wie Egon aus dem Knast!!!
Dein Kumpel Benny

Hallo Kjeld,
na mein Alter, was muss ich denn wieder für Sachen von Dir hören bzw. lesen?! Schöne Scheiße (sorry, aber an dieser Stelle darf man das auch mal ausschreiben), dass der ganze Kladderadatsch wieder von vorn losgeht, ich und sicherlich auch alle anderen vom MFC hatten sich schon wieder darauf gefreut, mit Dir gemeinsam auf der Bühne zu stehen.
Da ich aber weiß, dass Du ein Kämpfer bist, bin ich mir sicher, dass Du auch diesen Kampf gewinnen wirst. Doch bitte denk immer dran, lass Dir Zeit und sammle genug Kraft für die bevorstehenden schweren Tage, wir wollen doch alle, dass Du nicht wie Axel Schulz aus dem Ring steigst, sondern wie ein Muhammad Ali, „the Greatest" – als Sieger!
Ich werde mal wieder meinen Bücherschrank umgraben, sicherlich werde ich da wieder etwas für Dich finden. Die Macht und die Kraft sei mit Dir!
Dein alter Kumpel Beule!

Moin Du Kämpfer,
mal wieder ein kleines Zeichen von der Front an Dich, haben das zweite Veranstaltungswochenende mit einer guten Samstagsabendveranstaltung und einem grandiosen Kinderfasching beendet, mir hat nur in der Zirkusszene ein guter Clown gefehlt, aber ich hoffe, Du holst das nächstes Jahr alles nach! Bündle Deine Kraft und besieg den unsichtbaren Feind, wir sind in Gedanken immer alle bei Dir! Die Macht und die Kraft sei mit Dir !

Manchmal habe ich Tränen in den Augen, wenn ich solche Zeilen lese – aber aus Freude! Aus Freude über das Mitgefühl, das Mut-Zusprechen, die Anerkennung und die Tatsache: Sie haben mich nicht vergessen, mehr noch, sie denken an mich! Gute Gedanken können nämlich helfen, davon bin ich überzeugt. Einmal überraschte mich meine Tochter Raphi mit einem besonderen Beitrag:

Lieber Vati,

warum finde ich viele Parallelen zwischen Deiner Diagnose und meinem Sport? Ich möchte es Dir erklären: Habe mich entschlossen, endlich wieder mit dem Lauftraining zu beginnen, genau wie Du Dich entschlossen hast, Dich der Krankheit zu stellen. Der Anfang war schwer. Ich dachte: Ein schöner Fernsehabend wäre jetzt toll! Oder: Ach, morgen ist auch noch ein Tag! Am Ende besiegte ich doch den inneren Schweinehund und rannte los. Optimistisch und voller Elan lief ich meinem Ziel entgegen. Welches Ziel? Ein Marathon wird es sicherlich nicht werden.

Ein kleines Ziel sollte erreicht werden. Durchhalten: eine kleine Strecke schaffen. Ich vergleiche den Marathon mit Deiner Heilung. Ein Ziel, das man erreichen kann, was jedoch noch in weiter Ferne liegt. Den Anfang haben wir beide gemacht, nun müssen wir lernen, uns kleine Ziele zu setzen und diese zu erreichen.

Ich habe heute mein Ziel erreicht, habe durchgehalten, obwohl die Beine schwer waren, der Weg nicht immer eben und der Gedanke an Stehenbleiben groß war. Unterwegs, trotz Schweiß und schwerer Beine, konnte ich die schöne Natur genießen, hörte die Vögel singen und sah die Abendsonne sich im Wasser spiegeln. Aber Angst bekam ich auch, als es langsam dunkel wurde und es im Gebüsch, an dem ich vorbeirannte, raschelte. Du brauchst keine Angst zu haben, denn Du bist nicht allein. Deine ganze Familie steht an Deiner Seite, auch wenn Du sie nicht jede Minute um Dich hast. Wir alle denken an Dich und werden mit Dir kämpfen, egal ob der Weg eben oder hügelig ist.

Bald sind Noah und ich wieder in Ibbenbüren. Aber auch von dort will ich Dir ein Zeichen setzen. Vati, ich lauf für Dich!

Darüber habe ich mich besonders gefreut. Sie kämpft mit sich – für mich. So etwas bekommst du im normalen Leben nicht oder absolut selten gesagt. Das ist schon etwas ganz Besonderes. Als Jahre später mein jüngerer Bruder einen Schlaganfall erleidet und Monate lang mit dem Tode ringt, mache ich es auch so. Jeden Lauf und jede Fahrradmeile habe ich für ihn gekämpft, sozusagen in Solidarität.

Es schrieb auch eine Frau, Cathrine, der ich dann die Botschaft schickte: „Wir kennen uns nicht und werden uns sicher nie begegnen. Ich danke Dir für Deine Anteilnahme, Unterstützung und freundlichen Worte!" Was hatte sie mir geschrieben als Antwort auf: Dritter Tag Chemotherapie:
Potsdam sendet ein Lächeln über diese Nachricht :-)

Als Antwort auf: Erster Tiefschlag:
Stein für Stein bauen wir das ab – auch wenn es jetzt einen Rückschlag gab, den wir ernst nehmen müssen: Wir lassen uns nicht kleinkriegen! Potsdam ist bei Dir, Hannes.

Als Antwort auf: Die Lage bleibt ernst:
Komische Vorstellung, dass du vielleicht die Thrombozyten bekommst, die ich spende ... Ich geb mir Mühe!

Ein Dachdecker-Kollege der 100 TOP-Dachdecker Deutschland:
Hallo Hannes,
ich hatte Deinen Leidensweg erst nicht so richtig mitbekommen. Erst Klaus erzählte mir davon und dann selbstverständlich im Forum. Ich bewundere Dich, wie Du dich Deinen Herausforderungen stellst. Und nebenbei auch noch als Blogger agierst. Toll. Ich kann zwar nicht besonders helfen, aber Kopf hoch und alles Gute wünscht Dir und Deiner Familie
C. F.

Auch überregional wurde gelesen und so bekam ich aus meiner Geburtsstadt Cottbus gute Gedanken:

Hallo, lieber Hannes,

wir kennen uns aus Cottbus, haben mal von Ihnen Teer für unsere Gartenlaube bekommen. Ich verfolge mit Interesse Ihre Krankengeschichte. Wichtig ist wirklich, dass man schnell an den Arzt gerät, der eine gesicherte Diagnose stellt. Auch ich hatte im vergangenen Jahr eine Tumor-OP, die gut verlaufen ist, und ich brauchte zum Glück keine Chemotherapie. Ich wünsche Ihnen eine erfolgreiche, erträgliche Chemotherapie und Gottes Schutz und Segen, damit Sie für Ihre Familie und Arbeit bald wieder da sein können.

Liebe Grüße, Christine

Meine Nichte Daniela schrieb:

Hallo Onkel Hannes! Kann man in so einem Augenblick auch mal ganz laut Sch... schreien und mit dem Fuß vor eine Wand treten? Aber besser, Du sparst Deine Kraft, um sie an anderer Stelle effektiver einzusetzen. Also leg die Rüstung an und dann auf ins Gefecht! Lass dir von allen am 31.12. über die Schulter spucken. Wir wünschen Dir viel Kraft und weiter diesen bärenstarken Willen. Wir sind in Gedanken bei Dir. Lass Dich an Deinem Geburtstag verwöhnen und dann Augen zu und durch.

Liebe Grüße von Ela und Familie!

Mein Bruder Bernhard:

Liebes Bruderherz,

nun hast Du noch schnell einen Witz verschickt und einen guten noch dazu. Morgen ist ein wichtiger Tag für Dich, wohl der wichtigste inzwischen in Deinem Leben. Aber das ist gar nicht so genau zu definieren. Schließlich bedingt ja oft das eine das andere oder die Dinge folgen zwangsläufig aufeinander. Jedenfalls ist es ein wichtiger Tag.

Dir wünsche ich von ganzem Herzen die (!) Sternstunde Deines Professors und seines Teams, Deiner Frau Maria weiterhin eine solch bewunderungswürdige Nervenstärke. Sie ist Dir eine Lebenspartnerin, wie es

keine bessere gibt. Also für Euch alle, Dir, Deinen Kindern und Deiner Frau, Gottes Segen und danach gute Tage trotz aller Einschränkungen und Beschwerden, die sich nach dem Aufwachen zunächst ergeben werden. Ich habe morgen ab 8.30 Dienstberatung, also genügend Zeit, in Gedanken bei Dir zu sein!
Dein Bruder Bernhard

Mein Sohn Felix:

Gerade sehr spannend auf Eurosport: Giro d'Italia! Sind gerade am Anstieg zum Marmolata. Da waren wir doch auch schon! Freut mich, dass es diesmal so gut läuft. Pass auf, dass Deine Glatze keinen Sonnenbrand bekommt! Schon das Zimmer für die Party nachher geschmückt? Ich rück mit lecker Sandwiches und Cookies an, also das Krankenhaus-Essen heute mal stehen lassen.

Gisa, die Ihren Kampf gegen den Krebs leider verloren hat:

Lieber Hannes ,
in später Abendstund möchten wir Dir die besten Genesungswüsche übersenden. Wir haben Deine Berichte gelesen. Halte den Kopf hoch. Jeder Tag ist ein gewonnener Tag im Kampf gegen diese Krankheit. Ich freue mich, dass wir uns in Zukunft austauschen können, da wir ja im selben Boot sitzen.
Nochmals viele liebe Grüße von den Holzwürmern!

Höfis vom Faschingsclub:

Hallo lieber Hannes!
Haben gerade Dein Tagebuch gelesen, es war für uns sehr ergreifend. Ich erinnere mich an die Handwerkermesse im PEP, als du von Deinen Rückenschmerzen sprachst und von Entzündungen. Man fragt sich, weshalb klärende Untersuchungen erst so lange hinausgeschoben werden. A.s Mutter ging es ähnlich, dann war es Darmkrebs. Sie hat viele Bestrahlungen bekommen, wurde dann operiert und ihr geht es heute gut. Hannes, Du bist ein Stehaufmännchen, wir glauben fest an Dich

und Deine Heilung. Vertraue Deiner kleinen Ärztin, wir sind in Gedanken bei Dir. Wir brauchen unseren besten Schauspieler auf der Bühne. Also Hannes alles, alles Gute, viel Kraft!
Liebe Grüße von den Höfis!

Katrin vom Faschingsclub:
Lieber Hannes,
ich war bei der ersten Aufführung dabei und ich geh auch heute wieder hin. Es hat wirklich alles prima geklappt, doch auch Dir haben die Ohren klingen müssen, nach erfolgtem Programm gingen ganz laute und liebe Wünsche an Dich durch den Raum, mit einem dreifachem MFC ... Ganz dickes Daumendrücken für alles Weitere, ich meld mich bald. Pass auf Dich auf, Grüße Katrin

Klaus von 100 TOP-Dachdecker:
Hallo Johannes,
bei uns laufen häufig Anfragen über Dein Befinden oder ob man Dir helfen kann ein. Liebe Grüße von Deiner 100-TOP-Crew. Wir denken viel an Dich und bewundern Deinen Willen, diese Hürde zu meistern. Schön, dass man Dich über diesen Kommunikationsweg begleiten kann. So sind wir doch sehr nahe bei Dir, um Dir auch auf diese Art helfen zu können. Bei uns sind die Alltagsthemen, vor allen Dingen die Diskussionen über das Wetter, vorrangig. Aber das kennst Du ja – alle Jahre wieder ...
Lieber Johannes, behalte Deine Stärke und lass Dich nicht unterkriegen. Wenn wir etwas tun können, so lasse es uns bitte sofort wissen. Wir freuen uns auf den Tag, Dich wieder in unserer Runde begrüßen zu können. Übermittle bitte auch liebe Grüße an Maria und Deine Kinder, bzw. Familie.
Euer
Klaus im Namen der 100TOP-ler

Sylke:

Hallo Frosch Hannes,
Du wolltest/solltest zum Fasching eine Prinzessin Susi heiraten, die Dir auf der Bühne glatt vor der Nase weggeschnappt wurde ... So habe ich Dich in Erinnerung, ein großer, gutmütiger, lustiger Frosch. Und nun? Nun bist Du ein starker Kämpfer und machst vielen wieder Mut, die vielleicht schon aufgegeben hätten. Ich finde Deine Form der offenen Problembewältigung hervorragend, Dein Sohn hatte einen tollen Einfall. Bleib also weiter öffentlich, damit wir Dich begleiten können. Ich drücke Dir jedenfalls fest die Daumen für alle Deine neuen Aktionen gegen Deine Krankheit. Dein Tagebuch sollte Pflichtlektüre für Medizinstudenten sein!
Herzliche Grüße aus Machern und bis bald mal wieder!

Egal ob es Bekannte waren oder Fremde, alle haben in ihrer Art versucht, mich zu unterstützen, und mir damit auch gezeigt, dass der Blog mit Interesse gelesen wurde. Auch diese Erlebnisse haben dazu beigetragen, über ein Buch nachzudenken, um noch mehr Menschen zu erreichen, denen ich wiederum Mut machen kann, denen ich zeigen kann: Schau, so kann es gehen – kämpfen lohnt sich!

Aus heutiger Sicht.

Und plötzlich betest du
Hilfe in der Leere.

Ich wurde in eine katholische Familie hineingeboren. Alle Verwandten waren katholisch, also glaubte ich, katholisch sein ist normal. Das hat sehr lange angehalten, denn meine Mutter war Hausfrau und ich ging in keinen Kindergarten. Es gab eine religiöse Kinderwoche und da waren eben auch alle katholisch.

Als ich in die Schule kam, wurden alle Kinder in die *Jungen Pioniere* aufgenommen. Ein feierlicher Akt in der Schulaula, nur mein Name wurde nicht aufgerufen. Die Aufgerufenen gingen nach vorn auf die Bühne, bekamen ihr blaues Halstuch und einen Händedruck. Meine Mutter saß ein paar Reihen hinter mir und ich suchte den Blickkontakt, aber sie schüttelte den Kopf. Nun waren alle Pioniere, außer mir. Es war ein komisches Gefühl und ich glaube, dass mit mir vorher niemand darüber gesprochen hatte. Auf meine Frage, warum ich nicht dabei war, bekam ich zur Antwort: „Wir sind katholisch." Da war ich wohl der Einzige in der Schule, der katholisch war? Tatsächlich gab es ein Mädchen in meiner Klasse, das war auch katholisch und auch kein Pionier. Aber in dem Alter finden Jungs Mädchen nicht so toll und umgekehrt wohl auch. Sonst hätten wir uns vielleicht etwas zu sagen gehabt. War aber nicht so.

Ich glaube, damals habe ich so langsam angefangen zu begreifen, dass katholisch nicht unbedingt normal ist. Meine Mitschüler gingen zum Pioniernachmittag, ich in die Religionsstunde. Die war genauso übel wie die Schule. In der zweiten Klasse ging ich zur Ersten heiligen Kommunion und das war toll und ich war was Besonderes, denn aus meiner Klasse, ausgenommen das katholische Mädchen, die Maria, ging sonst keiner zur Erstkommunion. Mein Onkel hatte mir einen dunkelblauen Anzug genäht und ich bekam eine dicke Kerze. Das hatte ich schon bei meinem drei Jahre älteren Bruder gesehen und nun durfte ich.

Interessant wurde es in der achten Klasse, da begannen die Jugendstunden in der Kirche. Nun waren wir nicht mehr nur unter uns, sondern trafen uns auch mit Älteren. Es gab mehrere Jugendgruppen. Allmählich begriff ich, dass katholisch sein etwas Besonderes war. Liebe zum Staat DDR habe ich nie gelernt. Wir hatten Verwandtschaft im Westen, die uns besuchen konnte, wir die aber nicht und außerdem hatten die bessere Kleidung, rochen gut und es gab tolle Schokolade und Kaugummis von denen. Also war der Westen was ganz Tolles. Zu Hause hörten wir den amerikanischen Radiosender *Rias* und *Sender freies Berlin*, aber bevor das Radio ausgeschaltet wurde, stellten Vater oder Mutter immer einen ostdeutschen Sender ein!

In der achten Klasse kam die Firmung. Dazu besuchten wir den Firmunterricht und so langsam dämmerte mir, dass man sich entscheiden konnte, ob man katholisch sein wollte. Das wollte ich! Vielleicht nicht zuerst aus Glauben an Gott, sondern mehr aus der Überzeugung, nicht für den sozialistischen Staat der DDR zu sein. Die Schüler in meiner Klasse gingen alle zur staatlichen Jugendweihe, bis auf zwei Freunde, die evangelisch waren. Evangelisch fand ich auch toll. Die glaubten auch an Gott, aber ganz anders, und deren Pfarrer waren verheiratet und hatten meistens viele Kinder. Bei den Evangelen wurde in der Jugendstunde über den sozialistischen Staat diskutiert. Das gefiel mir und so ging ich mehr zu den evangelischen Jugendstunden als zu den katholischen. Ob das meine Eltern so richtig mitbekamen, weiß ich gar nicht.

Einmal im Jahr gab es eine katholische Jugendwallfahrt nach Neuzelle. Da kamen Jugendliche der gesamten Diözese Görlitz zusammen und trafen sich mit dem Bischof. Der wurde in einem Mercedes gefahren! Es waren auch Leute aus dem Westen dabei. Wir gingen zusammen in die Kirche, aber interessanter war alles, was drumherum passierte. So viele Menschen, die auch so tickten wie ich, dachte ich.

Als ich zur Armee musste, ging ich bei meinem ersten Ausgang in Bad Freienwalde zum Pfarrer und fragte ihn, wann bei denen die Jugendstunden stattfinden. So war ich es von zu Hause gewöhnt, denn da war öfter mal ein Soldat bei uns zu Gast. Der Pfarrer bat mich rein zu sich und fragte mich, wann wir Jugendstunde machen wollen. Da begriff ich, es ist keine Selbstverständlichkeit, dass in einer Kirchgemeinde Jugendgruppen sich treffen oder überhaupt eine Jugendgruppe vorhanden ist.

Warum hole ich so weit aus? Ich glaube, es ist wichtig, diese Geschichte zu kennen, um mich besser verstehen zu können. Als ich nach der Armeezeit wieder nach Hause kam, wollte ich aktiv die Jugendarbeit bei uns in der Gemeinde unterstützen. Ich hatte ja erlebt, wie es ist, wenn in einer Gemeinde keine Jugend mehr da ist. Dabei lernte ich meine spätere Frau kennen – es war übrigens die Maria aus der ersten Klasse. Kirche und der Glaube gehörten dann zu unsrem Leben und wir haben auch unsere Kinder so erzogen. In die sozialistische Gesellschaft waren wir zwar geboren, aber es war nicht unsere Überzeugung. Ich haderte immer mit meinem Schicksal. Warum gehöre ich zu den 17 Millionen im Osten und nicht zu den 70 Millionen im Westen? Die Kirche gab uns einen Sinn, die Gesellschaft nicht! So ist dann wohl doch Glaube gewachsen, Maria und ich haben bewusst kirchlich geheiratet und unsere Kinder haben wir ebenfalls ganz bewusst taufen lassen.

Glaube ist nicht etwas, das man wie einen Heiligenschein um sich herum hat, sondern den spürt man, manchmal ganz stark und manchmal überhaupt nicht. Geht es einem gut, kann es sein, Gott ist ganz weit weg. Geht es einem nicht so gut, ist Gott näher. Auf gut Deutsch: Gott zu danken, dass es einem gut geht, kommt nicht so häufig vor, aber wenn man so richtig tief in der Scheiße sitzt und verzweifelt ist, fängt man eher an zu beten und

Gott seine Ängste und Sorgen vorzutragen. Das habe ich erfahren!

Mit der Diagnose Krebs kommen einem Gedanken in den Kopf, die neu sind. Es ist nicht mehr ein Bekannter oder Verwandter, den es erwischt hat, sondern ich selbst bin es. Damit musst du lernen umzugehen. Krebs ist nicht automatisch ein Todesurteil, aber der Tod kommt näher, als einem lieb ist. Plötzlich denkst du: Wie alt bin ich eigentlich – Anfang fünfzig ist ja nun wirklich kein Alter, um abzutreten. Und wenn doch? Da erinnert man sich plötzlich an Dinge, die man erlebt hat, und es kommt die Frage, was man möglicherweise nicht mehr erleben wird. Ich muss sagen, ich war eigentlich zufrieden mit dem, was ich erlebt hatte. Den Vorwurf „Hättest du mal" konnte ich mir sparen, mein Leben war bis zur Krebsdiagnose doch sehr reich an Erlebtem. Was hingegen sehr weh tat, war der Gedanke: Du wirst deine Enkel vielleicht nicht mehr kennenlernen!

Mir wurde schnell klar: Etwas muss mir helfen, besser mit der Situation fertig zu werden. Wenn ich im Krankenhaus war, bin ich morgens im Park gelaufen, was die Krankenschwestern nicht so gerne sahen. Die Überzeugung, dass es für mich gut ist, trieb mich aber raus und das bei jedem Wetter. Dabei habe ich dann auch angefangen zu beten:

Herr, ich danke Dir für diesen Tag, den Du mir geschenkt hast, es ist der schönste Tag in meinem Leben. Ich bitte Dich für alle Menschen, denen es nicht so gut geht, hilf ihnen, ihren Weg zu finden, um ihre Situation zu meistern, und führe zu ihnen Menschen, die ihnen dabei helfen. Besonders bitte ich Dich für alle Krebskranken. Für ... (die Liste war manchmal lang). Halte schützend Deine Hand über unsere Familie. Besonders für ... Schenke den Verstorbenen die ewige Ruhe und das ewige Licht, leuchte ihnen, Herr, lass sie leben in Frieden. Amen

Seit dieser Zeit begleitet mich dieses Gebet fast täglich und ich merke, es tut mir gut.

Im Internet fing ich an, nach Gebeten zu suchen. Manches war für mich nicht brauchbar, aber manchmal packte es mich regelrecht, was ich da las, und ich fing an, mein eigenes Gebetbuch zusammenzustellen. Das Gebetbuch nannte ich: *Versuch, mit Gott zu sprechen.* Insgesamt sammelte ich zehn Gebete: *Kampf, Schmerzen, Lachen, Fang auf … fang mich auf, Petra, Umwege, Zeit nehmen, Die Krise* und *Morgengebete.* Und auch ein Lied von den *Toten Hosen* über die Zehn Gebote – *Einmal hat Gott die Welt erklärt* – musste mit in die Sammlung. Diese Gebete waren zum Teil mit Bildern versehen oder ich gab ihnen welche. Dieses Gebetbuch begleitete mich jedes Mal im Krankenhaus. Ich hatte nun Gebete für viele Situationen und Stimmungen. Manchmal braucht man die geschriebenen Worte, nämlich dann, wenn einem nichts einfällt, wenn man absolute Leere spürt. Geht es dir schlecht und du merkst, dass deine Kraft nicht ausreicht, wirst du nicht freundlich sein. Wenn der Kampf, den du seit Monaten kämpfst, damit belohnt wird, dass es wieder von vorn losgeht, du einen Rückfall hast und nun aber genau weißt, was auf dich zukommt, denn du hast es ja schon einmal durchleben müssen – dann bist du verzweifelt! Dann spürst du keine Hoffnung mehr! Dann möchtest du alles hinschmeißen! Dann bist du froh, wenn du einen Text findest, an dem du dich ganz langsam und vorsichtig wieder aufrichten kannst!

Dabei habe ich gelernt, dass ich Gott alles sagen kann, wenn es sein muss, auch mit ihm ins Gericht gehen und ihm meine ganze Verzweiflung vorwerfen kann. Dabei habe ich gemerkt, es hilft mir, wieder zur Ruhe zu kommen und von neuem Kraft zu schöpfen. Gott sei Dank gib es heute in den meisten Kliniken einen *Raum der Stille.* Den habe ich auch oft genutzt, nicht unbedingt, um zu beten, sondern einfach, um ruhig dazusitzen, die Gedanken schweifen zu lassen, die Atmosphäre wirken zu lassen und runterzukommen. Das ist vielleicht auch eine Art zu beten.

Ein Zimmerkollege fragte mich mal, ob ich an Gott glaube.

Vielleicht hatte er mein Gebetbuch gesehen, denn es lag oft auf meinem Nachtschrank. Wir unterhielten uns dann darüber. Er meinte, er wünschte sich, auch an so etwas glauben zu können, er konnte sich vorstellen, dass manches leichter zu ertragen wäre. Aus heutiger Sicht denke ich, er hatte recht!

Hannes first!
Runter von fremden Baustellen, ab auf die eigene!

Ich liege in meinem Bett und schaue auf eine weiße Fliesenwand, die Untersuchungen sind weitestgehend abgeschlossen und meine Gedanken drehen sich im Kreis: So, denke ich, so ist es also, wenn ein Arzt zu dir sagt, dass du möglicherweise Krebs hast.

Jeder ist schon mal mit der Nachricht konfrontiert worden, dass ein Freund oder Bekannter an Krebs erkrankt ist. Mir ging es in solchen Momenten dann immer so, dass ich überlegte: Wie würde ich damit umgehen, wenn es mich selbst treffen würde? Und jetzt betraf es mich! Und es war ganz anders, als ich mir das je hätte vorstellen können. Kein klarer Gedanke war möglich. Es gab keine Struktur in meinem Kopf.

Immerhin kam ich auf die Idee: Ich müsste mit jemandem reden, der so eine Situation durchlebt hat. Da fiel mir eine Frau ein, von der ich gehört hatte, dass sie einen sehr bösen Brustkrebs überstanden hatte. Die Ärzte hatten ihr keine Chance gegeben, aber die Frau lebte, war lustig und stand mit beiden Beinen im Leben. Der Zufall wollte es, dass ich Ines eine Nachricht geben konnte und schon am nächsten Tag um 10 Uhr saß sie bei mir am Bett. Betroffene müssen nicht nach Worten suchen, müssen nicht überlegen: Was kann ich ihm oder ihr sagen? Sie sind ehrlich zueinander, man sagt, was zu sagen ist. Direkt, nicht schön verpackt, klare Worte eben.

„Löse dich von allem", war Ines' klare Botschaft. „Wenn du

diesen Kampf gewinnen willst, dann kannst du dich nicht noch um andere Probleme kümmern!" Hannes first! Ich zuerst. Ich sollte also einen gewissen Egoismus entwickeln. Firma nein, Stadtrat nein, gesellschaftliche Verpflichtungen nein. Nun war ich in der glücklichen Lage, mit der Firma so aufgestellt zu sein, dass es auch mal ohne mich gehen konnte. Ich war ja im Hintergrund noch da, Verantwortung nein, aber Tipps, Tricks und Hinweise schon. Alles andere wurde gecancelt, man musste jetzt ohne mich auskommen. Meine Hauptaufgabe bestand ab sofort darin, mich mit mir selbst zu beschäftigen, meine Krankheit zu begreifen, ein entsprechendes Feindbild aufzubauen, denn ich wollte meinen Krebs besiegen.

Informationen waren dafür wichtig! Alles wollte ich wissen und fragte die Ärzte aus. Begriffe, die ich nicht verstand, schrieb ich auf und schaute später im Internet nach, was sie zu bedeuten haben. Das Internet war von Stund an mein wichtigster Begleiter. Ich hatte auch keine Skrupel, dass ich mich so viel mit mir beschäftigte. Zum einen gab es, bis auf die Untersuchungen, nichts weiter zu tun im Krankenhaus und zum anderen würde ich mich ja, wenn ich den Krebs besiegt hätte, wieder um andere und anderes kümmern können.

Aber erst mal musste ich gewinnen und überleben! Ich hatte meine ureigenste Baustelle gefunden, alle anderen Baustellen mussten ruhen, zumindest ohne mich auskommen. Nachdem ich alles an Informationen aufgesaugt hatte, wagte ich einen Zeitplan. Es war April. Chemotherapie, Operation und Reha, bis Weihnachten könnte man es schaffen.

Keine schlechte Aussicht, im neuen Jahr gesund zu starten. Alter, wenn du das hinbekommst, dann kannst du stolz auf dich sein! Also los, Ärmel hochkrempeln und auf in den Kampf. Das zweieinhalb Jahre daraus werden sollten, konnte ich nicht wissen – gut so!

Wie ich mir die Chemo zum Freund gemacht habe
Manchmal half nur noch Vertrauen.

Die Diagnose Krebs steht fest – jetzt kommt die Therapie. Es gibt Chemotherapie, Bestrahlungen und Operationen. Oftmals ein Mix daraus in unterschiedlicher Reihenfolge. Bei mir begann alles mit der Chemotherapie und dann erst kam die Operation. Bestrahlungen habe ich keine bekommen und kann deshalb auch nicht aus eigener Erfahrung berichten.

Die Chemotherapie ist bis heute die zentrale Säule der Krebstherapie. Chemotherapie heißt: Bösartige Tumore werden mit chemischen Substanzen behandelt, den sogenannten Chemotherapeutika oder Zytostatika, sie greifen ein in den Vermehrungszyklus der Krebszellen. Die Wirkstoffe der Chemotherapie werden in Form von Infusionen, Spritzen oder Tabletten verabreicht. Schön wäre es, wenn sich die Medikamente auf die Krebszellen beschränken würden, aber das ist leider nicht der Fall. Auch alle anderen schnell wachsenden Zellen wie Blutzellen, die Zellen der Schleimhäute, Haare und Haut, werden in Mitleidenschaft gezogen. So ist eine Chemotherapie auch immer eine Gratwanderung. Ja, der Patient wird engmaschig beobachtet, um die gesunden Zellen so wenig wie möglich zu schädigen – im Extremfall muss die Therapie unterbrochen werden, was für den gesamten Therapieverlauf nicht unbedingt förderlich ist.

Die Mediziner mögen mir verzeihen, dass ich versucht habe, Chemotherapie zu erklären. Was ich hier wiedergebe, ist meine Wahrnehmung und beansprucht auch nicht, medizinisch korrekt zu sein.

Es ist schon notwendig, sich mit dem auseinanderzusetzen, was da während der Behandlung mit einem passiert, um dann positiv unterstützen zu können. Wir alle verfügen nämlich über Selbstheilungskräfte, was übrigens die Schulmedizin auch so sieht. Nur müssen diese Selbstheilungskräfte aktiviert werden.

Aus meiner Sicht ist es wichtig, die Chemotherapie zu akzeptieren und dem Körper zu signalisieren: Das, was da jetzt meinem Körper zugefügt wird, ist notwendig und nützlich und wird mir helfen, wieder gesund zu werden. Wenn ich denke: Jetzt kommen die wieder und pumpen mich mit dem Gift voll, brauche ich mich nicht zu wundern, wenn mein Körper alles versucht, das Zeug wieder loszuwerden und Brech-Attacken und Durchfälle mich zusätzlich leiden lassen.

Auch Kontrolle ist wichtig! Ich habe immer genau auf die Beschriftung der Substanzen geschaut, und nur, wenn Name und Geburtsdatum stimmten, konnte es losgehen. In den Krankenhäusern, in denen ich war, teilten die Nachtschwestern beim Kontrollgang die Tablettenschächtelchen aus. Das leere Schächtelchen wurde mitgenommen und das neu gefüllte abgestellt. Durch die Verteilung konnte jeder über seine Medikamente morgens, mittags, abends und nachts verfügen. Nicht nur einmal habe ich es erlebt, dass in meinem Medikamentenschächtelchen Tabletten lagen, die ich einnehmen sollte, ohne dass ich wusste, gegen was oder für was sie wirken sollen. Auf Nachfrage stellte sich dann heraus, dass ich diese Tabletten gar nicht bekommen sollte. Für mich war es immer wichtig, bei all den vielen Medikamenten zu wissen, wogegen oder wofür sie sind, denn ich wollte meinem Körper das unbedingt mitteilen. Auf diese Weise, so meine Überzeugung, kann man seine Selbstheilungskräfte mobilisieren.

Da bei mir ein Rezidiv (Rückfall) aufgetreten ist, hatte ich das zweifelhafte Vergnügen, zwei Chemotherapien erdulden zu müssen. Bei der ersten Chemotherapie war alles erträglich. Mein Körper war noch stark genug, damit umzugehen. Nicht immer fühlte ich mich gut, manchmal fühlte ich mich sogar richtig schwach, aber darauf reagiert man, legt sich hin, ruht sich aus und dann erholt man sich auch wieder.

Bei der zweiten Chemotherapie war es wesentlich anders. Die

Therapie selbst war stärker dosiert und ich merkte sehr schnell; Mein Körper hat nicht genug Kraft, um zu kämpfen. Die Blutwerte verschlechterten sich schneller und es dauerte wesentlich länger, bis Besserung eintrat. Manchmal hatte ich das Empfinden, immer tiefer in das Bett zu sinken, und mein Körper leistete keinen Widerstand – ein Gefühl von absoluter Schwäche.

Das ist dann der Punkt, wo einem nur noch die richtigen Antibiotika helfen können. Ich hatte das Gefühl: Wenn das Zeug jetzt nicht hilft, dann war es das mit der schönen Welt, dann geht die Fuhre ab. Das ist eigentlich Grund genug, sich aufzuraffen und zu kämpfen, das Letzte aus sich rauszuholen. Aber da war nichts mehr! Das ist eine Situation, die einem eindeutig klarmacht: Du selbst hast es jetzt nicht mehr in der Hand, dein Leben hängt jetzt von Faktoren ab, die du nicht selbst bestimmen kannst. Dein Leben liegt in der Hand der Betreuer, Pfleger und Ärzte und es hilft nur noch Vertrauen. Dieses Vertrauen muss man sich aufbauen. Es sind einerseits die Erfahrungen aus ähnlichen Situationen, von denen du zehren kannst, und es ist die Ausstrahlung der Menschen, die um dich herum sind.

Und dann wird es ganz verrückt: Wenn das richtige Antibiotikum gefunden ist, bist du innerhalb von wenigen Stunden wieder obenauf. Gerade noch wolltest du dich von der Welt verabschieden und plötzlich sind die Lebensgeister wieder da! Das habe ich bei der zweiten Chemotherapie mehrfach erfahren.

Ebenso habe ich es mehrere Male erlebt, dass die Therapie unterbrochen werden musste, weil meine Blutwerte so schlecht waren. Ich wurde dann natürlich unruhig, eine zu lange Unterbrechung ist nicht gut für die Wirksamkeit. Einmal habe ich der Ärztin ins Gewissen geredet, ob man nicht doch weitermachen könnte, woraufhin sie mir scharf antwortete: „Ich möchte Sie doch nicht umbringen!“ In solchen Situationen brauchte zumindest ich eine Extra-Portion Vertrauen.

Sage, was du willst
Vom Reden und Zuhören.

Vorweg sei gesagt, dass ich gegen keinen Arzt und keine Ärztin, die mich behandelt haben, einen Groll hege! Nur eines wünsche ich mir bis heute: Dass über die Empfindungen der Patienten nachgedacht und bei der Behandlung vielleicht doch besser zugehört wird. Ärzte beklagen, sicher auch mit Recht, dass ihnen generell Zeit fehle, aber ich denke, das ist es nicht allein. Zuhören ist so wichtig!

Auch wir Handwerker stehen manchmal vor fast unlösbaren Problemen. Eine undichte Stelle im Flachdach kann viel Kopfzerbrechen bereiten. Dabei habe ich oftmals festgestellt: Wenn man dem Kunden aufmerksam zuhört, wie er die Einregenstelle beobachtet hat (obwohl er vom Dachdecken keine Ahnung hat), kann man wesentliche Hinweise erhalten, um der Lösung ein Stück näher zu kommen.

Wie lief es bei mir und meiner Diagnose? Nach über einem Monat Untersuchungen deutete alles darauf hin, dass am Ende die Diagnose Hodenkrebs stehen wird. Ich bin der Meinung: Wenn alle Beteiligten von Anfang an aufmerksam meinen Angaben gefolgt wären, hätte man möglicherweise schon vor der großen Bauch-OP darauf kommen und mir diese OP ersparen können.

Meinen Hausarzt hatte ich mehrfach darauf hingewiesen, dass die Rückenschmerzen anders sind als sonst. Bei den ersten Untersuchungen im Krankenhaus hatte ich gesagt, dass ich auch manchmal Schmerzen im Hodenbereich habe. Daraufhin wurden die Hoden abgetastet, ohne Befund. Bevor man operiert wird, muss man Fragebögen ausfüllen. Beim Hausarzt, im Krankenhaus – immer habe ich angegeben, dass ich als Kind wegen Leistenhoden operiert wurde. Da hätte, wenn auch nicht die große Glocke, so doch wenigstens ein Alarmglöckchen klingeln können. In

Berichten über Hodenkrebs kann man nachlesen, dass Leistenhoden oder Pendelhoden in späteren Jahren zu Entartungen neigen können, Rückenschmerzen sind ein weiterer Hinweis, Metastasenbildung im Unterbauch ein fortgeschrittenes Stadium.

Der Patient kann doch auch nur schildern, was er empfindet und beobachtet hat – und er sollte das tun und sich nicht merkwürdig dabei vorkommen. Je aufmerksamer der Arzt ihm zuhört, umso eher und sicherer wird er zur Diagnose finden. Und das Reden und Zuhören ist natürlich auch über die Diagnose hinaus wichtig.

Da ist das Krankenhaus plötzlich dein Lebensmittelpunkt. So vieles ist neu und ungewohnt: der ganze Tagesablauf inklusive frühem Wecken, das medizinische Personal, dein Zimmerkollege, die Besucher, die Reinigungskräfte, die netten oder weniger netten Jungs, die dich im Bett oder Rollstuhl von A nach B transportieren, das Essen, überheizte Zimmer, lautstarke Rasenmäher oder Laubbläser vor dem Fenster und immer wieder Warten, Warten, Warten und Nächte mit schlechtem Schlaf. Aber Krankenhaus-Alltag heißt vor allem: Medizinische Fachbegriffe fliegen dir nur so um die Ohren. In den meisten Fällen sind es außerirdische Vokabeln für dich. Ich habe solche Begriffe immer schnell notiert und später im Internet nachgelesen, was sich dahinter verbirgt, was man dagegen machen kann oder wie man sich verhalten sollte.

Zu Beginn meines Klinikaufenthaltes hieß es noch, ich solle keinen Laptop im Zimmer haben, auch kein Handy – das schade. Wie das, wenn jeder Weißkittel ein Handy in der Tasche hat? Da habe ich mich aber schnell durchgesetzt und mich darauf berufen (Reden!), dass ich noch nebenbei eine Firma zu leiten habe. Da hat man Laptop und Handy großzügig geduldet (Zuhören!).

Das Internet wurde eine ganz wichtige Informationsquelle für mich. So eine große Bibliothek kannst du gar nicht mit dir rumschleppen! Hier konnte ich alles über die Fachbegriffe erfahren, was ich brauchte. Ich merkte aber auch, dass man genau recherchieren muss, denn was man auf Anhieb findet, muss nicht immer richtig sein. Man hat ja aber Zeit, die man nutzen sollte, um genau nachzulesen! Und noch eins: Man darf sich nicht verrückt machen lassen. Manchmal ist es schlimm, was man zu lesen bekommt, aber man lernt, so etwas – meistens auf den zweiten Blick – differenzierter zu betrachten. Natürlich ist das Interesse an Informationen von Mensch zu Mensch unterschiedlich. Es gibt Menschen, die alles genau wissen wollen – dazu zähle ich mich. Und es gibt Menschen, die gar nicht alles so genau wissen wollen, die lieber blind vertrauen. Letztlich muss jeder für sich selbst herausfinden, was ihm guttut, mit was er sich wohlfühlt!

Durch mein Recherchieren bekam ich Kenntnis von Methoden, Studien und Verfahren und ich konnte vergleichen: Was vielleicht möglich ist – und was mit mir gemacht wurde. So konnte ich meine Behandlungen besser akzeptieren und mithelfen. Oder: Ich hinterfragte, warum etwas nicht so gemacht wird, wie ich es gelesen hatte. Und im Idealfall hörte man mir zu und ich bekam Antworten.

Einmal las ich auf der Hodenkrebs-Webseite, man solle an medizinischen Studien teilnehmen, weil man so mit den aktuellsten Methoden und Medikamenten behandelt würde. Ich aber war an keiner medizinischen Studie beteiligt. Also fragte ich: Warum? Ich war erstaunt, als sechs weiße Kittel belustigt meinten, es gebe keine medizinischen Studien bei Hodenkrebs. Als die Visite durch war, habe ich auf der Hodenkrebsseite im Internet diese Situation geschildert. Noch am selben Abend bekam ich eine Nachricht von einem Professor, und die nicht nur als Dreizeiler! Beim Lesen kamen mir die Tränen, denn der Mann schrieb mir ausführlich und vor allem für mich verständlich, warum kaum noch Studien bei Hodenkrebs gemacht würden. Man sei mit einer Heilungschance von über neunzig Prozent bei Hodenkrebs schon sehr weit, nur die Diagnose müsse stimmen und dazu sei es notwendig, dass die Ärzte über viel Erfahrung auf diesem Gebiet verfügen. Wenn Hilfe notwendig wäre, könne ich mich jederzeit an ihn wenden (Reden & Zuhören).

Ich dachte: Warum macht dieser Mensch das? Er kennt mich nicht, er bekommt von mir keinen Cent und dann schreibt er einem Unbekannten so ausführlich und macht Mut, dass alles gut werden kann. Das hat mich wirklich sehr berührt!

Bei der nächsten Visite bat ich darum, mit diesem Professor Kontakt aufzunehmen. Ziemlich schnippisch kam aus der weißen Wolke: „Es geht Ihnen sozusagen um eine Zweitmeinung?" Ja, und wenn schon? Darauf konnte ich nur sagen: „Ich möchte gern gesund werden und Sie wollen bestimmt Erfolg haben – sind das nicht Gründe genug, die Ärmel hochzukrempeln und alles dafür zu tun, dass es so wird?"

Einige Tage später steckte eine Ärztin den Kopf durch die Tür und meinte: „Morgen geht's los." Ja, was geht morgen los? „Die Chemotherapie." – „Moment", sagte ich, „aber nicht, bevor Sie mit mir die Diagnose besprochen haben." Jetzt ging die Tür ganz auf, die Frau trat ins Zimmer, stemmte beide Arme in die Hüften und meinte: „Sie wollen doch nicht im Ernst, dass ich mit Ihnen die Diagnose bespreche." – „Oh doch", sagte ich, „eher geht hier nix los." Dazu habe sie heute keine Zeit. Ich zog mir die Bettdecke ein bisschen höher und sagte dann: „Ach wissen Sie, ich liege hier schon drei Wochen rum, da kommt es mir auf ein oder zwei Tage nicht an."

Am nächsten Tag rauschte die Ärztin mit einem Stapel Papier ins Zimmer und bat mich an den Tisch – zur Diagnosebesprechung. In dem Stapel erkannte ich auch Papiere von dem besagten Professor! Was nun kam, war eine medizinische Abhandlung, welche Symptome was beeinflussen und was daraus folgt und was darum zu tun ist. So hangelten wir uns durch ein Diagramm von Kästchen zu Kästchen und zum Schluss stand in einem Kästchen eine Nummer und genau die war meine Diagnose. Verstanden habe ich dabei nicht viel, aber die Ärztin hat mir Schritt für Schritt vor Augen geführt, wie sie zu dem Ergebnis gekommen ist, und das ohne Störung und ohne Unterbrechung.

Wir alle wissen ja, was für ein Pensum an Arbeit Ärzte bewältigen müssen. Da werden sie vielleicht während der Arbeit an einer Diagnose zu einem Notfall gerufen, kehren vielleicht Stunden später zu ihrer begonnenen Arbeit zurück – weiß man, ob bei dem Kästchen weitergemacht wird, wo aufgehört wurde? In meinem Fall wusste ich es.

Jetzt konnte die Chemotherapie beginnen, nun war ich bereit. Es war Freitag und ich wurde gefragt, ob ich noch mal über das Wochenende nach Hause wollte. Nein, sagte ich, wozu? Ich würde mir das ganze Wochenende Gedanken machen. Sofort wollte ich beginnen, dann hätte ich am Montag schon Tag drei der Chemotherapie. Die Ärztin staunte, meinte jedoch, sie müsse mich erst über die Risiken aufklären. Ich wollte gar nicht wissen, was alles schiefgehen kann. In dem Fall war mein Vertrauen groß genug, dass die Ärzte wissen, was zu tun ist, wenn was passiert – ich unterschrieb sofort.

Am Ende der Chemotherapie ein weiteres Erlebnis. Besagte Ärztin wies mich auf den Umstand hin: In vielen Fällen bilden sich bei Hodenkrebs Metastasen im Unterbauch, die nicht allein mit der Chemotherapie zu behandeln sind, man entfernt sie mit einem operativen Eingriff. So sei es auch bei mir und sie meinte, das müsse ein Arzt machen, der sehr viel Erfahrung damit habe, sie wüsste nicht, wer das in Leipzig machen sollte. Mit einem Lächeln auf den Lippen sagte sie: „Aber Sie werden sich schon kümmern ..." Da konnte ich nur noch antworten, dass sie darauf einen lassen kann! Die Kontaktdaten zu meinem Professor mit der ausführlichen Antwort hatte ich noch und sogleich schrieb ich ihm, ob er mir weiterhelfen könne. Kurze Zeit später erhielt ich von ihm zwei Kontakte, ein Professor in Köln und ein Professor in Kassel.

Nach der Chemotherapie im Krankenhaus musste ich immer noch eine Woche lang regelmäßig in eine onkologische Praxis zur ambulanten Behandlung und Blutkontrolle. Da ging ich gerne hin. Nicht, dass die Medikamente angenehmer waren, aber der Arzt hatte immer ein offenes Ohr für meine Fragen und erklärte bereitwillig alles – später erfuhr ich, dass dieser Arzt als Krankenpfleger angefangen hatte und dann erst zum Medizinstudium gegangen war. Vielleicht ist auch hier richtig, dass es nicht schadet, wenn man zuerst die wirkliche Praxis kennenlernt. Auch dieser Arzt informierte mich über die noch notwendige Operation, bot mir aber an, zu recherchieren, wer dazu in der Lage ist. Eine Woche später nannte er mir einen Professor in H. und den besagten Professor in Kassel. Kassel war also deckungsgleich und wir entschieden gemeinsam für Kassel. Heute bin ich überzeugt, das war richtig. Der Professor aus dem Internet und der Onkologe aus der Ambulanz – zwei Menschen hatten mir mit Fachwissen und gesundem Menschenverstand und nicht einer Spur von Arroganz geholfen, die richtige Entscheidung zu treffen.

Ich kann es verstehen, wenn ein Arzt möglichst keine Emotionen zulässt. Es ist sein Job, und wenn er für alle Patienten Mitgefühl entwickelt, läuft er Gefahr, verrückt zu werden. Aber ein Verdacht auf Krebs ist für den Betroffenen ein herber Schlag und ein wenig Beistand wäre da gut. So könnte man darauf hinweisen, dass viele Krebserkrankungen heute gut therapiert werden können und man erst mal schauen muss, wie es sich mit diesem Krebs genau verhält und dass die Überlebenschancen recht hoch sind. Wie heißt es so schön: Die Hoffnung stirbt zuletzt! Wenn man kämpfen will, braucht man Hoffnung. Und Gespräche auf Augenhöhe. Wenn ich Klinikdirektor wäre, würde ich einmal im Monat für die Ärzte Rollenspiele anordnen: Der Arzt als Patient. Schon allein die Perspektive vom Bett aus sollte einiges bewirken. Und gut sein für fruchtbares Reden und Zuhören zwischen Arzt und Patient.

Ja, spinnt denn der?
Krebs und Naturheilkunde.

Um es vorwegzunehmen: Ich gehöre zu den Menschen, die kritisch durchs Leben gehen. Was Heilpraktiker betrifft, hatte ich eine gewisse Neugier, was das ist, konnte mir aber nicht erklären, was da wie funktioniert. Als ich Jahre zuvor meine private Krankenversicherung abschloss, kam auch die Frage, ob Heilpraktiker-Behandlung inbegriffen sein soll, die hätte ich für kleines Geld haben können. „Nein", habe ich gesagt, „die Quacksalber brauchen wir nicht."

Als bei mir ein zweiter Rückfall diagnostiziert wurde, war die Frage: Was nun? Mein Onkologe sprach von Stammzellentherapie. Das wollte ich nicht. Damals standen die Chancen wohl 50 : 50, dass so eine Stammzellentherapie gut ausgeht. Und ich hatte eine Broschüre gelesen, *Ich lebe die Langsamkeit*, von einer Frau, die auf Brustkrebs behandelt wurde und der man nach der Operation, zur Sicherheit, noch die Stammzellentherapie angeraten hatte – die Behandlung war für sie eine Tortur und danach war sie nur noch ein halber Mensch. Frühmorgens musste sie immer erst schauen, wie es ihr geht, und danach konnte sie einen Plan machen für die Gestaltung des Tages. Oder besser gleich liegen bleiben. Darauf hatte ich keine Lust! So sollte mein zukünftiges Leben nicht aussehen. Dann lieber den geordneten Rückzug, heißt: den Rest des Lebens genießen, soweit möglich, mich verabschieden, meine Sachen ordnen und dann – leb wohl, du schöne Welt.

Meine Tochter war damals in der Heilpraktikerausbildung. Gelernt hatte sie Arzthelferin, ging danach zur Bundeswehr als Sanitäter. Nach dem Bund hatte sie die Möglichkeit, eine Ausbildung finanziert zu bekommen. Zum Heilpraktiker. Sie bot mir an, doch mal mit zu ihrem Mentor zu gehen und mich untersuchen zu lassen. Meine Tochter hatte mir schon zwischen den Chemotherapien sehr dabei geholfen, mit Nahrungsergänzungsmitteln den Organismus wieder gezielt aufzubauen. Das bekam ich von der Schulmedizin nicht angeboten. Als ich mal einen Arzt fragte, ob ich denn mit Ernährungsergänzung schneller zur Genesung kommen könnte, bekam ich lediglich zur Antwort: „Da können Sie nichts verkehrt machen, Vitamin C kriegen Sie in jedem Supermarkt!"

Ich vertraute also meiner Tochter und wir machten einen Termin beim Heilpraktiker. Wir fuhren aufs Land, auf einen Bauernhof. Niemals im Leben wäre ich zufällig dort hingekommen, so versteckt und gleichzeitig idyllisch lag der Hof, hinter den sieben Bergen, bei den – na, Sie wissen schon.

Der gute Mann strahlte viel Ruhe und gleichzeitig Neugier aus. Es gab dann auch keine Untersuchung, sondern ein langes Gespräch. Dabei sollte ich ihm alles erzählen, was ich bis dahin mit meiner Krankheit erlebt hatte. Dann kam von ihm die Frage: „Krebs, ja, schlimm, haben Sie sich schon einmal Gedanken gemacht, warum Sie an Krebs erkrankt sind?" Ich verstand die Frage nicht! Ich hatte mich doch nicht gemeldet: „Hier, ich möchte gerne Krebs haben!" Ich dachte: Spinnt der? Ich war etwas verunsichert und weiß heute auch gar nicht mehr so richtig, was ich ihm geantwortet habe.

Dann gab mir dieser Heilpraktiker zwei Elektroden in die Hände und machte einige Messungen, was auf seinem Computer angezeigt wurde, sah ich nicht. Danach folgte eine Augendiagnostik. Dabei stellte er fest, dass meine Nieren nicht in Ordnung seien. Ich protestierte, denn mein Professor in Kassel hatte mir doch ganz stolz erklärt, dass er meine linke Niere hatte retten können, weil ich mehr *Anschlüsse* hätte als normal, so konnten sie die Niere wieder anschließen an den Blutkreislauf (also, das ist meine laienhafte Erklärung). Als Nächstes tastete der Heilpraktiker Kopf und Gesicht ab. Er stellte rechts am Unterkiefer ein Störfeld fest – diese Stelle sollte ich doch mal beim Zahnarzt untersuchen lassen. Ich hatte Mühe, den Quatsch weiter zu ertragen! Aber das war noch nicht der Gipfel! Im Anschluss erklärte mir der Heilpraktiker, dass es ein Fasten gibt nach Rudolf Breuß, womit ich meinen Krebs heilen könnte. Seine Frau habe sich vor Jahren damit therapiert.

Nach gut einer Stunde waren wir am Ende und ich fragte ihn, was ich nun zu zahlen hätte. Da hieß es: Ich solle entscheiden, was es mir wert ist. Auch gut, dachte ich! Für eine gute Stunde sollten 50 Euro reichen. Ich gab dem Mann sein Geld, verabschiedete mich höflich und hatte nicht die Absicht, ihn noch einmal wiederzusehen. Auf der Rückfahrt nach Hause schlugen die Gedanken in meinem Kopf Purzelbaum. Was sollte ich davon halten? Nieren kaputt, Störfeld am Unterkiefer und hungern gegen Krebs! Und meine Tochter lernt so etwas!

Wegen der Niere und weil es ja hieß, ich hätte einen Rückfall, kontaktierte ich meinen Professor. Der meinte, das könne nicht sein! Sie wären bei der Operation so gründlich vorgegangen. Aber ich solle einen Termin machen für eine CT-gestützte Punktion. Dabei kann man genau an der fraglichen Stelle Gewebeproben entnehmen und untersuchen. So machten wir es! Ich fahre also nach Kassel und lasse mich untersuchen, CT-gestützte Punktion und weitere Untersuchungen. Dabei wird festgestellt, dass die linke Niere nur noch eine Teilfunktion hat und der Urin nicht richtig ablaufen kann! Ich bin ein wenig geschockt. Was hatte der Heilpraktiker bei der Augendiagnostik gesagt? Nach ein paar Tagen sind die Untersuchungsergebnisse da – immerhin habe ich kein Rezidiv, keinen Rückfall! Was bin ich froh!

Als ich wieder zu Hause bin, habe ich einen Zahnarzttermin. Ich sage meiner Ärztin, sie solle doch mal schauen, nach meinem Störfeld. Sie ist nicht erstaunt, untersucht gründlich – und wird fündig: „Ja, eine keine Karies entwickelt sich, soll ich sie Ihnen wegmachen?" Ja natürlich! Und ich bin platt!

Auf dem Rückweg fahre ich zur Buchhandlung und bestelle

das Buch *Die Krebskur nach Rudolf Breuß – richtig gemacht.* Am nächsten Tag kann ich es abholen, lese es in zwei Stunden durch und beschließe, die Kur zu beginnen. Nicht als Therapie, aber prophylaktisch. Am 2. Januar fange ich damit an. Sechs Wochen nichts essen, alles, was ich täglich zu mir nehme, ist Tee aus etwa zwanzig Sorten Kräutern, ein Viertelliter Gemüsesaft und eine Zwiebelsuppe (das Dicke aber nicht) zum Mittag. Meine Motivation ist so hoch, dass ich Freude empfinde, die immer größer wird, je länger die Kur dauert. Nach sechs Wochen fange ich ganz vorsichtig (das ist ganz wichtig) mit dem Essen wieder an. Der positive Nebeneffekt: Ich hatte mehr als zwanzig Kilo abgenommen!

Nach der Fastenkur fühlte ich mich sehr gut und war auch ein wenig stolz, durchgehalten zu haben. Für mich war klar, dass ich das im nächsten Jahr wiederholen würde! Bei allen planmäßigen Nachuntersuchungen war ich voll entspannt, ich ging hin im Bewusstsein: Es kann nichts sein, ich habe gefastet! Das Fasten hielt ich fünf Jahre lang durch – man sagt ja, dass man als vom Krebs geheilt gilt, wenn man fünf Jahre überstanden hat. Sollte ich wieder an Krebs erkranken, dann würde ich auf jeden Fall als Erstes diese Krebskur von Rudolf Breuß versuchen und mir diese sechs Wochen Zeit nehmen, bevor ich einer erneuten Chemotherapie zustimme.

Und übrigens bin ich heute traurig, weil ich bei meiner Krankenversicherung die Heilpraktiker-Behandlung nicht mit dabei habe und die auch nicht für einen bezahlbaren Beitrag nachversichern kann. Meine Arztbesuche sind bis auf Nachuntersuchungen auf null abgesunken. Dafür bin ich regelmäßig bei meiner Tochter in Behandlung und mir geht es gut damit. Medikamente nehme ich keine!

Nachdenken über Dankbarkeit
Wir schaffen es nur gemeinsam.

Es ist ein großes Fest. Ein Preis wird verliehen und alle sind gekommen. Prominente gehen über den roten Teppich und ihre Fans stehen an der Seite, kreischen, betteln nach Autogrammen und fotografieren wie verrückt. Schicke Kleider, tolle Frisuren und alle gestylt, so geht es in den Festsaal. Der Moderator betritt die Bühne und kündigt den ersten Gewinner an. Ein Laudator spricht von dieser Person, ohne ihren Namen zu nennen. Und dann wird der Preis verliehen. Nach dem großen Jubel, den Freudentränen und Umarmungen kommt langsam die Fassung zurück und der Preisträger oder die Preisträgerin beginnt, sich zu bedanken. Der Dank gilt all denen, die dabei geholfen haben, das Ziel zu erreichen. Nicht nur, weil es bei solchen Preisverleihungen meistens um Schauspieler geht, ist oftmals viel Schauspiel dabei. Aber wenn es ans Dankesagen geht, wird es oft doch sehr persönlich. Spätestens hier wird bewusst: Alleine hätte man das wohl nicht schaffen können.

Genauso geht es mir auch. Ich habe den Kampf gegen meinen Krebs gewonnen und manchmal fühle ich mich wie ein Star, wenn ich daran denke, wie viel Kraft das gekostet hat, und ich bin erfüllt von Stolz auf das Geleistete. Doch demütig muss ich bekennen: Allein wäre ich nicht ans Ziel gekommen. Es haben mir unzählige Menschen unterwegs geholfen, diesen schweren Weg zu gehen, letztendlich mit Erfolg. Ich bin stolz darauf und dankbar dafür und ich glaube sogar, dass die Dankbarkeit größer ist als der Stolz auf das Geleistete.

Es ist vor allem die Familie, die mich getragen hat. Meine Frau, meine Kinder und deren Partner. Sie haben mich besucht und mir Hoffnung gegeben, sie haben akzeptiert und ausgehalten, dass ich einen gewissen Egoismus entwickelt habe, denn es ging um mich und die Bewältigung meiner Krankheit. Neben all ihren eigenen Sorgen und Problemen haben sie mein Problem mitgetragen und mir geholfen, jeder, so gut er konnte. Das zu spüren war eine große Freude.

Und dass das nicht selbstverständlich ist, habe ich durch meine vielen Tage in Krankenhäusern erkennen müssen – viele Mitpatienten bekamen gar keinen Besuch oder engste Familienangehörige blieben aus, weil sie es nicht ertragen konnten, einen Menschen so leiden zu sehen. Mich machte das fassungslos und um so dankbarer für meine Situation.

Auch den Freunden und Bekannten, die mich besucht haben, mir geschrieben haben oder mit mir telefonischen Kontakt hatten, bin ich dankbar. Ihr Zuspruch und ihr Interesse bedeuteten mir viel. Gleiches gilt für die Blogger, die sich für meinen Blog interessierten und die ihre Kommentare schickten und mir sehr viel Freude bereiteten und Mut machten. Es waren nicht nur Menschen, die ich kannte, sondern auch mir unbekannte Menschen, die Anteil nahmen. Ich war positiv überrascht!

Ja, es gab Pflegepersonal, das *nur* seinen Job machte – aber es gab auch Krankenschwestern und Pfleger, die darüber hinaus hier und da eine kurze aufmunternde Bemerkung machten oder mit Humor ihren Dienst taten.

Kommen wir zu den Ärzten. In jedem weißen Kittel steckt auch nur ein Mensch. Mit ihrem Wissen und ihrem Können haben mir die Ärzte am meisten geholfen? Wenn man es wissenschaftlich betrachtet, vielleicht. Wenn man es menschlich betrachtet, na ja! Einige von ihnen haben mir das Leben gerettet! Manche ganz pragmatisch, manche aus der Ferne und manche, weil sie einfach ihren Job gemacht haben. Es ist wie bei den Handwerkern: Die einen verstehen ihr Handwerk und haben Geschick und andere müssen noch üben.

Und dann gibt es noch ungezählte Menschen, die an mich und meine Familie gedacht haben. „Wir sind in Gedanken bei euch." Ich finde es schön, wenn jemand so etwas sagt. Es erweckt in mir das Gefühl: Du bist nicht allein, so viele denken an dich. Und dieses An-jemanden-Denken kann vielfältig sein. Es können positive Gedanken sein, die einen begleiten, oder Menschen, die für einen beten. Einmal kam ich aus der Kirche und ein mir bekannter, älterer Herr fragte, wie es mir gehe. Als ich ihm sagte, „so weit ganz gut", teilte er mir mit: „Wir haben für Sie gebetet." Da hatte ich Gänsehaut!

Auch die Mitpatienten im Zimmer können hilfreich sein, in vielfältiger Form. Man kann sich mit ihnen unterhalten, Erfahrungen austauschen, Spaß haben, sich auf ein gemeinsames Fernsehprogramm einigen, Hilfe leisten oder annehmen. Und man kann es ertragen, wenn es dem anderen nicht so gut geht oder einfach, dass der andere schnarcht.

Therapeuten in vielfältiger Form, Krankenhausseelsorgern, Grünen Damen und Herren, Reinigungskräften und sogar den Rasenmähern und Laubbläsern in den Grünanlagen (Spaziergänge!) gebührt mein Dank. Manche von ihnen werden bezahlt und manche machen ihre Arbeit ehrenamtlich. Wenn man sich mit ihnen einlässt, erfährt man auch hier Gutes und weniger Gutes.

Ich habe hier für meinen Dank keineswegs eine Reihenfolge aufstellen wollen. Sie alle haben in einer Weise, mal länger und mal kürzer, manche mehrfach und manche ständig, mich auf meinem Weg begleitet. Sie gehörten einfach dazu! Auch alle, die ich nicht genannt habe, möchte ich in meinen Dank einschließen.

Um dankbar sein zu können, ist es aber auch notwendig, Hilfe anzunehmen. Es gibt Menschen, die lassen keine oder nur widerwillig Hilfe zu. Hilfe zulassen heißt, sich auf etwas einlassen – und das fällt manchen Menschen schwer. Mein Kampf gegen den Krebs war letztendlich nur erfolgreich, weil ich mich auf die vielfältige Hilfe einlassen konnte. Und das ist schon wieder ein Grund, dankbar zu sein.

Über meine Gefühle reden – wie geht das?
Wenn du plötzlich Blumen fotografierst.

Der Mann als solches kann schlecht über Gefühle reden, also bei mir ist das so! Frauen sind da wirklich anders, so jedenfalls meine Wahrnehmung. Mein Körper – das ist auch so eine Sache! Frauen sind auch da anders. Dass wir Männer so sind – Ausnahmen gibt es immer –, ist nicht unbedingt von Vorteil. Sachlichkeit ist für die meisten Männer das A & O. Als Mann sagst du, was gesagt werden muss, und das ziemlich sachlich. Körperpflege – die ist auch ziemlich sachlich. So ist es nicht verwunderlich, wenn uns das eine oder andere an unserem Körper gar nicht auffällt. Und wenn wir tatsächlich mal was haben, gehen wir dann gleich zum Arzt? Ist alleine gekommen, muss auch wieder alleine gehen!

Eine Raumforderung von 2,5 cm im linken Hoden könnte man vielleicht doch schon mal mitbekommen, wenn man sich nur besser beobachten würde. Ich habe nichts mitbekommen, für mich war alles in Ordnung. Als dann die Fakten präsentiert wurden, kam ich aus dem Staunen nicht heraus: Dass ich das nicht selbst gemerkt habe!

Wenn man dann so im Krankenhaus rumliegt und von Untersuchung zu Untersuchung wartet und nichts zu tun hat, fängt man an nachzudenken. Sehr viel nachzudenken. Dabei wurde ich dann etwas sensibler und auch die Gespräche mit meiner Frau wurden weicher. Man hat ja nicht nur eine Männergrippe, sondern jetzt kann es wirklich um Leben und Tod gehen. Da merkst du: Es sind Gefühle auch in dir und du kannst sogar darüber reden.

Trotzdem ist es schwer. Wie sagt man so schön: Man wird dünnhäutiger. Nachdem ich alles durchleben durfte, Höhen und Tiefen der Krankheit, Genesung und Rückfall, Nahtod-Erfahrung und unendliche Freude, es wieder einmal geschafft zu haben, merkte ich, dass auch die kleinen Nebensächlichkeiten von großer Bedeutung sein können: die Sonne im Fenster, die duftende Blüte am Baum oder auf der Wiese, der Gesang der Vögel. Ich fing an, Blumen zu fotografieren, und hatte Freude daran. Was sonst Kleinigkeiten waren, wurde beachtungswürdig. Warum muss man immer erst auf die Schnauze fallen, um aus dem Hamsterrad zu entkommen? Heute schaue ich doch sensibler auf meine Umgebung und freue mich immer noch an den sogenannten kleinen Dingen des Lebens. Das ist aber nicht selbstverständlich und man muss aufpassen, dass man nicht wieder zurück in das Hamsterrad steigt!

Finde deine Mutmacher!

Wie man Besuchern hilft und warum ein Tagebuch tröstet.

So, nun hat es dich richtig erwischt. Krebs von einem Tag auf den anderen. Von heute auf morgen aus dem Verkehr gezogen. Wer kümmert sich jetzt eigentlich um dich? Wohl dem, der Menschen um sich hat, die den Kontakt halten und sich im wahrsten Sinne des Wortes kümmern. Nicht jeder hat dieses Glück. Einmal musste ich mit anhören, wie mein Bettnachbar Besuch von seiner Partnerin hatte und sie ihm unumwunden sagte, das sei ihr letzter Besuch. Sie könne nicht umgehen mit dem ganzen Elend im Krankenhaus und leiden könne sie ihn auch nicht sehen. Er müsse das verstehen – und sie verschwand mit ein paar Krokodilstränen. Mir war so etwas von schlecht. Mein Bettnachbar war fix und fertig, leider konnten wir nicht mehr miteinander reden, er wurde am nächsten Tag verlegt.

Um so dankbarer war ich in meiner Situation. Selbst, als ich mehrere Wochen in einem Hunderte Kilometer entfernten Krankenhaus lag, bekam ich immer wieder Besuch von meiner Familie. Da wird einem klar, was wichtig ist im Leben. Völlig unwichtig ist, wie viel Geld du auf dem Konto hast, welches Auto in der Garage steht und wie groß dein Haus ist. Die Menschen, die zu dir stehen und, wenn notwendig, auch mal deine Hand halten, auf die allein kommt es an. Meine Frau hielt mir den Kontakt mit der Außenwelt, war immer da, wenn ich sie brauchte, und organisierte in der Familie auch die Besuche, so dass immer jemand bei mir vorbeischaute. Dank der großen Familie konnte man das auch ganz gut verteilen, so dass es nicht zu viel für den Einzelnen wurde. Meine Frau hat das super gemacht! Ich fühlte mich geborgen.

Neben der Familie sind es auch Freunde und Bekannte, die dich besuchen. Schnell stellst du fest, wer die wahren Freunde sind und wer wirkliches Interesse hat. Man muss aber auch verstehen, wie es denen geht, die nicht klarkommen mit der Situation, also mit dir und deiner Krankheit. Sie wissen einfach nicht, wie sie dir gegenübertreten sollen, was sie sagen sollen und überhaupt: wie sie sich verhalten sollen. Darum ist es ganz wichtig, den Menschen, wenn sie dich schon besuchen kommen, offen gegenüberzutreten, sie freundlich zu empfangen, einen kleinen Spaß zu machen, aber auf keinen Fall sie vollzujammern, wie beschissen es dir geht. Sie können am allerwenigsten dafür, wie es dir geht. Sei dankbar, dass sie kommen, und vor allem: Mach sie neugierig, damit sie wiederkommen. Du hast nichts zu verheimlichen. Es ist nichts Schlimmes, dass du krank bist. Zeig ihnen deine Freude über ihren Besuch und sie werden wiederkommen.

Sobald ich von der Intensivstation verlegt worden war, begann ich, Tagebuch zu schreiben. Einfach aus pragmatischen Gründen, um die Übersicht zu behalten. Die Eindrücke waren so viele und für mich absolut neu, da kam ich durcheinander. Und dann merkte ich, dass ich trotz des Ernstes der Lage nachts relativ gut schlafen konnte. Es musste das Tagebuch sein, denn beim Schreiben verarbeitete ich das Erlebte und kam so zur Ruhe. Ein gutes Werkzeug, stellte ich fest. Meine Frau brachte immer Grüße mit von Menschen, die Interesse hatten, wie es mir geht. Ich war erstaunt, wie viele es sind. Weil so viel Interesse bestand, überlegte ich, wie ich einen Weg finden konnte, den Kontakt zu diesen Menschen herzustellen. Da nun das Tagebuch sowieso schon mal da war, müsste man es nur noch allen Interessierten zugänglich machen. Im Internet war ich mit der ganzen Welt verbunden, warum sollte es nicht auch andersherum gehen? Ich besprach alles mit meinem Sohn und bat ihn, einen Weg zu finden. Er wusste, was ich nicht wusste, und sagte locker: „Da richte ich dir einen Blog ein und dann hast du, was du brauchst."

Von Stund an fütterte ich mehrmals in der Woche meinen Blog. Ich bastelte Visitenkarten mit der Blog-Adresse, die jeder bekam, der sie wünschte. Und der Blog war keine Einbahnstraße: Es kamen Kommentare zurück, von Freunden und Bekannten, aber auch von Menschen, die ich nicht kannte. Manche hatten Ähnliches erlebt und machten mir Mut, schrieben von ihren Erfahrungen. Ich hatte viel Freude an meiner neuen Art der Kommunikation. Sie war mir Mutmacher, Ideengeber und manchmal, wenn ich unter Quarantäne war, auch der einzige Kontakt zur Außenwelt.

Meine klare Empfehlung lautet, offen mit der eigenen Situation umzugehen. Es gibt keinen Grund, etwas zu verheimlichen. Im Ergebnis ist man dann auch nicht einsam und allein mit seinen Sorgen, sondern bekommt den Beistand, den man ja dringend braucht. Ich sage bewusst nicht Mitleid, denn das hilft einem nicht weiter. Solche Sätze wie „Das wird schon wieder" sind dann auch eher selten. Du wirst zu dem, womit du dich umgibst – also suche die Mutmacher!

Gedanken der ersten Leserin Martina Rellin.
Mut! Nicht nur für Krebs-Patienten ...

Plötzlich war da diese E-Mail: „Ich möchte mein Krebs-Tagebuch veröffentlichen, und zwar, weil ich anderen Menschen Mut machen will. Halten Sie das für sinnvoll?" Wer war dieser Dachdeckermeister aus Grimma in Sachsen, der mir da schrieb? Wusste er, dass ich vor vielen, vielen Jahren selbst zwei sehr unterschiedliche Bücher zum Thema Gesundheit verfasst hatte, einfach, weil ich das Thema Gesundheit wichtig fand? Das eine war das gesundheitspolitische Programm des damaligen Hoffnungsträgers und Berliner Ärztekammerpräsidenten Dr. Ellis Huber, das andere ein Wegweiser für Patienten: Wie aktiv werden für die eigene Gesundheit? Und woher ahnte Johannes Heine, dass ich selbstverständlich der Meinung bin, dass man Menschen, die an Krebs erkrankt sind, Mut machen muss. Dass man überhaupt Leuten Mut machen sollte.

Das alltägliche Leben in Deutschland ist seit Jahren Schwerpunkt meiner Bücher, zusätzlich begleite ich seit langer Zeit Menschen bei ihrem privaten Schreiben, seien das nun Kurzgeschichten, Romane oder eben auch festgehaltenes eigenes Erleben oder die Familiengeschichte. Hatte Johannes Heine da vielleicht wirklich etwas aufgeschrieben, was vielen „Mut machen" könnte? Um das beurteilen zu können, erbat ich mir den Text, blätterte sofort hinein und las mich fest. Ich las und las und las und bekam manchmal einen Kloß im Hals, manchmal Tränen in die Augen. Auch meine Mutter hatte Krebs gehabt – haben wir Angehörigen damals verstanden, wie es ihr damit ging? Hannes' Tagebuch ließ mich vieles verstehen, von dem ich gar nicht wusste, dass es da etwas zu verstehen gab.

Und noch etwas faszinierte mich beim ersten Lesen, fasziniert mich bis heute: Woher nahm dieser Mann die Kraft, so viele Sachen intuitiv so richtig zu machen? Überhaupt: Wenn da einer trotz (oder doch wegen?) Krebserkrankung die Disziplin aufbringt, im Morgengrauen einen 3- oder 6-km-Lauf zu starten, regelmäßig zum Schwimmen, ins Fitnessstudio zu gehen, seine Essgewohnheiten zu ändern und so in Kombination mit Bewegung die Kilos purzeln zu lassen – konnte ich da nicht wenigstens zweimal die Woche in die Turnschuhe oder den Badeanzug springen? Wissen wir nicht alle, dass es eigentlich gut wäre, bei der Arbeit den einen oder anderen Gang zurückzuschalten – aber wir tun es nicht?

Selbst seine geliebte Arbeit und Firma hat Johannes Heine vertrauensvoll in die Hände seiner Ehefrau Maria gegeben, wohl wissend, dass er sich um seine Heilung zu kümmern hatte. Immer wieder hat er sich diszipliniert, sich nicht einzumischen – und stattdessen beispielswiese Malerarbeiten in Angriff genommen, das Herstellen von Kerzen begonnen und sich sogar eine Konzertina angeschafft, mit der er Auftritte plante und für die er Lieder zusammenstellen musste. Solche Art von Beschäftigung hat einen Namen: Sie nennt sich Ordnungstherapie und ist, zum Beispiel in einem Berliner Krankenhaus, Teil der begleitenden Krebstherapie. Dort setzt man auch Fasten begleitend in der Krebstherapie ein – Hannes hat das Fasten durch eigene Recherche für sich entdeckt, ausprobiert und konsequent durchgezogen, im Tagebuch kann man nachlesen, wie es ihm beim Fasten nach Breuß von Tag zu Tag besser ging. Und ohne seine Tochter und den Besuch beim Heilpraktiker wäre er auf diese Idee wohl kaum gekommen. Auch das ist typisch für Hannes: Er interessiert sich offen für alles, was ihm guttun könnte. Wenn er etwas Passendes gefunden hat, zieht er es durch. Und die sich einstellenden Erfolge geben ihm dann so viel Energie, gleich das Nächste positiv anzugehen.

Es ist völlig klar: Das kann nicht jeder. Aber zu lesen, wie Hannes es gemeistert hat, macht einfach Mut. Und er war, als der Krebs kam, eben nicht die gesundheitsbewusste Yogalehrerin, die alles mit ihrer Heilerin bespricht. Er ist auch nicht, wie sein Hodenkrebs-Leidenskollege Lance Armstrong, ein Prominenter, der für sein Tun jede Menge Aufmerksamkeit bekommt. Hannes hat sich selbst die Aufmerksamkeit geschenkt, die seiner Heilung förderlich war. Er hat gekämpft dafür – und jede Niederlage hat bei ihm ein *Jetzt-erst-recht* ausgelöst, das hat er seinem Krebs auch (mehrmals) in deftigen Worten mitgeteilt.

Auch Gebete haben diesen Kampf begleitet – eigene, die er in einem Büchlein gesammelt hat, um immer das Passende parat zu haben, und solche von anderen Menschen, die eben für Hannes gebetet haben. Plötzlich kamen durch Zufälle auch Bücher in Hannes Leben, die ihn in seinem Handeln bestärkt haben (zum Beispiel Pierre Francks Buch *Erfolgreich wünschen* oder Anselm Grüns *Buch der Antworten)*.

Ja, und dann kam, viele Jahre später, als das Tagebuch in den Tiefen des Computers schlummerte, der Kontakt zu mir zustande. Mehrfach habe ich erlebt, dass ich plötzlich Menschen, um genau zu sein: Männer beim Schreiben begleiten durfte, die lebensbedrohlich krank und dann geheilt geworden waren. Diese Krankheitserfahrungen haben mit diesen harten Burschen, Handwerksmeistern, Ingenieuren, etwas gemacht: Sie entdeckten Seiten an sich, von denen sie nicht wussten, dass es die gibt.

Ich kenne mittlerweile Hannes' skeptischen Blick, wenn etwas Neues auf ihn zukommt: Was das wohl wird? Aber er guckt es sich an, er probiert aus – und strahlt dann übers ganze Gesicht, weil ihm die Neuentdeckung Spaß macht. Während der Krebserkrankung absolvierte Hannes auch einen Segelflug, den ihm Kollegen geschenkt hatten, und wie er dieses Erlebnis über den Wolken beschreibt, ist für den Leser, der am Boden bleibt, auch schon wieder beflügelnd.

Immer wieder begegnen wir in Hannes' Tagesbuch dem Satz: „Über die Lösung von Problemen werden wir dann nachdenken, wenn die Probleme da sind." Als Mann sagen Sie jetzt vielleicht:

genau. Als Frau murmeln Sie vermutlich: Na ja ... Mir hat dieser Satz sehr zu denken gegeben und ich habe mir vorgenommen, stärker danach zu handeln – es hilft! Kolossal.

Hannes lässt uns durch sein Tagebuch teilhaben an seinem Leben, es gibt Krebskranken wie ihren Angehörigen und Freunden und Menschen im Medizinbetrieb wertvolle Einblicke und Denkanstöße – und für alle Leserinnen und Leser hält es etwas bereit, was wir alle brauchen: eine gehörige Portion Mut. Mut zu Gefühlen, Mut zu Gesprächen, Mut, den Kampf aufzunehmen, nicht nachzulassen. Danke, lieber Hannes, dass ich die erste Leserin sein durfte!

Schlusswort.

Es ist jetzt über 13 Jahre her, dass ich an Krebs erkrankt bin. Hat man fünf Jahre nach der Krebsdiagnose überlebt, gilt man als Langzeitüberlebender. Die Zahl der Langzeitüberlebenden nimmt stetig zu und wird zurzeit für Deutschland mit rund vier Millionen Menschen angegeben. Sie gelten als geheilt – doch sind sie auch gesund?

Es ist und bleibt eine Gratwanderung, wenn man sich der Chemotherapie oder der Bestrahlung oder beidem unterzieht. Die Krebszellen sollen vernichtet werden, aber die gesunden und vor allem die schnell wachsenden Zellen wie Blut, Schleimhäute, Haut und Haare werden ebenfalls geschädigt. Bei mir sind es zum einen die Blutzellen, die Langzeitschäden abbekommen haben. Alle Werte sind heute im grünen Bereich, aber auf unterstem Level. Meine Nieren sind ebenfalls geschädigt. Ein Stück der Aorta wurde durch eine Prothese ersetzt. Ich muss also schauen, dass ich meinen Körper möglichst wenig zusätzlich belaste, zum Beispiel durch Stress, zu viel Zucker oder Fett. Burger, Pommes, Bratwurst und Schweinefleisch kommen in meinem Ernährungsplan praktisch nicht mehr vor. Achterbahn-Fahren mit Freefall werde ich auch nicht mehr ausprobieren.

Die Sache mit dem Stress ist natürlich nicht so einfach, wenn du Chef eines Unternehmens bist. Aber ich habe gelernt: Stress macht man sich selbst! Man kann sehr viel arbeiten und leisten, aber Stress darf man nicht zulassen. Seitdem ich das weiß, handele ich entsprechend: Wenn sich Stress aufbaut, versuche ich, alle weiteren Termine absagen zu lassen, und laufe eine Runde oder fahre mit dem Rad. Das baut den Stress wieder ab und ich komme auf andere Gedanken – und manchmal auch plötzlich auf die Lösung des Problems. Klugscheißer, werden jetzt manche sagen. Natürlich klappt das nicht immer, aber ich bin sensibilisiert und achte bei Weitem mehr darauf als in den Zeiten, in denen ich noch sozusagen *gesund* war.

Einmal im Jahr mache ich Checks beim Onkologen und beim Urologen und ein MRT. So kann man früh erkennen, ob ein Krebs versucht, in mir eine neue Behausung zu finden. Aber unter den Krebsen hat sich vielleicht rumgesprochen, dass es bei mir nicht gemütlich ist, hoffe ich jedenfalls!

Meine Zeit nach der Krankheit betrachte ich als zusätzlich geschenkte Zeit. Wir alle wissen nicht, wie lange unsere Lebenszeit dauert. Gott sei Dank! Wer aber so dicht an der Grube stand und die Möglichkeit des nahen Todes so dicht gespürt hat, sollte in Zukunft bewusster Leben. Das ist kein Automatismus! Wenn ich nicht aufpasse, kann ich ganz schnell wieder im Hamsterrad verschwinden! Immer wieder muss ich bewusst entsprechende Korrekturen vornehmen. Ich glaube, wir Menschen sind so. Es ist schön zu leben, denn Leben bedeutet anfangen, immer in jedem Augenblick.

Vor Kurzem habe ich die Verantwortung für das Dachdeckerunternehmen an meinen Sohn Tobias übergeben. Zwei Gründe, dankbar zu sein. Erstens einen Nachfolger zu haben und zweitens noch: in der eigenen Familie. Jetzt stehen meine Frau Maria und ich vor einem weiteren, sehr wichtigen Abschnitt unseres Lebens. Wir vermuten mal, dass es sehr angenehm sein wird, nicht mehr die Verantwortung für die Firma zu haben. Wir hoffen auf mehr Zeit für die wichtigen Dinge des Lebens: Partner, Familie, Sport, Hobby, Gesellschaft und Reisen. Es wird eine Zeit sein, die wir sehr bewusst und aktiv gestalten wollen. Und unsere Aktivitäten werden bestimmt sein von unserer körperlichen Verfassung.

Rückschauend möchte ich sagen: Ohne die Erfahrung Krebs hätte ich gut leben können – aber mit der Erfahrung Krebs ist mein Leben gehaltvoller geworden. Ich bin um eine Erfahrung reicher und ich musste mich mit Problemen auseinandersetzen, die ich ohne Krebs nicht gekannt hätte. Dadurch lebe ich bewusster. Es fällt mir leichter, die Blume am Wegesrand zu sehen und vermeintlich kleine Erfolge mehr zu schätzen. So konnte ich dieses Buch schreiben und hoffe, damit Menschen Mut zu machen. Kämpfen lohnt sich!

Johannes Heine, heine@rellinverlag.de

Hannes' Stichwörter.

Diese Runde geht an mich.
(Johannes Heine)

www.rellinverlag.de